T0200014

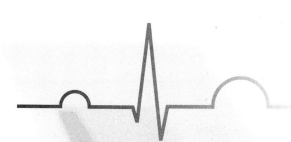

El LIBRO del
ECG

10.ª EDICIÓN

MALCOLM S. THALER, MD

Medical Director of Clinical Education

One Medical

New York, New York

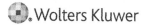

Wolters Kluwer

Philadelphia · Baltimore · New York · London
Buenos Aires · Hong Kong · Sydney · Tokyo

Av. Carrilet, 3, 9.ª planta, Edificio D
Ciutat de la Justícia
08902 L'Hospitalet de Llobregat
Barcelona (España)
Tel.: 93 344 47 18
Fax: 93 344 47 16
Correo electrónico: consultas@wolterskluwer.com

Revisión científica
José Luis Romero Ibarra
Medicina Interna, Instituto Nacional de Ciencias Médicas y Nutrición Salvador Zubirán
Cardiología y Cardiología Intervencionista, Instituto Nacional de Cardiología Ignacio Chávez
Profesor titular de Fisiología, Facultad de Medicina, Universidad Nacional Autónoma de México (UNAM)

Dirección editorial: Carlos Mendoza
Traducción: Wolters Kluwer
Editora de desarrollo: Cristina Segura Flores
Gerente de mercadotecnia: Simon Kears
Maquetación: ZasaDesign / Alberto Sandoval
Adaptación de portada: ZasaDesign / Alberto Sandoval
Impresión: Mercury - Rochester, New York | Impreso en Estados Unidos

Dedicatoria

*Para Nancy, Ali, Jon, Tracey, Ben y Eliana
(¡y la lista seguirá creciendo!), y para todos los que
participan en los servicios de salud —sea cual sea su función—,
la vocación más humana de todas.*

Prefacio

Estoy encantado y me siento realmente honrado de que haya elegido este libro y se haya unido a la familia de lectores de *El libro del ECG*. Tanto si es usted un principiante, que se enfrenta a los ECG por primera vez, como si es un profesional experimentado que busca un repaso o algunas perlas útiles para pasar al siguiente nivel, estoy seguro de que disfrutará este libro.

Ya vamos por la décima edición. La primera salió en 1988, cuando el precio de un sello de correos estadounidense era de 24 centavos, Stephen King encabezaba la lista de los más vendidos (no todo ha cambiado), Bobby McFerrin ganaba el Grammy al mejor álbum de jazz del año y los Dodgers de Los Ángeles ganaban a los Mets (*mis* Mets) en los *playoffs* de béisbol de camino a su inesperada demolición de los A's de Oakland. Algo que no ha cambiado entre entonces y ahora es la utilidad del ECG, que aún es la herramienta esencial –a menudo el *sine qua non*– para diagnosticar muchos trastornos cardiacos (y no cardiacos).

Una vez más, hemos tratado de mantener las cosas sencillas y las complicadas claras, concisas y, sí, sencillas también. Hemos añadido nuevo material para asegurarnos de que todo esté actualizado y hemos hecho todo lo posible para que las cosas sean fáciles de ver: hay una imagen o un trazo (¡a veces más de uno!) en casi todas las páginas. Todo se discute dentro del contexto clínico apropiado, poniéndole a usted, el lector, justo en medio de situaciones de la vida real. También encontrará que permanecemos implacables al recordarle que los ECG nunca deben utilizarse de forma aislada; son sólo una pieza, aunque importante, del rompecabezas que presenta cada paciente.

Quiero ofrecer mi más sincero agradecimiento al Dr. Alan Skolnick, MD, Profesor Asociado de la División de Cardiología Leon H. Chaney de la NYU Grossman School of Medicine, cuyas extraordinarias habilidades docentes nunca se aprecian más que en su incansable dedicación para asegurarse de que éste sea el texto más actualizado y preciso. Y un saludo especial a la gente de Wolters Kluwer, en especial a Thomas Celona, Chris Teja y Vino Varadharajalu, quienes, junto con sus colegas de Wolters Kluwer, nunca dejan de producir un producto hermoso y pulido.

–Malcolm S. Thaler, MD

Contenido

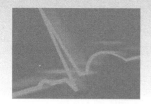

Comenzando

En esta introducción aprenderá:

1 | Nada, pero no se preocupe, queda mucho por recorrer. Esta es su oportunidad de hojear el libro, respirar profundo un par de veces y prepararse para ponerse en marcha. Relájese. Sírvase una taza de té. Comience.

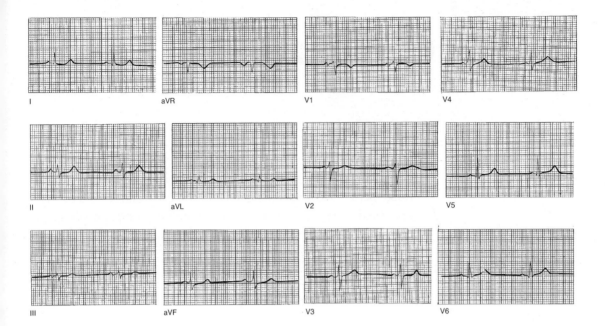

En la página anterior hay un electrocardiograma, o ECG, normal.*
Cuando termine este libro –lo que no le llevará mucho tiempo en
absoluto– será capaz de reconocer un ECG normal casi de manera
instantánea. Y lo que es quizá más importante, habrá aprendido a
detectar todas las alteraciones comunes que pueden presentarse en un
ECG ¡y será bueno en ello!

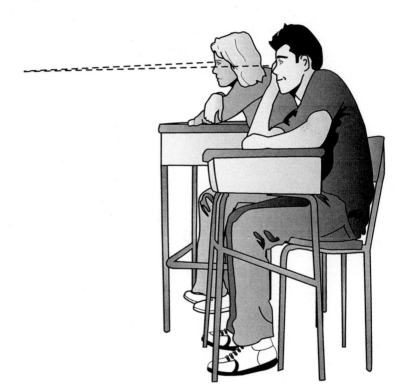

---

*Antes de continuar, nos sentimos obligados a abordar una de las controversias polarizadoras menos
monumentales de nuestro tiempo: EKG *vs.* ECG. Un poco de historia puede ayudar. Por mucho que
podamos dar crédito a una persona por inventar esta asombrosa herramienta, ese mérito corresponde a Willem
Einthoven, el premio Nobel neerlandés que creó la primera máquina de electrocardiograma real. ¿Ha notado
que en ocasiones hay una "k" en el centro de la abreviatura? Mientras que la mayor parte del mundo se ha
convertido a la grafía inglesa –electrocardiograma, de ahí ECG–, en Estados Unidos, donde la obstinación
se considera a menudo una virtud, se han aferrado al acrónimo EKG, de ahí el nombre del libro original en
inglés. Así que no hay que preocuparse. Cualquiera de los dos está bien. Después de todo, uno no se asusta
cuando le invitan a una barbacoa en vez de una *barbakoa*, ¿verdad?

Algunas personas han comparado aprender a leer un ECG con aprender a leer música. En ambos casos, uno se enfrenta a un sistema de notación completamente nuevo que no se basa en el lenguaje convencional y que está lleno de formas y símbolos desconocidos.

Pero en realidad no hay comparación. El simple *lub-dub* del corazón no puede alcanzar la sutil complejidad de un cuarteto de cuerdas de Beethoven (¡en especial los tardíos!), las múltiples tonalidades y polirritmos del *Rite of Spring* de Stravinsky o la extraordinaria interacción jazzística del trío Standards de Keith Jarret.

En realidad no pasa gran cosa.

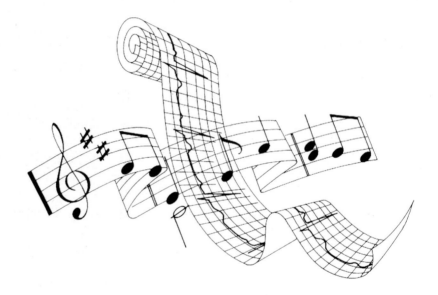

El ECG es una herramienta con un poder clínico impresionante, tanto por la facilidad con la que puede dominarse como por el extraordinario rango de situaciones en las que puede proporcionar información crucial e incluso crítica. Un vistazo a un ECG puede diagnosticar un infarto del miocardio en evolución, identificar una arritmia potencialmente fatal, señalar los efectos crónicos de la hipertensión sostenida, reconocer los efectos agudos de una tromboembolia pulmonar masiva o determinar la probabilidad de una enfermedad coronaria subyacente en un paciente con dolor torácico.

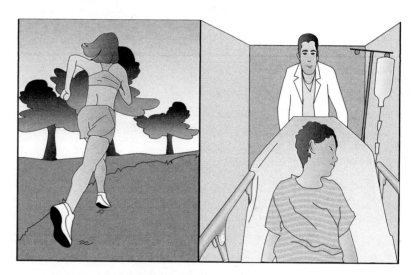

Sin embargo, recuerde que el ECG no es más que una herramienta y, como cualquier herramienta, es solo tan efectiva como quien la utiliza. Pueden darme un cincel, pero tal vez no van a conseguir el *David* de Miguel Ángel.

Los nueve capítulos de este libro le llevarán en una viaje electrizante de la ignorancia al profesionalismo deslumbrante. Asombrará a sus amigos y familia (y lo que es más importante, a usted mismo) y –el verdadero objetivo de toda esta aventura– ayudar a sus pacientes. El mapa de carretera que seguirá se ve así:

- Capítulo 1: aprenderá sobre los eventos eléctricos que generan las diferentes ondas en el ECG y –armado con este conocimiento– será capaz de reconocer y comprender el ECG normal de 12 derivaciones.

- Capítulo 2: verá cómo alteraciones simples y predecibles en ciertas ondas permiten el diagnóstico del agrandamiento de los atrios y los ventrículos.

- Capítulo 3: se familiarizará con las alteraciones más comunes del ritmo cardiaco y aprenderá por qué algunas amenazan la vida mientras que otras son solo molestias.

- Capítulo 4: aprenderá a identificar interrupciones en las vías normales de la conducción cardiaca y conocerá los marcapasos.

- Capítulo 5: verá lo que ocurre cuando la corriente eléctrica se salta las vías de conducción habituales y llega más rápido a su destino.

- Capítulo 6: aprenderá a diagnosticar la enfermedad isquémica de corazón: el infarto del miocardio (ataque al corazón) y la angina de pecho (dolor que resulta de la falta de oxígeno en partes del corazón).

- Capítulo 7: verá cómo diferentes fenómenos cardiacos y no cardiacos importantes pueden alterar el ECG, y explorará el consenso actual sobre la utilidad del ECG en la evaluación de los pacientes previo a la cirugía y de los atletas antes de la participación deportiva.

- Capítulo 8: unificará todos sus nuevos conocimientos en un sencillo método de 11 pasos para leer todos los ECG.

- Capítulo 9: podrá poner a prueba sus conocimientos al analizar una gran variedad de tiras de práctica, algunas sencillas, otras desafiantes, y se deleitará con sus habilidades recién adquiridas.

Todo este proceso es muy sencillo y no debería ser intimidante en lo más mínimo. No se requieren reflexiones enredosas ni grandes cantidades de lógica creativa.

Este no es momento para pensamientos profundos.

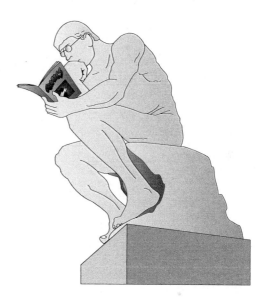

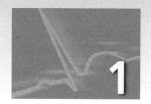

1 Lo básico

En este capítulo aprenderá:

1 | Cómo se genera la corriente eléctrica en el corazón.

2 | Cómo se propaga esta corriente a través de las cuatro cavidades del corazón.

3 | Que el movimiento de la electricidad a través del corazón produce patrones de ondas predecibles que somos capaces de detectar y medir.

4 | Cómo el electrocardiógrafo detecta y registra estas ondas.

5 | Que el ECG examina el corazón desde 12 perspectivas diferentes y proporciona un mapa eléctrico tridimensional del corazón.

6 | Que ahora es capaz de reconocer y *comprender* todas las líneas y ondas del ECG de 12 derivaciones.

7 | Que confiar en el electrocardiógrafo para interpretar el ECG de su paciente no es más que una invitación a los problemas.

La electricidad y el corazón

La electricidad, una electricidad biológica innata, es lo que hace funcionar al corazón. El ECG no es más que un registro de la actividad eléctrica del corazón y es a través de las alteraciones en los patrones eléctricos normales que somos capaces de diagnosticar una gran variedad de enfermedades cardiacas y no cardiacas.

Todo lo que necesita saber sobre la electrofisiología celular en algunos párrafos

Las células cardiacas, en su estado de reposo, están polarizadas de manera eléctrica; esto es, la carga de su interior es negativa con respecto a su exterior. Esta polaridad eléctrica se mantiene debido a que las bombas en la membrana aseguran la correcta distribución de los iones (sobre todo de potasio, cloro y calcio) necesaria para mantener el interior de las células relativamente electronegativo. Estos iones entran y salen de la célula a través de unos canales de iones especiales en la membrana de la célula.

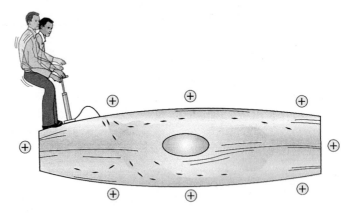

La célula cardiaca en reposo mantiene su polaridad eléctrica por medio de una bomba en la membrana. Esta bomba requiere un suministro de energía constante, y el caballero de arriba, si fuera real y no una metáfora visual, pronto caería de espalda.

A veces se producen alteraciones letales en la conducción de la electricidad a través del corazón debido a un trastorno hereditario que afecta a estos canales iónicos transmembrana. Por fortuna, estas *canalopatías* son bastante raras. Se han identificado muchas mutaciones genéticas diferentes que afectan a los canales iónicos de iones cardiacos, y cada año se descubren más.

Las células cardiacas pueden perder su negatividad interna en un proceso llamado *despolarización*. **La despolarización es el acontecimiento eléctrico fundamental del corazón.** En algunas células, conocidas como células marcapasos, esto ocurre de manera espontánea. En otras, se inicia por la llegada de un impulso eléctrico que provoca que los iones cargados de forma positiva crucen la membrana celular.

La despolarización se propaga de célula a célula, lo que produce una onda de despolarización que puede transmitirse a través de todo el corazón. Esta onda de despolarización representa un flujo de electricidad, una corriente eléctrica, que puede ser detectada por electrodos ubicados en la superficie del cuerpo.

Una vez completada la despolarización, las células cardiacas recuperan su polaridad de reposo mediante un proceso llamado *repolarización*. Dicha repolarización está a cargo de las bombas de la membrana, las cuales revierten el flujo de los iones. Este proceso también puede ser detectado por electrodos.

Todas las diferentes ondas que podemos ver en un ECG son manifestaciones de estos dos procesos: despolarización y repolarización.

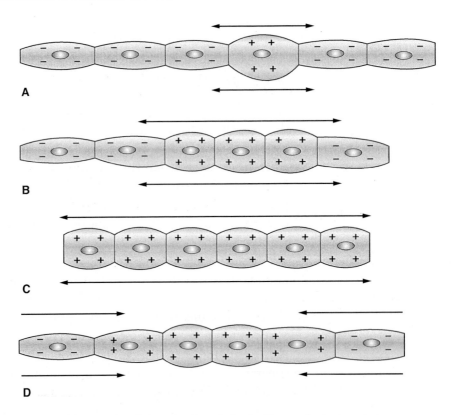

En (*A*) una sola célula se ha despolarizado. Una onda de despolarización se propaga entonces de célula a célula (*B*) hasta que todas se han despolarizado (*C*). La repolarización (*D*) restaura la polaridad de reposo de cada célula.

Las células del corazón

Desde el punto de vista del electrocardiógrafo, el corazón se compone de tres tipos de células:

- *Células marcapasos*: en circunstancias normales, la fuente de corriente del corazón.

- *Células conductoras de electricidad*: el cableado del corazón.

- *Células miocárdicas*: la maquinaria contráctil del corazón.

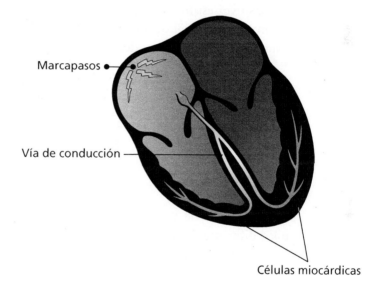

Marcapasos

Vía de conducción

Células miocárdicas

Células marcapasos

Las *células marcapasos* son células pequeñas de alrededor de 5 a 10 μm de longitud, más o menos igual a una sola hebra de una telaraña. Estas células son capaces de despolarizarse de manera espontánea una y otra vez. El ritmo de la despolarización está determinado por las características eléctricas innatas de la célula y por el aporte neurohormonal externo. Cada despolarización espontánea actúa como punto de partida de una onda de despolarización que da inicio a un ciclo completo de contracción y relajación cardiacas.

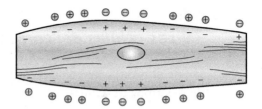

Una célula marcapasos despolarizándose de forma espontánea.

Si registramos la actividad eléctrica de una sola célula, obtenemos un trazo eléctrico llamado **potencial de acción**. Con cada despolarización espontánea se genera un nuevo potencial de acción, que a su vez estimula las células adyacentes a despolarizarse y generar su propio potencial de acción, y así una y otra vez hasta que todo el corazón se ha despolarizado.

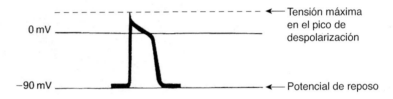

Un potencial de acción típico de un miocito.

El potencial de acción de una célula marcapasos cardiaca es un poco diferente del potencial de acción genérico que se muestra arriba. Una célula marcapasos *no* tiene un verdadero potencial de reposo. Su carga eléctrica cae a un potencial negativo mínimo de alrededor de -60 mV, que mantiene sólo por un momento (no descansa aquí), y después aumenta de manera gradual hasta que alcanza el umbral para la despolarización repentina que es un potencial de acción. Estos eventos se ilustran en la siguiente figura.

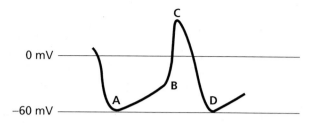

El ciclo de despolarización-repolarización eléctrica de una célula marcapasos cardiaca. El punto *A* es el potencial negativo mínimo. La ligera pendiente ascendente entre los puntos *A* y *B* representa una despolarización gradual lenta. En el punto *B* se cruza el umbral y la célula se despolariza de manera drástica (como se ve entre los puntos *B* y *C*); esto es, se produce un potencial de acción. La pendiente descendente entre los puntos *C* y *D* representa la repolarización. Este ciclo se repetirá una y otra vez durante, esperemos, muchos años.

Las células marcapasos dominantes del corazón se localizan en la parte superior del atrio derecho. A este grupo de células se le denomina **nodo** o **nódulo sinoatrial** (**SA**) o, abreviado, **nodo** o **nódulo sinusal**. Por lo general, estas células disparan a un ritmo de 60 a 100 veces por minuto, pero el ritmo puede variar en gran medida según la actividad del sistema nervioso autónomo (p. ej., la estimulación simpática de la adrenalina acelera el nódulo sinusal, mientras que la estimulación vagal la ralentiza) y de las necesidades de rendimiento cardiaco del cuerpo (el ejercicio acelera el ritmo del corazón, en tanto que una apacible siesta por la tarde lo disminuye). La estimulación vagal es dominante en reposo.

Las células marcapasos son muy buenas en lo que hacen. Continúan disparando en el corazón de un donante incluso después de que éste fue recolectado para trasplante y antes de que sea conectado a su nuevo receptor.

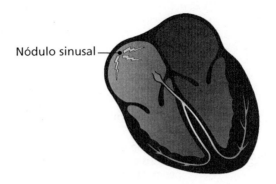

Nódulo sinusal

En un individuo en reposo, el nódulo sinusal por lo general dispara de 60 a 100 veces por minuto, lo que produce una serie regular de potenciales de acción, cada uno de los cuales inicia una onda de despolarización que se propaga por todo el corazón.

En realidad, *cada* célula del corazón tiene la capacidad de comportarse como una célula marcapasos. Esta llamada *capacidad autónoma* está por lo común inhibida a menos que fallen las células dominantes del nódulo sinusal o si algo en el ambiente interno o externo (estimulación simpática, enfermedad cardiaca, etc.) de una célula no sinusal estimula su comportamiento autómata. Este tema toma mayor importancia más adelante y se discute en *Ritmos ectópicos* en el Capítulo 3.

Células conductoras de electricidad

Como los cables de un circuito eléctrico, las *células conductoras de electricidad* llevan corriente rápida y eficaz a regiones distantes del corazón. Ellas son, en efecto, la autopista eléctrica del corazón.

Las células conductoras de electricidad de los ventrículos forman vías eléctricas distintas y consistentes. Las fibras conductoras ventriculares conforman lo que se llama el *sistema de Purkinje*.

Las vías conductoras en los atrios (aurículas) tienen mayor variabilidad anatómica; entre éstas destacan las fibras en la parte superior del tabique intraatrial en una región llamada haz de Bachmann que permiten una activación rápida del atrio izquierdo desde el derecho.

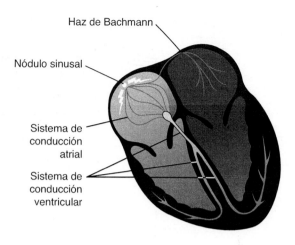

Haz de Bachmann

Nódulo sinusal

Sistema de
conducción
atrial

Sistema de
conducción
ventricular

El cableado del corazón.

Células miocárdicas

Las *células miocárdicas* constituyen por mucho la mayor parte del tejido del corazón. Son responsables de la pesada tarea de contraerse y relajarse de forma repetida para llevar sangre al resto del cuerpo. Estas células tienen entre 50 y 100 μm de longitud y contienen una gran cantidad de las proteínas contráctiles actina y miosina.

Cuando una onda de despolarización llega a la célula miocárdica, se libera calcio al interior de la célula, lo que ocasiona que ésta se contraiga. Este proceso, en el que el calcio desempeña un papel principal como intermediario, se denomina *acoplamiento excitación-contracción*.

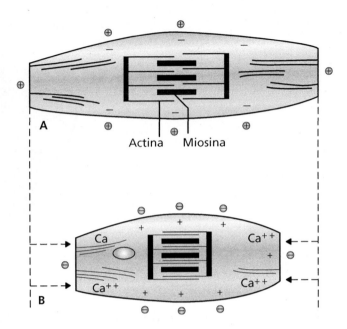

La despolarización provoca que se libere calcio dentro de la célula miocárdica. Esta entrada de calcio permite que la actina y la miosina, las proteínas contráctiles, interactúen y causen la contracción de la célula. (*A*) Una célula miocárdica en reposo. (*B*) Una célula miocárdica despolarizada contraída.

Las células miocárdicas pueden transmitir una corriente eléctrica de la misma manera que las células conductoras de electricidad, pero lo hacen de modo mucho menos eficiente. Por lo tanto, una onda de despolarización, al llegar a las células miocárdicas, se dispersará lentamente a través de todo el miocardio.

Tiempo y voltaje

Las ondas que aparecen en un ECG reflejan sobre todo la actividad eléctrica de las *células miocárdicas*, las cuales componen la mayor parte del corazón. La actividad de marcapasos y de transmisión del sistema de conducción en general no se ve en el ECG; estos eventos simplemente no generan el suficiente voltaje para ser registrados por los electrodos de superficie.

Las ondas producidas por la despolarización y repolarización miocárdicas se registran en el papel del ECG y, como cualquier otra simple onda, tienen tres características principales:

1. *Duración*, medida en fracciones de segundo.

2. *Amplitud*, medida en milivoltios (mV).

3. *Configuración*, un criterio más subjetivo que se refiere a la forma y apariencia de una onda.

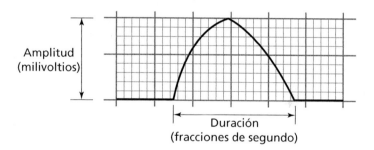

Una onda típica que puede verse en cualquier ECG. Tiene dos cuadros grandes (o 10 cuadros pequeños) de amplitud, tres cuadros grandes (o 15 cuadros pequeños) de duración y una configuración ligeramente asimétrica.

El papel del ECG

El papel del ECG es un rollo largo de papel milimetrado, casi siempre de color rosa (pero sirve cualquier color) con líneas claras y oscuras dispuestas horizontal y verticalmente. Las líneas claras circunscriben cuadros pequeños de 1 × 1 mm; las líneas oscuras delinean cuadros grandes de 5 × 5 mm.

El eje horizontal mide el tiempo. La distancia recorrida a lo ancho en un cuadro pequeño representa 0.04 segundos. La distancia recorrida a lo ancho en un cuadro grande es cinco veces mayor, o 0.2 segundos.

El eje vertical mide el voltaje. La distancia recorrida a lo largo de un cuadro pequeño representa 0.1 mV, y a lo largo de un cuadro grande, 0.5 mV.

Necesitará memorizar estos números en algún momento, así que por qué no hacerlo ahora.

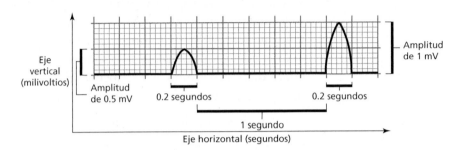

Ambas ondas tienen una duración de un cuadro grande (0.2 segundos), pero la segunda onda tiene el doble de voltaje que la primera (1 mV comparado con 0.5 mV). El segmento plano que conecta las dos ondas tiene una duración de cinco cuadros grandes (5 × 0.2 segundos = 1 segundo).

Ondas P, complejos QRS, ondas T y algunas líneas rectas

Sigamos un ciclo de contracción (sístole) y relajación (diástole) cardiacas, centrándonos en los eventos eléctricos que producen las ondas y líneas básicas del ECG estándar.

Despolarización atrial

El nódulo sinusal dispara de modo espontáneo (un evento no visible en el ECG) y una onda de despolarización comienza a expandirse a lo largo del sistema de conducción atrial (tampoco visible en el ECG) hacia el miocardio atrial (ahora podemos empezar a ver lo que ocurre en el ECG), como si se dejara caer una piedra en un lago en calma.

La despolarización de las células miocárdicas atriales tiene como resultado la contracción atrial.

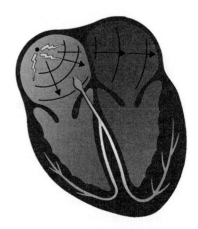

Cada ciclo de contracción y relajación cardiacas normal comienza cuando el nódulo sinusal se despolariza de forma espontánea. La onda de despolarización se propaga entonces a través de los dos atrios, provocando que estos se contraigan.

Durante la despolarización y contracción atriales, los electrodos colocados sobre la superficie del cuerpo registran una pequeña descarga de actividad eléctrica que dura una fracción de segundo. Esta es la *onda P*. Es el registro de la dispersión de la despolarización a través del miocardio atrial desde su comienzo hasta su fin.

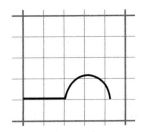

Con la despolarización atrial, el ECG registra una pequeña desviación, la onda P.

Dado que el nódulo sinusal se localiza en el atrio derecho, éste comienza a despolarizarse antes que el atrio izquierdo y también termina antes. Por lo tanto, la primera parte de la onda P representa sobre todo la despolarización del atrio derecho y la segunda, la despolarización del atrio izquierdo.

Una vez que la despolarización atrial está completa, el ECG se vuelve eléctricamente silencioso.

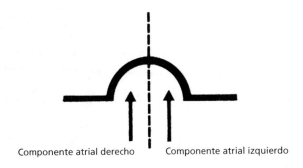

Componente atrial derecho   Componente atrial izquierdo

Los componentes de la onda P.

Una pausa separa la conducción desde los atrios hasta los ventrículos

La onda de despolarización, habiendo completado su viaje a través de los atrios, no puede comunicarse con los ventrículos debido a las válvulas cardiacas que separan los atrios y los ventrículos. La conducción eléctrica debe ser canalizada a través del septo (tabique) interventricular, la pared que separa los ventrículos derecho e izquierdo. Aquí, una estructura llamada *nódulo atrioventricular* (*AV*) disminuye en extremo la conducción. Esta pausa dura sólo una fracción de segundo.

Este retraso fisiológico de la conducción es esencial para que los atrios puedan terminar de contraerse antes de que comiencen a hacerlo los ventrículos. Este ingenioso cableado eléctrico del corazón permite que los atrios vacíen por completo el volumen de sangre de su interior hacia los ventrículos antes de que estos se contraigan.

Al igual que el nódulo sinusal, el nódulo AV está también influido por el sistema nervioso autónomo. La estimulación vagal ralentiza la corriente aún más, prolongando el retraso, mientras que la estimulación simpática acelera la corriente a través del nódulo AV.

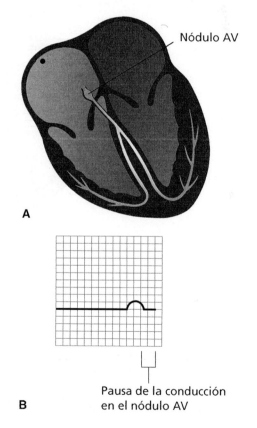

Nódulo AV

A

Pausa de la conducción
en el nódulo AV

B

(*A*) La onda de despolarización es retenida brevemente en el nódulo AV. (*B*) Durante esta pausa el ECG enmudece; no hay actividad eléctrica detectable.

Despolarización ventricular

Después de alrededor de una décima parte de segundo, la onda de despolarización sale del nódulo AV y pasa rápido por los ventrículos a lo largo de células conductoras de electricidad especializadas.

Este sistema de conducción ventricular tiene una anatomía compleja, pero en esencia se compone de tres partes:

1. El haz de His

2. Las ramas izquierda y derecha

3. Las *fibras de Purkinje* terminales

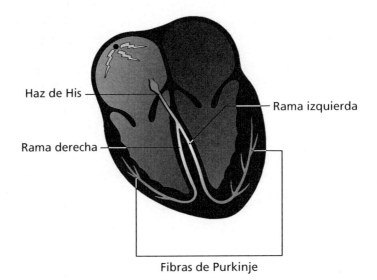

El *haz de His* sale del nódulo AV y casi de inmediato se divide en dos ramas, derecha e izquierda. La *rama derecha* lleva la corriente por la parte derecha del septo interventricular hasta el ápex del ventrículo derecho. La *rama izquierda* es más complicada. Se divide en tres fascículos principales:

1. *Fascículo septal*, que despolariza el septo interventricular (la pared muscular que separa los ventrículos derecho e izquierdo) de izquierda a derecha.

2. *Fascículo anterior*, que recorre la pared anterior del ventrículo izquierdo.

3. *Fascículo posterior*, que recorre la pared posterior del ventrículo izquierdo.

La rama derecha, la rama izquierda y sus fascículos terminan en incontables fibras de Purkinje diminutas que parecen pequeñas ramitas saliendo de las ramas de un árbol. Estas fibras llevan la corriente eléctrica al miocardio ventricular.

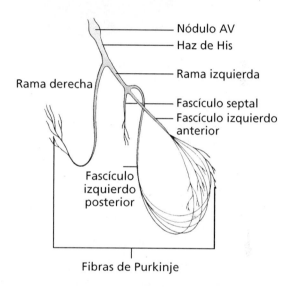

El sistema de conducción ventricular, mostrado en detalle. Por debajo del haz de His, el sistema de conducción se divide en las ramas derecha e izquierda. La rama derecha permanece intacta, mientras que la izquierda se divide en tres fascículos distintos.

La despolarización miocárdica ventricular causa la contracción ventricular. Ésta se marca en el ECG como una gran deflexión denominada *complejo QRS*. La amplitud del complejo QRS es mucho mayor que la de la onda P atrial porque los ventrículos tienen una masa muscular mucho mayor que los atrios. El complejo QRS tiene también una forma más complicada y variable que la onda P, lo que refleja la mayor complejidad del recorrido de la despolarización ventricular.

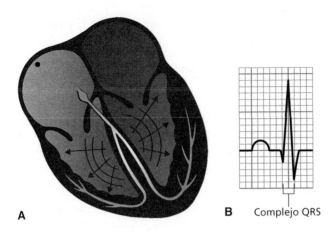

A **B** Complejo QRS

(*A*) La despolarización ventricular genera (*B*) una onda complicada en el ECG llamada complejo QRS.

Las partes del complejo QRS

El complejo QRS consta de varias ondas distintas, cada una de las cuales tiene un nombre. Dado que la configuración precisa del complejo QRS puede ser muy variable, se ha creado un formato estándar para nombrar cada componente. Puede parecerle un poco arbitrario ahora, pero en realidad tiene bastante sentido.

1. Si la primera deflexión es hacia abajo, esa parte del complejo QRS se denomina *onda Q*.

2. La primera deflexión hacia arriba se denomina *onda R*.

3. Si existe una segunda deflexión hacia arriba, ésta se denomina R′ ("R prima").

4. La primera deflexión hacia abajo después de una deflexión hacia arriba se denomina *onda S*. Por lo tanto, si la primera onda del complejo es una onda R, la siguiente deflexión hacia abajo será una onda S, no una onda Q. Una deflexión hacia abajo sólo puede llamarse onda Q si es la primera onda del complejo. Cualquier otra deflexión hacia abajo se llamará onda S.

5. Si toda la configuración consta sólo de una deflexión hacia abajo, la onda se denomina *onda QS*.

Aquí hay varias de las configuraciones QRS más comunes, cada una con los nombres de los componentes de la onda.

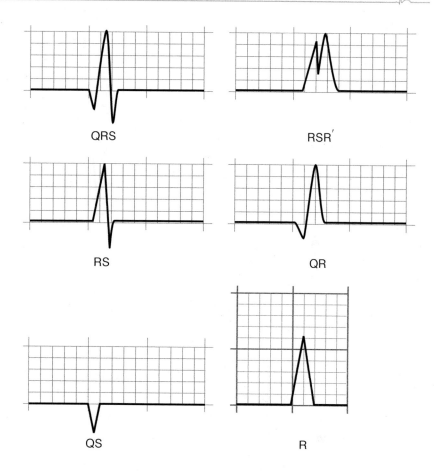

La primera parte del complejo QRS representa la despolarización del septo interventricular por parte del fascículo septal de la rama izquierda. Los ventrículos derecho e izquierdo se despolarizan después prácticamente al mismo tiempo, pero la mayor parte de lo que vemos en el ECG representa la activación ventricular izquierda ya que la masa muscular del ventrículo izquierdo es alrededor de tres veces la del ventrículo derecho.

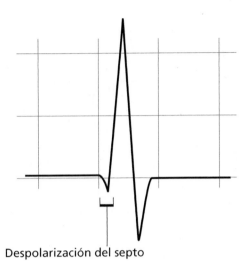

Despolarización del septo

La parte inicial del complejo QRS representa la despolarización septal.
A veces, esta despolarización septal puede aparecer como una pequeña y discreta deflexión negativa, una onda Q.

Repolarización

Después de que se despolarizan las células miocárdicas, éstas
pasan por un breve periodo refractario durante el cual se resisten a
mayor estimulación. Entonces se *repolarizan*, esto es, recuperan la
electronegatividad de su interior para poder ser reestimuladas.

Así como existe una onda de despolarización, existe también una onda
de repolarización. Ésta también puede verse en el ECG. La repolarización
ventricular se registra como una tercera onda en el ECG, la *onda T*.

> **Nota:** también existe una onda de repolarización atrial, pero ésta
> coincide con la despolarización ventricular y queda oculta por el
> complejo QRS, que es mucho más prominente.

La repolarización ventricular es un proceso más lento que la
despolarización ventricular. Por este motivo, la onda T es más ancha
que el complejo QRS. Su configuración es también más simple y más
redondeada, como la silueta de una suave colina comparada con el
contorno agudo, dentado y con frecuencia intrincado del complejo QRS.
Excepto en determinadas condiciones patológicas, que exploraremos más
adelante, la amplitud de la onda T es menor que la de la onda Q.

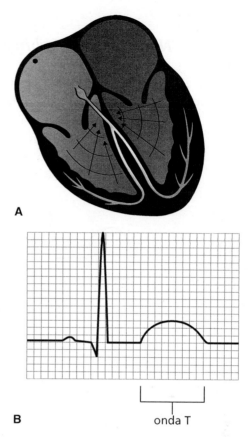

A

B   onda T

(*A*) La repolarización ventricular genera (*B*) una onda T en el ECG.

Nombrando las líneas rectas

Las distintas líneas rectas que conectan varias ondas también tienen nombres. De esta manera, hablamos del *intervalo PR*, el *segmento ST*, el *intervalo QT* y así de forma sucesiva.

¿Qué diferencia a un segmento de un intervalo? Un segmento es una línea recta que conecta dos ondas, mientras que un intervalo abarca al menos una onda más la línea recta que la conecta.

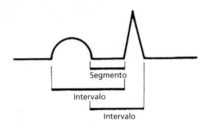

El *intervalo PR* incluye la onda P y la línea recta que la conecta al complejo QRS. Por lo tanto, mide el tiempo desde el comienzo de la despolarización atrial hasta el comienzo de la despolarización ventricular.

El *segmento PR* es la línea recta que va desde el final de la onda P al comienzo del complejo QRS. Mide, por lo tanto, el tiempo desde el final de la despolarización atrial hasta el comienzo de la despolarización ventricular.

Puede que te preguntes: si el complejo QRS tiene una onda Q, ¿no debería llamarse el segmento PR, el segmento PQ, y el intervalo PR el intervalo PQ? Pues sí, pero no es así. Estas líneas rectas se denominan siempre segmento PR e intervalo PR, al margen de la configuración del complejo QRS.

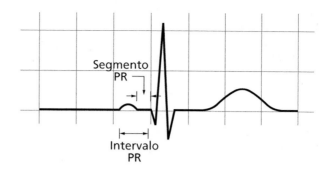

El *segmento ST* es la línea recta que conecta el final del complejo QRS con el comienzo de la onda T. Mide el tiempo desde el final de la despolarización ventricular hasta el comienzo de la repolarización ventricular.

El *intervalo QT* incluye el complejo QRS, el segmento ST y la onda T. Mide, por lo tanto, el tiempo desde el comienzo de la despolarización ventricular hasta el final de la repolarización ventricular. Y, sí, el término intervalo QT se utiliza incluso si un complejo QRS no tiene una onda Q.

El término *intervalo QRS* se utiliza para describir la duración del complejo QRS solo, sin ningún segmento de conexión. Éste mide la duración de la despolarización ventricular.

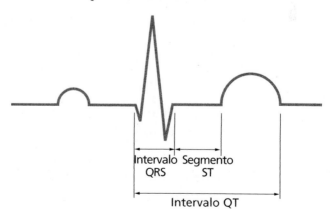

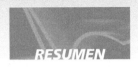

RESUMEN Las ondas y las líneas rectas del ECG

1. Cada ciclo de contracción y relajación cardiacas se inicia por la despolarización espontánea del nódulo sinusal. Este evento no se ve en el ECG.

2. La onda P registra la despolarización y la contracción atrial. La primera parte de la onda P refleja la actividad atrial derecha; la segunda parte refleja la actividad atrial izquierda.

3. Hay una pequeña pausa cuando la corriente eléctrica llega al nódulo AV y el ECG se vuelve mudo (el segmento PR).

4. La onda de despolarización se dispersa entonces a lo largo del sistema de conducción ventricular (haz de His, ramas izquierda y derecha y fibras de Purkinje) y sale hacia el miocardio ventricular. La primera parte de los ventrículos que se despolariza es el septo interventricular. La despolarización ventricular genera el complejo QRS.

5. La onda T registra la repolarización ventricular; la repolarización atrial no puede verse.

6. Varios segmentos e intervalos describen el tiempo entre estos eventos:

   a. El intervalo PR mide el tiempo desde el inicio de la despolarización atrial hasta el comienzo de la despolarización ventricular.

   b. El segmento PR mide el tiempo desde el final de la despolarización atrial hasta el comienzo de la despolarización ventricular.

   c. El segmento ST registra el tiempo desde el final de la despolarización ventricular hasta el comienzo de la repolarización ventricular.

   d. El intervalo QT mide el tiempo desde el comienzo de la despolarización ventricular hasta el final de la repolarización ventricular.

   e. El intervalo QRS mide el tiempo de la despolarización ventricular.

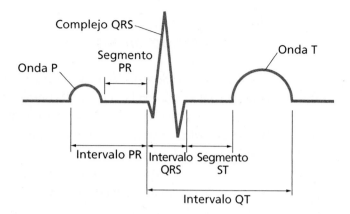

Generando ondas

Pueden colocarse electrodos en cualquier parte de la superficie del cuerpo para registrar la actividad eléctrica del corazón. Si hiciéramos esto, pronto descubriríamos que las ondas registradas por un electrodo positivo sobre el brazo izquierdo son muy diferentes de aquellas registradas por un electrodo positivo sobre el brazo derecho (o pierna derecha, pierna izquierda, etc.).

Es fácil ver el porqué. Una onda de despolarización que va *hacia* un electrodo positivo causa una deflexión *positiva* en el ECG. Una onda de despolarización que se *aleja* de un electrodo positivo causa una deflexión *negativa*.

Mire la figura de abajo. La onda de despolarización se mueve de izquierda a derecha, hacia el electrodo. El ECG registra una deflexión positiva.

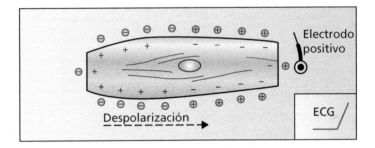

Una onda de despolarización que va hacia un electrodo positivo registra una deflexión positiva en el ECG.

Ahora mire la siguiente figura. La onda de despolarización se está moviendo de derecha a izquierda, *alejándose* del electrodo. El ECG, por lo tanto, registra una deflexión negativa.

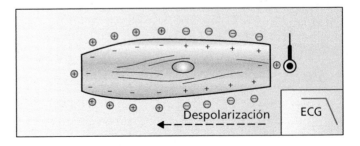

Una onda de despolarización que se aleja de un electrodo positivo registra una deflexión negativa en el ECG.

¿Qué registrará el ECG si el electrodo positivo se coloca en medio de una célula?

Al inicio, a medida que la onda se acerca al electrodo, el ECG registra una deflexión positiva.

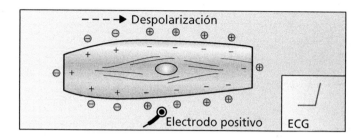

Comienza la despolarización, lo que genera una deflexión positiva en el ECG.

Entonces, en el preciso momento en que la onda alcanza al electrodo, las cargas positiva y negativa están balanceadas y en esencia se cancelan la una a la otra. El registro del ECG vuelve a su línea de base.

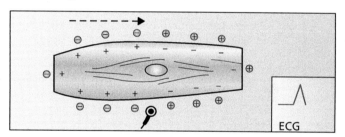

La onda alcanza al electrodo. Las cargas positiva y negativa están balanceadas y el ECG vuelve a la línea de base.

A medida que la onda de despolarización retrocede, se registra una deflexión negativa.

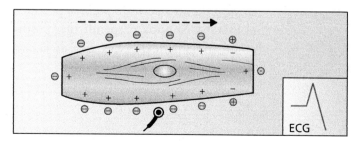

La onda de despolarización comienza a retroceder del electrodo, lo que genera una deflexión negativa.

El ECG finalmente regresa una vez más a la línea de base cuando se completa la despolarización.

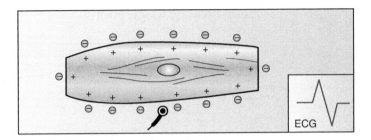

La célula está por completo despolarizada y el ECG vuelve una vez más a la línea de base.

El registro final de una onda de despolarización que se mueve de modo perpendicular respecto de un electrodo positivo es por lo tanto una *onda bifásica*.

¿Cómo sería el trazo si el electrodo se colocara sobre una región con suficientes células marcapasos para generar una corriente detectable? El trazo mostraría una deflexión hacia abajo, negativa, debido a que toda la corriente se está alejando del origen desde el que se está tomando el registro.

Los efectos de la repolarización en el ECG son similares a los de la despolarización, excepto porque las cargas están invertidas. Una onda de repolarización que va *hacia* un electrodo positivo registra una deflexión *negativa* en el ECG. Una onda de repolarización que se *aleja* de un electrodo *positivo* produce una deflexión positiva en el ECG. Una onda perpendicular produce una *onda bifásica*; sin embargo, la deflexión negativa de la *onda bifásica* ahora *precede* a la deflexión positiva.

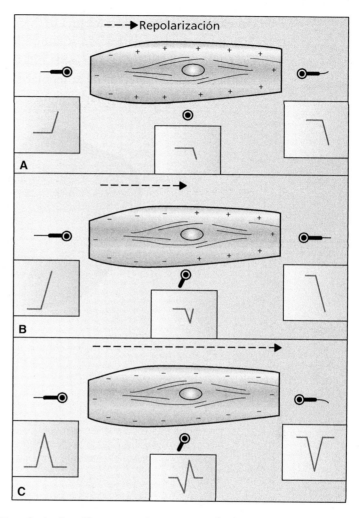

Tres electrodos diferentes registran una onda de repolarización que atraviesa tejido muscular. (*A*) Repolarización temprana. (*B*) Repolarización tardía. (*C*) La repolarización está completa.

Podemos aplicar fácilmente estos conceptos al corazón completo. Los electrodos colocados sobre la superficie del cuerpo registrarán ondas de despolarización y repolarización a medida que pasan por el corazón.

Si una onda de despolarización que cruza el corazón va hacia la superficie del electrodo, ese electrodo registrará una deflexión positiva (electrodo *A*). Si la onda de despolarización se está alejando del electrodo, éste registrará una deflexión negativa (electrodo *B*). Si la onda de despolarización se mueve de forma perpendicular al electrodo, éste registrará una onda bifásica (electrodo *C*). Como cabría esperar, los efectos de la repolarización son precisamente los opuestos a los de la despolarización.

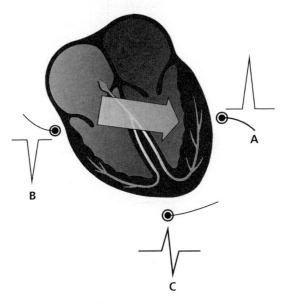

Una onda de despolarización cruzando el corazón (*flecha grande*). El electrodo *A* registra una deflexión positiva, el electrodo *B* registra una deflexión negativa y el electrodo *C* registra una onda bifásica.

Las 12 vistas del corazón

Si el corazón fuera tan simple como una sola célula miocárdica, un par de electrodos proporcionaría toda la información necesaria para describir su actividad eléctrica. Sin embargo, como ya lo hemos visto, el corazón *no* es tan simple: un inconveniente para usted, una ventaja para los autores de libros sobre ECG.

El corazón es un órgano tridimensional y su actividad eléctrica debe entenderse también en tres dimensiones. Un par de electrodos no son suficientes para hacer esto, un hecho reconocido hace más de un siglo por los primeros electrocardiógrafos cuando idearon las primeras derivaciones de las extremidades. Hoy en día, el ECG estándar consta de 12 derivaciones. Note que la definición de una *derivación* no es la misma que la de un *electrodo*. Más bien, una derivación refleja la actividad eléctrica *combinada* (el acto real de combinación se realiza dentro del electrocardiógrafo por un ordenador muy inteligente) de *varios* electrodos o la actividad de un único electrodo en comparación con el cuerpo en su conjunto. Cada derivación se determina por la colocación y orientación de 10 electrodos en el cuerpo, y cada derivación está determinada por la localización y la orientación de varios electrodos sobre el cuerpo. Cada derivación ve el corazón desde un ángulo único, lo que potencia su sensibilidad hacia una región cardiaca particular a expensas de otras. Cuantas más vistas, más información proporciona.

Para leer un ECG y extraer la mayor información posible, es necesario que entienda el sistema de 12 derivaciones.

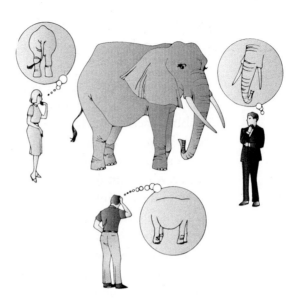

Tres observadores obtienen tres impresiones muy diferentes de este consumado ejemplo del *Loxodonta africana*. Un observador ve la trompa, otro ve el cuerpo y el tercero ve la cola. Si quisiera la mejor descripción del elefante, ¿a quién le preguntaría? A los tres, por supuesto.

Para preparar a un paciente para un ECG de 12 derivaciones, se colocan dos electrodos en los brazos y dos en las piernas. Estos proporcionan la base para las seis *derivaciones de las extremidades*, que incluyen tres *derivaciones estándar* y tres *derivaciones aumentadas* (estos términos tendrán más sentido en unos momentos). Se colocan también seis electrodos cruzando el pecho, con lo que se forman las seis *derivaciones precordiales*.

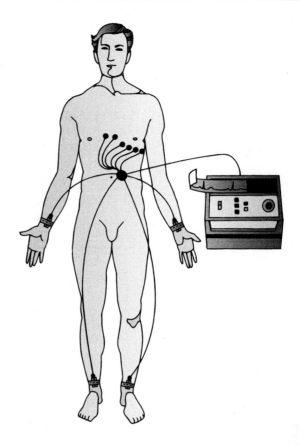

Los registros eléctricos variarán según la colocación precisa de los electrodos. Por lo tanto, es muy importante adherirse a los protocolos de colocación estándar para permitir la comparación entre ECG tomados en diferentes ocasiones y en distintos entornos.

Las seis derivaciones de las extremidades

Las derivaciones de las extremidades se crean colocando electrodos en las cuatro extremidades. Visualizan el corazón en un plano vertical denominado *plano frontal*. El plano frontal puede imaginarse como un círculo gigante superpuesto al cuerpo del paciente. Este círculo es delimitado luego en grados. Las derivaciones de las extremidades ven las fuerzas eléctricas (ondas de despolarización y repolarización) yendo de arriba a abajo y de izquierda a derecha a través de este círculo.

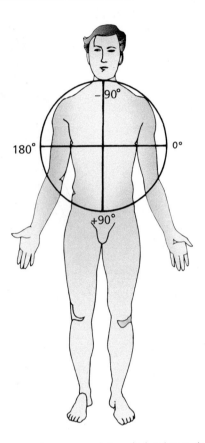

El plano frontal es un plano coronal. Las derivaciones de las extremidades ven las fuerzas eléctricas avanzando de arriba a abajo y de izquierda a derecha en el plano frontal.

Para producir las seis derivaciones del plano frontal cada uno de los electrodos es designado variablemente como positivo o negativo (esto lo hace en automático un circuito dentro de la máquina del ECG).

Cada derivación tiene su vista específica del corazón, o *ángulo de orientación*. El ángulo de cada derivación puede determinarse al dibujar una línea desde el o los electrodos negativos hasta el o los electrodos positivos. El ángulo resultante se expresa en grados al superponerlo sobre el círculo de 360° del plano frontal. Esto es mucho menos complicado de lo que parece. Veamos cada una de las derivaciones de las extremidades por separado.

Las tres derivaciones de las extremidades estándar se definen de la siguiente manera:

1. La derivación I se crea al designar el brazo izquierdo como positivo y el brazo derecho como negativo. Su ángulo de orientación es de 0°.

2. La derivación II se crea al designar las piernas como positivas y el brazo derecho negativo. Su ángulo de orientación es de 60°.

3. La derivación III se crea al designar las piernas positivas y el brazo izquierdo negativo. Su ángulo de orientación es de 120°.

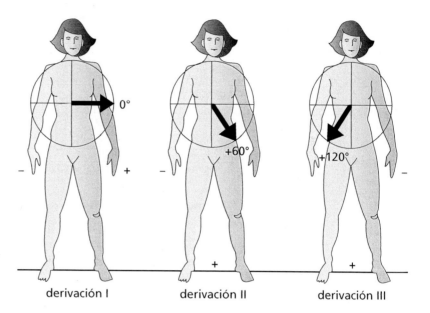

derivación I   derivación II   derivación III

Las tres derivaciones de las extremidades aumentadas se crean de una forma algo diferente. Se escoge como positiva una sola derivación y todas las demás se designan negativas, con su promedio funcionando en esencia como el electrodo negativo (conexión a tierra). Se llaman *derivaciones aumentadas* porque la maquinaria del ECG debe amplificar los trazos para obtener un registro adecuado.

1. La derivación aVL se crea al designar el *brazo izquierdo* como positivo y los demás miembros como negativos. Su ángulo de orientación es de –30°.

2. La derivación aVR se crea al designar el *brazo derecho* positivo y los demás miembros como negativos. Su ángulo de orientación es de –150°.

3. La derivación aVF se crea al designar las piernas como positivas y los demás miembros como negativos. Su ángulo de orientación es de +90°, hacia los pies.

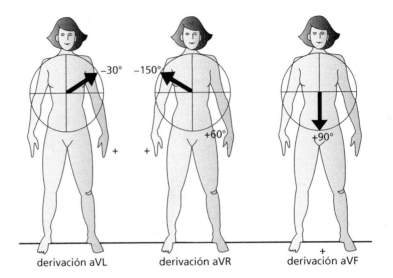

derivación aVL   derivación aVR   derivación aVF

En la siguiente figura se señalan las seis derivaciones del plano frontal con los ángulos de orientación que les corresponden. Así como cada uno de los tres observadores inquisidores miraron al elefante desde su propia perspectiva particular, cada derivación percibe el corazón desde su propio punto de vista particular.*

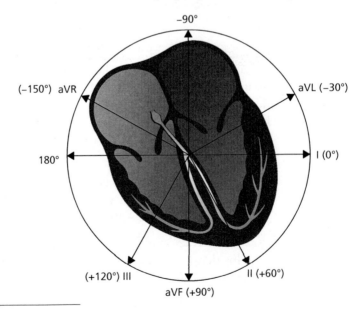

*Sin duda habrá observado, quizá con cierto recelo, que el círculo del plano frontal está diseñado de tal manera que la mitad superior es negativa y la inferior positiva. Así, el ángulo de las derivaciones de la mitad superior del círculo aVR y aVL son negativos, mientras que los de abajo son positivos (y la derivación I, por supuesto, es de 0 grados). Esta puede no ser la forma en que habríamos diseñado las cosas, pero es lo que tenemos que hacer y simplemente no hay manera de evitarlo.

Las derivaciones II, III y aVF se denominan *derivaciones inferiores* porque ven con mayor eficacia la superficie inferior del corazón. La superficie o pared inferior del corazón es el término anatómico para la parte baja del corazón, la porción que descansa sobre el diafragma.

Las derivaciones I y aVL con frecuencia se denominan *derivaciones laterales izquierdas* porque tienen la mejor vista de la pared lateral izquierda del corazón.

La derivación aVR es muy solitaria. Se considera la única derivación de las *extremidades del lado derecho*.

Ahora es un buen momento como cualquier otro para memorizar estas seis derivaciones y sus ángulos.

Derivación	Ángulo	
Derivaciones inferiores		
Derivación II	+60°	
Derivación III	+120°	
Derivación aVF	+90°	
Derivaciones laterales izquierdas		
Derivación I	+0°	
Derivación aVL	−30°	
Derivación del lado derecho		
Derivación aVR	−150°	

De las seis derivaciones de las extremidades, tres son estándar (I, II y III) y tres son aumentadas (aVR, aVL y aVF). Cada derivación ve el corazón desde su propio ángulo de orientación particular.

Las seis derivaciones precordiales

Las seis derivaciones precordiales, o derivaciones del pecho, son más fáciles de entender. Se colocan a través del pecho en un *plano horizontal* como se ilustra más abajo. Mientras que las derivaciones del plano frontal ven las fuerzas eléctricas que van de arriba abajo y de izquierda a derecha, las derivaciones precordiales registran fuerzas eléctricas que se mueven anterior y posteriormente.

Para crear las seis derivaciones precordiales, cada electrodo del pecho se designa como positivo y todo el cuerpo se toma como conexión a tierra. Los seis electrodos positivos que crean las derivaciones de V1 a V6 se posicionan como se indica a continuación:

- V1 se coloca en el cuarto espacio intercostal a la derecha del esternón.

- V2 se coloca en el cuarto espacio intercostal a la izquierda del esternón.

- V3 se coloca entre V2 y V4.

- V4 se coloca en el quinto espacio intercostal en la línea medioclavicular.

- V5 se coloca entre V4 y V6.

- V6 se coloca en el quinto espacio intercostal en la línea axilar media.

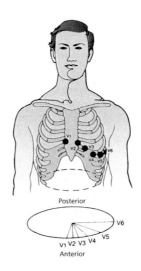

Las derivaciones precordiales definen un plano horizontal o transversal y ven las fuerzas eléctricas que se mueven anterior y posteriormente.

Al igual que las derivaciones de las extremidades, cada derivación precordial tiene su propia línea de visión particular y una parte del corazón que ve mejor.

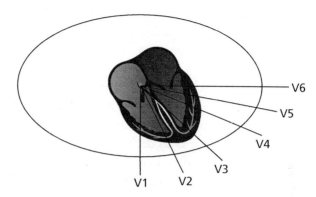

Note que el ventrículo derecho reposa de forma anterior y medial dentro de la cavidad corporal y el ventrículo izquierdo reposa posterior y lateralmente. La derivación V1 reposa directo sobre el ventrículo derecho, V2 y V3 sobre el septo interventricular, V4 sobre el ápex del ventrículo izquierdo y V5 y V6 sobre el ventrículo izquierdo lateral.

Con frecuencia se hace referencia a las derivaciones de la V2 a la V4 como derivaciones anteriores, la V5 y V6 se unen a la derivación I y aVL como derivaciones laterales izquierdas y las derivaciones aVR y V1 son las derivaciones ventriculares derechas.

Derivaciones	Grupo
V2, V3, V4	Anterior
I, aVL, V5, V6	Lateral izquierdo
II, III, aVF	Inferior
aVR, V1	Ventricular derecho

¿Qué ocurre si se colocan mal los electrodos?

Quizá ya pueda adivinar la respuesta a esta pregunta. Si invierte los electrodos de las extremidades –el error más común es invertir los electrodos de los brazos derecho e izquierdo– el electrocardiógrafo no tiene forma de saber que se ha equivocado. No puede ajustarse y corregir su error. Por lo tanto, la corriente que se mueve de izquierda a derecha o de derecha a izquierda tendrá su registro eléctrico invertido en 180°. En otras palabras, una derivación que por lo regular mostraría una onda alta y positiva, ahora mostrará una profunda y negativa, y viceversa. Su interpretación del electrocardiograma será muy errónea, y puede pensar que un paciente perfectamente sano tiene una afección cardiaca grave.

También debe tener cuidado de colocar las derivaciones precordiales, V1 a V6, con la mayor precisión posible en la pared torácica. Incluso un ligero error de colocación puede llevar a una interpretación errónea, indicando, por ejemplo, que se ha producido un ataque cardiaco previo donde no se ha producido ninguno. La colocación de estas derivaciones precordiales en el tórax puede ser en particular difícil en un paciente con obesidad o pechos grandes. También puede tener la tentación de mover de vez en cuando algunos de los electrodos de la pared torácica sólo un poco para evitar los parches sobre el vello de un paciente hirsuto; esas almohadillas adhesivas para electrodos de ECG que se suelen utilizar hoy en día no se adhieren bien cuando hay bastante vello entre las almohadillas y la pared torácica. No tome el camino fácil y ceda a la tentación. Afeite la pequeña porción de piel que necesita. El vello volverá a crecer pronto.

Hasta 4% de todos los ECG se realiza con una colocación incorrecta de los cables por parte de personal sanitario bienintencionado que simplemente no tiene cuidado o que, como es comprensible, tiene prisa (el servicio de urgencias y la unidad de cuidados intensivos cardiacos pueden ser entornos muy estimulantes).

¿Tiene que estar mi paciente recostado?

Sí, y lo más tendido posible. Algunos pacientes no podrán estar perfectamente acostados; tal vez tengan insuficiencia cardiaca congestiva y estar acostados les haga perder el aliento (ortopnea), o tal vez tengan artritis cervical y estar así les provoque dolor de cuello. Bueno, no somos tiranos: dé a su paciente una almohada o eleve la cabecera de la cama o la mesa de exploración. Pero no los eleve más de lo necesario. ¿Por qué es importante? Los cambios en la postura del cuerpo afectan a la posición del corazón dentro del cuerpo, y esto a su vez afecta a las mediciones de voltaje en el ECG. Entre los cambios sutiles que pueden producirse se encuentran las variaciones en los segmentos ST y la aparición de nuevas ondas Q, que, como se verá en el capítulo 6, pueden ser fundamentales para diagnosticar un infarto del miocardio.

Unas palabras sobre vectores

Es importante darse cuenta de que cada electrodo del ECG registra sólo el flujo de corriente *promedio* en un momento determinado. Así, a pesar de que pueda haber pequeñas ondas de corriente saliendo de manera simultánea en todas direcciones, cada derivación registra sólo el promedio instantáneo de estas fuerzas. De esta manera, a partir del caos emergen algunos patrones muy simples.

Este concepto es en realidad muy simple; una analogía puede ser útil. Durante un partido de futbol, un portero puede patear el balón muchas veces a varios miembros de su equipo (o, si nuestro hipotético portero no fuera muy bueno, del otro equipo). Algunos balones irán a la izquierda, otros a la derecha y otros cruzarán el campo. No obstante, al final del partido, la *dirección promedio* de todas las patadas y lanzamientos del portero es quizá hacia delante, hacia la red contraria. Este movimiento promedio puede representarse como una sola flecha, un *vector*.

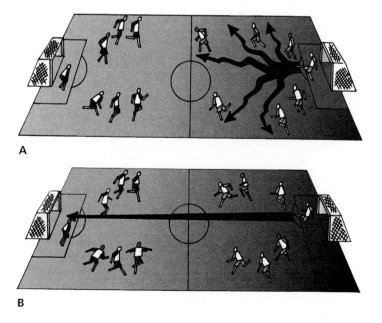

(*A*) Las direcciones de cada una de las patadas del portero durante el transcurso del juego. (*B*) Un único vector representa la dirección promedio y la distancia de estas patadas.

Este vector es precisamente lo que registran los electrodos del ECG cuando miden el flujo eléctrico dentro del corazón. El ángulo de orientación de este vector representa la *dirección* promedio del flujo de corriente y su longitud representa el voltaje (*amplitud*) alcanzado.

Un solo vector (que se corresponde con una sola patada del portero) puede representar las fuerzas eléctricas que se mueven dentro del corazón en un momento determinado. Más aún, durante cualquier periodo concreto del ciclo cardiaco (p. ej., despolarización atrial), estos vectores individuales pueden sumarse en una especie de *vector de vectores*, el cual describe la dirección y magnitud promedio del flujo de corriente en ese periodo (es decir, durante la despolarización atrial, podríamos decir que se corresponden con las patadas del portero durante la primera mitad del partido). Por lo tanto, una onda particular (en este caso la onda de despolarización atrial) puede describirse por un solo vector de dirección y magnitud dadas. En la siguiente sección verá cómo funciona esto y cómo simplifica la comprensión del ECG de 12 derivaciones.

El ECG de 12 derivaciones normal

Ahora conoce las tres cosas que son necesarias para obtener un ECG de 12 derivaciones normal:

1. La vía normal de activación eléctrica cardiaca y los nombres de los segmentos, ondas e intervalos que se generan.

2. La orientación de las 12 derivaciones, seis en el plano frontal y seis en el plano horizontal.

3. El concepto simple de que cada derivación registra un flujo de corriente promedio en un momento dado.

Todo lo que necesitamos hacer ahora es tomar lo que ya sabe y averiguar cómo se ve cada onda en cada una de las 12 derivaciones.

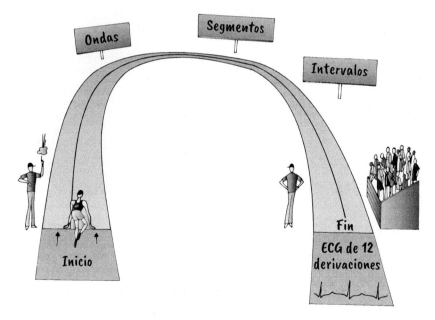

La onda P

La despolarización atrial comienza en el nódulo sinusal, en la parte más superior del atrio derecho. El atrio derecho se despolariza antes y después lo hace el atrio izquierdo. El vector de flujo de corriente para la despolarización atrial, por lo tanto, señala de derecha a izquierda y algo inferiormente (*flecha grande mostrada en la página siguiente*).

Cualquier derivación que vea que la onda de despolarización atrial va hacia ella registrará una deflexión positiva en el papel del ECG. Las derivaciones lateral izquierda e inferior encajan claramente con esta descripción. En el *plano frontal*, estas derivaciones incluyen las derivaciones laterales izquierdas I y aVL y las derivaciones inferiores II y aVF.

La derivación III, que es también una de las derivaciones inferiores, está situada de manera un tanto diferente. Es la más a la derecha (orientación +120°) de las derivaciones inferiores y en realidad reposa casi perpendicular a la corriente atrial. Como cabría esperar, la derivación III con frecuencia registra una onda P bifásica.

La derivación aVR, la más a la derecha de todas las derivaciones del plano frontal (orientación –150°), ve la corriente eléctrica alejándose, de ahí que registre una deflexión puramente negativa.

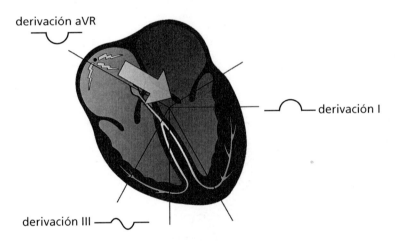

El vector de la despolarización atrial señala hacia la izquierda e inferiormente. Por lo tanto, la derivación I registra una onda positiva, la derivación aVR registra una onda negativa y la derivación III registra una onda bifásica.

En el *plano horizontal*, las derivaciones laterales izquierdas V5 y V6 registran una deflexión positiva, como lo hicieron las derivaciones I y aVL en el plano frontal. La derivación V1, al reposar sobre la parte derecha del corazón, se orienta perpendicular a la dirección del flujo de corriente y registra una onda bifásica, como la derivación III. Las derivaciones V2 a V4 son variables.

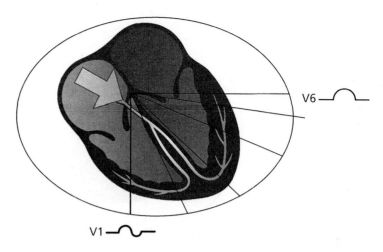

La despolarización atrial en el plano horizontal. V1 registra una onda bifásica y V6 registra una onda positiva.

Pero como los atrios son pequeños, el voltaje que pueden generar es también pequeño. La amplitud de la onda P por lo general no excede los 0.25 mV (2.5 mm, o dos y medio cuadros pequeños) en cualquier derivación. La amplitud de la onda P con frecuencia es más positiva en la derivación II y más negativa en la derivación aVR.

Pero las personas son individuos

Es necesaria una advertencia. Las variaciones en la anatomía y la orientación del corazón de persona a persona hacen imposibles las reglas absolutas. Por ejemplo, a pesar de que la onda P en la derivación III suele ser bifásica, no es poco frecuente que sea negativa en corazones perfectamente normales. Todo lo que se necesita es un cambio de unos pocos grados en el vector de flujo de corriente para que una onda bifásica se convierta en una onda negativa. Esto puede ocurrir, por ejemplo, si el corazón del paciente está inclinado de forma un poco diferente en la cavidad del tórax. Por esta razón, el ángulo de orientación normal de los vectores de corriente se da en rangos, no en números precisos. Por ejemplo, el rango normal del vector de la onda P es de 0° a 70°.

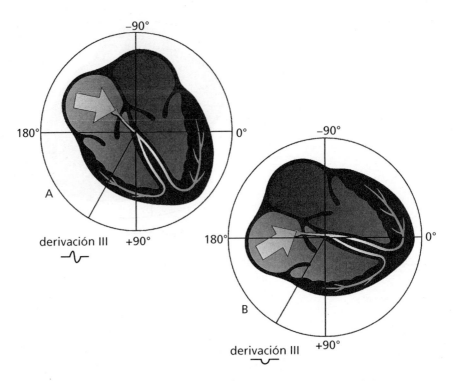

La rotación del corazón dentro de la cavidad torácica reorienta la dirección del flujo de corriente que se percibe. La derivación III por lo general se orienta perpendicular a la despolarización atrial. Con el ápex del corazón girado hacia la izquierda, la derivación III verá la despolarización atrial alejándose y registrará una onda que es mayormente negativa.

El intervalo PR

El intervalo PR representa el tiempo que transcurre desde el inicio de la despolarización atrial hasta el inicio de la despolarización ventricular. Incluye el retraso de la conducción que se da en el nódulo AV. En condiciones normales, el intervalo PR dura de 0.12 a 0.2 segundos (3 a 5 mm en el papel del ECG).

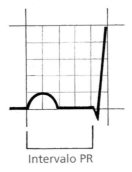

El intervalo PR normal dura de 0.12 a 0.2 segundos.

El segmento PR

El segmento PR representa el tiempo que transcurre desde el final de la despolarización atrial hasta el comienzo de la despolarización ventricular. El segmento PR es por lo común horizontal y recorre la misma línea de base que el comienzo de la onda P.

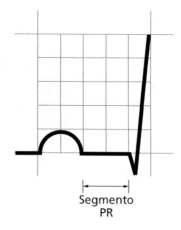

Segmento
PR

El segmento PR es horizontal.

El complejo QRS es complejo, pero no complicado

Nuestra onda de despolarización eléctrica, que emerge del nódulo AV, está ahora lista para entrar a los ventrículos.

Ondas Q septales

El septo interventricular, la pared muscular que separa los ventrículos derecho e izquierdo, es el primero en despolarizarse, y lo hace en una dirección de izquierda a derecha. El minúsculo fascículo septal de la rama izquierda es el responsable de llevar rápido la onda de despolarización a esta región del corazón.

La despolarización septal no siempre es visible en el ECG, pero cuando lo es, esta pequeña despolarización de izquierda a derecha registra una pequeña deflexión negativa en una o varias de las derivaciones laterales izquierdas. Esta deflexión negativa inicial, u onda Q, puede por lo tanto ser vista en las derivaciones I, aVL, V5 y V6. A veces, también pueden verse pequeñas ondas Q en las derivaciones inferiores y en V3 y V4.

Las ondas Q septales normales tienen una amplitud no mayor de 0.1 mV.

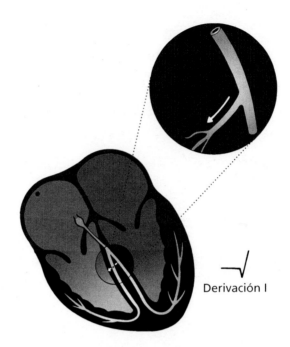

Derivación I

Las derivaciones laterales izquierdas ven la despolarización septal de izquierda a derecha alejándose; por lo tanto registran una pequeña deflexión negativa inicial, u onda Q. En ocasiones, las ondas Q pequeñas se ven también en las derivaciones inferiores; éstas son normales.

Se despolariza el resto del miocardio ventricular

El resto de los ventrículos, la mayor parte del miocardio, se despolariza a continuación. Dado que el ventrículo izquierdo es mucho más grande que el ventrículo derecho, éste domina el resto del complejo QRS, y el vector del flujo de corriente promedio gira hacia la izquierda. Normalmente, este vector señala un punto entre 0° y +90°. En el plano frontal, por lo tanto, se pueden ver deflexiones positivas grandes (ondas R) en muchas de las derivaciones laterales izquierdas e inferiores. La derivación aVR, que reposa hacia la derecha, registra una deflexión negativa pronunciada (onda S).

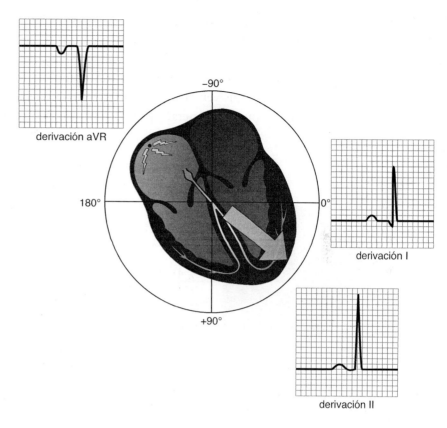

La despolarización ventricular como se ve en las derivaciones I, II y aVR. La derivación I registra una pequeña onda Q debida a la despolarización septal seguida de una onda R alta. La derivación II también registra una onda R alta y, con menos frecuencia, una pequeña onda Q. El complejo QRS en la derivación aVR también es pronunciadamente negativa. Aquí se muestra como una onda QS.

En el plano horizontal, la derivación V1, que está situada sobre el ventrículo derecho, en general registra una onda R seguida de una onda S profunda porque, después de registrar el pequeño movimiento de la corriente de izquierda a derecha a través del septo, la corriente se desplaza hacia la izquierda, alejándose de ésta. Contrario a ello las derivaciones V5 y V6, que están situadas sobre el ventrículo izquierdo, registran ondas R positivas altas. Las derivaciones V3 y V4 representan una *zona de transición* y por lo general una de estas derivaciones registra una onda bifásica, esto es, una onda R y una onda S de amplitudes casi iguales.

Este patrón de aumento progresivo de la amplitud de la onda R que se mueve de derecha a izquierda en las derivaciones precordiales se denomina *progresión de la onda R.* La derivación V1 tiene la onda R más pequeña y la derivación V5 la más grande (la onda R en la derivación V6 suele ser un poco más pequeña que en la derivación V5).

La amplitud del complejo QRS es mucho mayor que la de la onda P porque los ventrículos, al tener mucha más masa muscular que los atrios, pueden generar un potencial eléctrico mucho mayor.

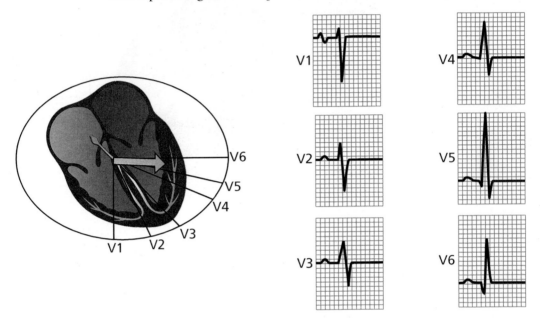

La despolarización ventricular en las derivaciones precordiales. Note el patrón normal de la progresión de la onda R. La onda en la derivación V3 es bifásica.

El intervalo QRS

Un intervalo QRS normal, que representa la duración del complejo QRS, tiene una duración de 0.06 a 0.1 segundos.

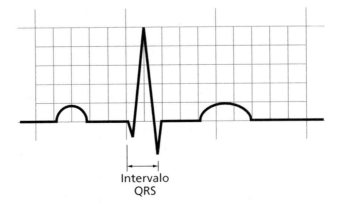

Intervalo
QRS

El segmento ST

El segmento ST es por lo común horizontal o poco ascendente en todas las derivaciones. Representa el tiempo transcurrido desde el final de la despolarización ventricular hasta el inicio de la repolarización ventricular.

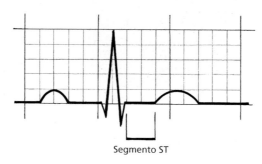

Segmento ST

La onda T

La onda T representa la *repolarización* ventricular.

Al contrario que la despolarización, que es en gran medida pasiva, la repolarización requiere un gran gasto de energía celular (recuerde la bomba de la membrana). La onda T es muy susceptible a toda clase de influencias, tanto cardiacas como no cardiacas (p. ej., hormonales, neurológicas), y es por lo tanto de apariencia variable.

Sin embargo, se pueden hacer algunas afirmaciones generales. En un corazón normal la repolarización casi siempre comienza en la última área del corazón en haberse despolarizado y después va hacia atrás, en la dirección opuesta a la onda de despolarización (*flecha grande*). Dado que tanto la onda de despolarización que se acerca como la onda de repolarización que retrocede generan una deflexión positiva en el ECG, los mismos electrodos que registraron una deflexión *positiva* durante la *despolarización* (que se muestra como una onda R alta) en general también registrarán una deflexión *positiva* durante la *repolarización* (que aparece como una onda T positiva). **Es, por lo tanto, típico y normal encontrar ondas T positivas en las mismas derivaciones que tienen ondas R altas.**

La amplitud, o altura, de una onda T normal es de un tercio a dos tercios la de la onda R que le corresponde.

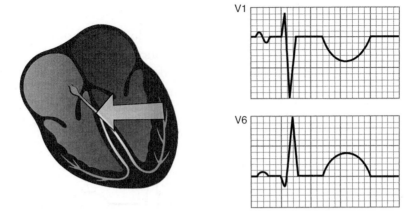

La repolarización ventricular genera una onda T en el ECG. La onda T es por lo general positiva en las derivaciones con ondas R altas.

El intervalo QT

El intervalo QT comprende el tiempo que transcurre desde el comienzo de la despolarización ventricular hasta el final de la repolarización ventricular. Incluye, por lo tanto, todos los eventos eléctricos que tienen lugar en los ventrículos. Desde el punto de vista temporal, se dedica más tiempo del intervalo QT a la *repolarización* ventricular que a la despolarización (es decir, la onda T es más ancha que el complejo QRS).

La duración del intervalo QT es proporcional al ritmo cardiaco. Cuanto más rápido late el corazón, más rápido ha de repolarizarse para prepararse para la siguiente contracción; y por consiguiente, más corto el intervalo QT. En cambio, cuando el corazón late lento, no es tan urgente repolarizarse y el intervalo QT es largo. En general, el intervalo QT constituye alrededor de 40% del ciclo cardiaco normal, medido éste desde una onda R hasta la siguiente.

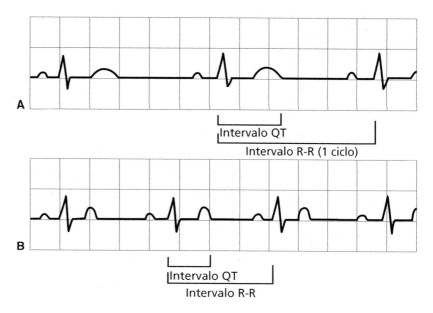

El intervalo QT constituye alrededor de 40% de cada ciclo cardiaco (intervalo R-R). Cuanto más rápido late el corazón, más corto el intervalo QT. El ritmo cardiaco en *B* es considerablemente más rápido que en *A*, y el intervalo QT es en consecuencia más corto (menos de un cuadro y medio frente a dos cuadros completos). Una forma sencilla de determinar si el intervalo QT es normal es observar el intervalo R-R, es decir, un ciclo cardiaco; la onda T debe terminar antes del punto medio.

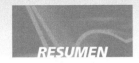

RESUMEN Orientación de las ondas del ECG normal

1. La onda P es pequeña y por lo general positiva en las derivaciones laterales izquierdas e inferiores. Con frecuencia bifásica en las derivaciones III y V1. Es más habitual que sea más positiva en la derivación II y más negativa en la derivación aVR.

2. El complejo QRS es largo y normalmente pueden verse ondas R altas (deflexiones positivas) en las derivaciones más a la izquierda e inferiores. La progresión de la onda R se refiere al crecimiento secuencial de las ondas R a medida que una onda recorre las derivaciones desde V1 hasta V5. Con frecuencia puede verse una pequeña onda Q inicial, que representa la despolarización septal, en una o varias de las derivaciones laterales izquierdas, y algunas veces en las derivaciones inferiores.

3. La onda T es variable, pero suele ser positiva en las derivaciones con ondas R altas.

4. Ahora mire atentamente el siguiente ECG. ¿Le resulta familiar?

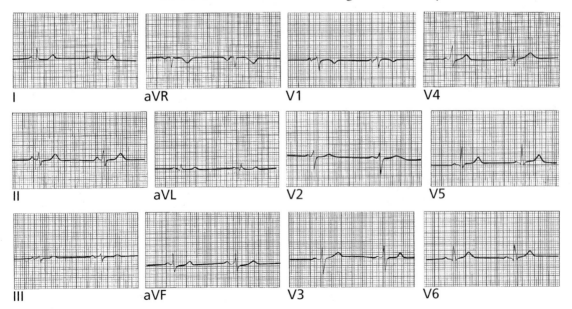

Por supuesto que le es familiar. Es un ECG de 12 derivaciones normal, idéntico al que dio comienzo al libro.

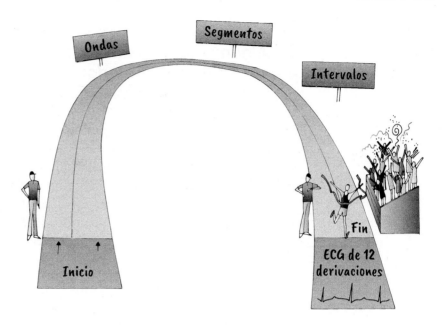

¡Felicidades!, ha atravesado con éxito el terreno más difícil de este libro. Todo lo que sigue se construye por lógica a partir de estos pocos principios básicos que acaba de dominar.

Algunas cosas realmente importantes que se puede estar preguntando: Parte 1: ¿Por qué no dejar que lo haga el ordenador?

Antes de abandonar el cómodo ámbito del ECG normal para adentrarnos en el más espeluznante de los anormales, enfrentémonos de lleno a una cuestión importante y que suele ser olvidada. Cuando se utiliza un electrocardiograma moderno, se obtiene algo más que un simple trazado. Se obtiene una interpretación directo de la "boca" del ordenador. Dado que todos sabemos lo inteligentes que son los ordenadores, ¿por qué molestarse en aprender a leer electrocardiogramas?

Hay dos razones principales:

1. El ordenador a menudo no lo hace bien. Hace ciertas cosas muy bien, como medir los intervalos e identificar las desviaciones evidentes de la norma. Pero a menudo se excede en los hallazgos sutiles pero normales, lo que hace que se ponga nervioso. O, por el contrario, pasará por alto anomalías leves que pueden tener consecuencias importantes para su paciente. Y —esto es lo que en realidad le volverá loco— a veces simplemente vacilará, llamando a algo una *posible* anormalidad, lo que no le ayuda en absoluto.

2. Usted tiene una cosa importante a su favor de la que carece el ordenador: el contexto clínico. Usted conoce a sus pacientes, su aspecto y su estado de ánimo, su historial médico y de medicación, su riesgo de presentar una enfermedad cardiaca, etc. También debe saber con certeza si los electrodos se han colocado de manera correcta. La mejor interpretación del ECG será siempre la que tenga en cuenta al paciente real. Los hallazgos limítrofes son comunes en los ECG, y sólo al considerar el ECG como una herramienta más en su evaluación general es probable que evite el pánico innecesario y que empiece a pedir pruebas adicionales innecesarias o llamar al 911 para llevar a su paciente al servicio de urgencias. Por otra parte, un hallazgo en el electrocardiograma que la máquina se limita a ignorar y lo descarta como "inespecífico" puede parecerle muy

diferente cuando el paciente está delante de usted agarrándose el pecho con dolor, quejándose de falta de aire y demasiado mareado para ponerse de pie.

Citando al antiguo dramaturgo griego Eurípides: *"Mucho esfuerzo, mucha prosperidad"*. En los capítulos siguientes, aprenderá a ser más astuto que el electrocardiógrafo más sofisticado.

Algunas cosas realmente importantes que se puede estar preguntando: Parte 2: ¿Cómo quito la sustancia pegajosa del pecho de mi paciente una vez terminado el ECG?

La mayoría de los electrodos del ECG se adhiere al cuerpo con almohadillas especiales impregnadas de adhesivo. Arrancarlos puede ser doloroso, en especial si los vellos quedan atrapados entre las almohadillas y la piel. Por lo general, un rápido tirón (disculpándose con el paciente) es la mejor opción para minimizar las molestias. Sin embargo, es posible que queden restos de adhesivo en el lugar donde se colocaron las almohadillas. Por fortuna, hay todo tipo de formas de eliminarlos: almohadillas de alcohol, vaselina, aceite de bebé y aceite mineral pueden hacer el trabajo. Incluso tras haber eliminado la sustancia pegajosa, algunos pacientes pueden quedar con marcas rojas en el lugar donde se colocaron las almohadillas de los electrodos. Asegúrele a su paciente que éstas se quitarán con rapidez, a menudo en cuestión de horas, a veces de días. Si estas manchas le producen un picor insoportable, una crema de hidrocortisona de venta libre le ayudará a resolverlo pronto.

Lo que viene

Ahora usted está preparado para utilizar el ECG y diagnosticar una extraordinaria variedad de trastornos cardiacos y no cardiacos. Podemos agrupar estos trastornos en cinco categorías.

Hipertrofia y agrandamiento (Capítulo 2). El ECG puede revelar si una cavidad atrial o ventricular está agrandada o hipertrofiada. Las enfermedades valvulares, la hipertensión sostenida y los trastornos musculares cardiacos tanto heredados como adquiridos pueden afectar el corazón de esta manera, y el ECG puede, por lo tanto, ayudarle a reconocer y evaluar estos trastornos.

Anomalías del ritmo (Capítulo 3). El corazón puede latir demasiado rápido o demasiado lento, fibrilar caóticamente o llegar a una parada repentina. El ECG es todavía el mejor medio para evaluar tales alteraciones del ritmo, las cuales, en su grado más severo, pueden llevar a una muerte repentina.

Anomalías de la conducción (Capítulos 4 y 5). Si se bloquean las vías normales de la conducción eléctrica cardiaca, la frecuencia cardiaca puede caer precipitadamente. El resultado puede ser el síncope, un desmayo causado por la disminución repentina del gasto cardiaco. El síncope es una de las principales causas de admisión hospitalaria. Asimismo, la conducción puede verse acelerada a lo largo de cortocircuitos que evaden el retraso normal en el nódulo AV; también veremos estos.

Isquemia e infarto del miocardio (Capítulo 6). El diagnóstico de la isquemia y el infarto del miocardio es una de las funciones más importantes del ECG. Existen muchas razones por las que un paciente puede presentar molestias en el pecho y el ECG puede ayudar a reconocerlas.

Alteraciones electrolíticas, efectos medicamentosos y trastornos misceláneos (Capítulo 7). Puesto que todos los eventos cardiacos dependen de los electrolitos, es lógico que las alteraciones electrolíticas puedan afectar la conducción cardiaca e incluso llevar a la muerte repentina si no se tratan. Medicamentos como los digitálicos, los antidepresivos, los agentes antiarrítmicos e incluso los antibióticos pueden alterar profundamente el ECG. Asimismo, numerosas enfermedades cardiacas y no cardiacas pueden causar cambios drásticos en el ECG. En cada uno de estos casos, una mirada a tiempo a un ECG puede diagnosticar y algunas veces salvar vidas.

2 Hipertrofia y agrandamiento del corazón

En este capítulo aprenderá:

1 Qué le sucede a una onda en el ECG cuando un atrio se agranda o un ventrículo se hipertrofia.

2 El significado de eje eléctrico y su importancia en el diagnóstico de la hipertrofia y el agrandamiento.

3 Los criterios para el diagnóstico por ECG del agrandamiento atrial derecho e izquierdo.

4 Los criterios para el diagnóstico por ECG de la hipertrofia ventricular derecha e izquierda.

5 Sobre los casos de Mildred W. y Tom L., que pondrán a prueba su capacidad para reconocer los cambios en el ECG de la hipertrofia y el agrandamiento, y por qué estos diagnósticos son importantes.

Algunos comentarios introductorios

El ECG puede diagnosticar muchos problemas importantes y urgentes –cosas que realmente pueden hacer que su corazón bombee–. La hipertrofia y el aumento de tamaño, desafortunadamente, no se encuentran entre ellos, salvo algunas excepciones. No se equivoque: reconocer el agrandamiento atrial o la hipertrofia ventricular puede tener importantes implicaciones clínicas para sus pacientes (se encontrará con algunas de ellas en este capítulo), pero en lo que respecta a la genuina excitación del alma, no se compara con el diagnóstico de un ataque cardiaco en evolución o una alteración del ritmo en potencia letal.

Entonces, ¿por qué empezar por aquí? En primer lugar, porque la hipertrofia y el agrandamiento son fáciles de entender. En segundo lugar, sus manifestaciones en el ECG se basan lógicamente en lo que hemos discutido hasta ahora. Y en tercer lugar, todo buen libro debe tener un arco narrativo atractivo, que se construya con lentitud hasta llegar a un clímax emocionante. Empezar por lo alto y terminar por lo bajo quizá no lo dejaría al final de este libro con ese escalofrío en la columna vertebral, esa sensación de que no puede esperar a salir al mundo real y ¡salvar algunas vidas!

Así que aquí vamos: nuestra primera incursión en cómo podemos utilizar el ECG para diagnosticar anomalías del corazón.

Definiciones

Los términos *hipertrofia* y *agrandamiento* se utilizan con frecuencia de manera intercambiable, pero en realidad no son lo mismo.

La *hipertrofia* se refiere a un *aumento de la masa muscular*. La pared de un ventrículo hipertrofiado es gruesa y potente. La mayoría de las hipertrofias es causada por una sobrecarga de presión, por la cual se fuerza al corazón a bombear sangre contra una resistencia elevada, como en pacientes con hipertensión sistémica o estenosis aórtica. Así como los levantadores de pesas desarrollan potentes músculos pectorales a medida que levantan de manera progresiva más y más peso, el músculo del corazón se vuelve más grueso y más fuerte (al menos por un tiempo) al requerírsele bombear sangre contra una resistencia en aumento.

El *agrandamiento* se refiere a la *dilatación* de una cavidad particular. Un ventrículo agrandado puede contener más sangre que un ventrículo normal. El agrandamiento suele ser causado por una *sobrecarga de volumen*; la cavidad se dilata para dar cabida a una mayor cantidad de sangre. El agrandamiento se ve con más frecuencia en relación con algunas enfermedades valvulares. La insuficiencia aórtica, por ejemplo, puede causar un agrandamiento ventricular y la insuficiencia mitral puede producir un agrandamiento del atrio izquierdo.

Con frecuencia el agrandamiento y la hipertrofia coexisten. Esto no es sorprendente, ya que ambos representan formas en las que el corazón trata de aumentar su gasto cardiaco o mantener la tensión normal en las paredes de sus cámaras.

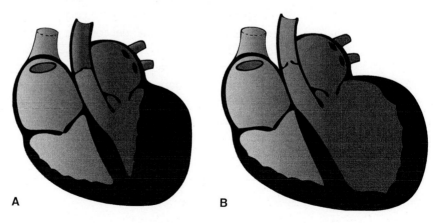

A   B

(*A*) Un ventrículo izquierdo hipertrofiado a causa de una estenosis aórtica. La pared es tan gruesa que el tamaño de la cavidad de hecho ha disminuido. (*B*) Un ventrículo izquierdo agrandado. La cavidad es más grande, pero el grosor de la pared es normal.

El ECG no es muy bueno para distinguir entre hipertrofia y agrandamiento. Sin embargo, al leer los ECG tradicionalmente se habla de *agrandamiento atrial* e *hipertrofia ventricular*.

El término *agrandamiento atrial* ha sido reemplazado en las mentes de algunos por el término *anomalías atriales*. Este cambio en la terminología refleja el reconocimiento de que existe una variedad de anomalías eléctricas que pueden causar cambios en el ECG asociados de forma característica con el agrandamiento atrial. Sin embargo, en este libro continuaremos utilizando agrandamiento atrial porque el término está más arraigado en la tradición (y los valores tradicionales todavía son importantes a medida que corremos precipitadamente a través del siglo XXI) y porque la vasta mayoría de casos de cambios en la onda P se debe al agrandamiento de los atrios.

Dado que la onda P representa la despolarización de los atrios, nos fijamos en la onda P para comprobar si existe agrandamiento atrial. De igual manera, examinamos el complejo QRS para determinar si existe hipertrofia ventricular.

La hipertrofia y el agrandamiento pueden constituir adaptaciones sanas y útiles a situaciones estresantes, pero como a menudo reflejan trastornos subyacentes graves que afectan el corazón, es importante aprender a reconocerlos en el ECG. Además, con el tiempo, el aumento del grosor o tamaño muscular, o de ambos, pueden comprometer la capacidad del corazón para bombear sangre de forma adecuada al resto del cuerpo y causar insuficiencia cardiaca. A pesar de que el miocardio hipertrofiado requiere un flujo de sangre mayor, tiene una densidad de capilares reducida y por lo tanto es más susceptible a la isquemia que un miocardio normal (es decir, a un desajuste entre el flujo y la demanda de oxígeno).

Cómo puede cambiar el ECG

Tres cosas pueden sucederle a una onda en el ECG cuando una cavidad se hipertrofia o se agranda:

1. A la cavidad puede llevarle más tiempo despolarizarse. La onda en el ECG puede, por lo tanto, *aumentar su duración.*

2. La cavidad puede generar más corriente y así un mayor voltaje. La onda puede, por lo tanto, *aumentar su amplitud.*

3. Un porcentaje mayor de la corriente eléctrica total puede atravesar la cavidad expandida. El vector eléctrico principal, o lo que llamamos *eje eléctrico*, de la onda del ECG puede, por lo tanto, girar.

Dado que el concepto del eje es tan importante para diagnosticar la hipertrofia y el agrandamiento, necesitamos desviarnos un momento para desarrollar esta idea.

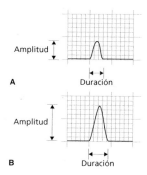

(*A*) Una onda normal. (*B*) La misma onda cuando la cavidad se ha agrandado o hipertrofiado. La amplitud y la duración de la onda han aumentado. Una tercera alteración, el giro del eje eléctrico, se trata en las siguientes páginas.

El aumento de la amplitud es el cambio más dramático que se produce cuando una cámara se agranda y es fundamental para todos los criterios de diagnóstico de agrandamiento e hipertrofia, como se verá en breve. Sin embargo, tenga en cuenta que las personas muy delgadas, en especial las que tienen *pectus excavatum*, una deformidad congénita común de la pared torácica anterior, pueden tener ondas de ECG anormalmente grandes en las derivaciones precordiales simplemente porque los electrodos del tórax están mucho más cerca del corazón y no están amortiguados por el tejido subyacente.

Eje

Antes mencionamos cómo el ECG registra el vector de las fuerzas eléctricas instantáneo en un momento dado. A partir de esta idea podemos representar la despolarización (o la repolarización) total de una cavidad al dibujar una serie de vectores secuenciales en la que cada vector representa la suma de todas las fuerzas eléctricas en un momento dado.

Ya que es más fácil de visualizar, veamos primero en la despolarización ventricular (el complejo QRS) antes de seguir con la despolarización atrial (la onda P) y la repolarización ventricular (la onda T).

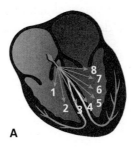

A

La despolarización ventricular está representada por una secuencia de ocho vectores instantáneos que ilustran cómo normalmente las fuerzas eléctricas se mueven de forma progresiva a la izquierda. A pesar de que hemos mostrado sólo ocho vectores instantáneos para que sea más fácil de comprender, podríamos también haber mostrado 80 u 8 000.

En la ilustración anterior, los primeros vectores representan la despolarización septal, y cada vector sucesivo representa la despolarización progresiva del resto de los ventrículos. Los vectores giran de manera progresiva hacia la izquierda porque la actividad eléctrica del ventrículo izquierdo, que es mucho más grande, domina cada vez más el ECG.

El vector promedio de todos los vectores instantáneos se denomina *vector principal*.

La *dirección* del vector principal se denomina **eje eléctrico principal**.

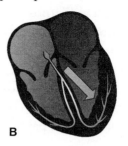

B

Un único vector condensa todos los vectores instantáneos. Este vector total se denomina vector principal y su dirección es el eje de la despolarización ventricular. El eje se define solamente en el plano frontal.

El vector QRS principal apunta hacia la izquierda y hacia abajo, y representa la dirección promedio del flujo de corriente durante la totalidad de la despolarización ventricular. El eje QRS normal –la dirección de este vector principal– se sitúa así entre +90 y 0°. (En realidad, la mayoría de los cardiólogos extiende el rango normal de +90 a –30°. Con el tiempo, cuando se sienta más cómodo con el concepto del eje, debería añadir este refinamiento a su análisis eléctrico, pero por ahora +90 a 0° es suficiente).

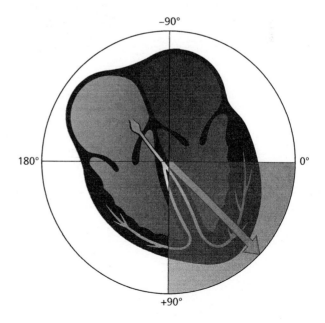

Si el eje QRS se sitúa dentro del cuadrante sombreado, entre 0 y 90°, es normal.

Podemos determinar rápido si el eje QRS en cualquier ECG es normal al fijarnos en las derivaciones I y aVF. **Si el complejo QRS es predominantemente positivo en las derivaciones I y aVF, entonces el eje QRS ha de ser normal** (si esto suena demasiado simple para ser cierto, es porque, a los ojos de muchos cardiólogos, sólo lo es un poco; como acabamos de mencionar, el eje normal del QRS puede oscilar entre 90 y −30°. Ampliaremos esta idea en breve; véase el recuadro de la página 79). ¿Por qué es así?

Determinar si el eje QRS es normal

Sabemos que cualquier derivación registrará una deflexión positiva si la onda de despolarización se mueve hacia ella. La derivación I está orientada a 0°. Por lo tanto, si el vector QRS principal se dirige a cualquier punto entre −90 y +90°, la derivación I registrará un complejo QRS predominantemente positivo.

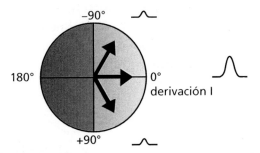

Cualquier vector QRS principal entre −90 y +90° producirá un complejo QRS predominantemente positivo en la derivación I. Se muestran tres vectores QRS principales diferentes. Los tres están orientados entre −90 y +90°; por consiguiente, todos producirán un complejo QRS predominantemente positivo. Los tres complejos QRS representados aquí ilustran lo que registraría la derivación I para cada uno de los tres vectores.

La derivación aVF está orientada a +90°. Si el vector QRS principal se dirige a cualquier punto entre 0 y 180°, la derivación aVF registrará un complejo QRS predominantemente positivo.

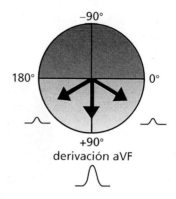

Cualquier vector QRS principal orientado entre 0 y 180° producirá un complejo QRS predominantemente positivo en la derivación aVF. Se muestran tres vectores QRS principales diferentes, todos orientados de tal manera que la derivación aVF registrará una deflexión predominantemente positiva, como se ilustra.

¿Ya vio hacia dónde va todo esto?: si el complejo QRS es predominantemente positivo en *ambos*, tanto en la derivación I como en la derivación aVF, entonces, el eje QRS debe situarse en el cuadrante en el que *ambas* son positivas, esto es, entre 0 y +90°. Éste es el eje QRS normal.

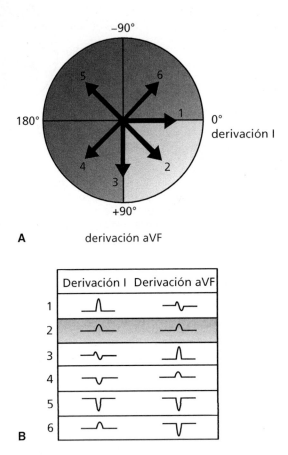

Se muestran seis ejes QRS distintos (*A*). Sólo un eje con dirección entre 0 y +90° (*cuadrante sombreado*) producirá un complejo QRS predominantemente positivo tanto en la derivación I como en la derivación aVF. (*B*) Se muestran los complejos QRS en las derivaciones I y aVF relacionados con cada uno de los seis ejes. Sólo el eje 2 es normal y está asociado con un complejo QRS predominantemente positivo en ambas derivaciones, aunque la mayoría de los cardiólogos consideraría que el eje 1 y el eje 3 son también normales.

Como se indicó antes, muchos electrocardiógrafos creen que un eje normal puede extenderse desde +90° más allá de 0° hasta –30°. Usando este criterio, los complejos QRS que son predominantemente negativos en la derivación aVF pueden seguir siendo normales si los complejos QRS en la derivación I y en la *derivación II* son positivos. Si no puede notar esto de forma intuitiva, vea la imagen de abajo. Muy rara vez una decisión clínica depende de una variación de unos pocos grados del eje, así que si se siente más cómodo con la definición más sencilla, está en buena compañía y no debe sentir vergüenza. Vamos a seguir con la definición más simple de aquí en adelante para demostrarle que podemos trabajar en equipo.

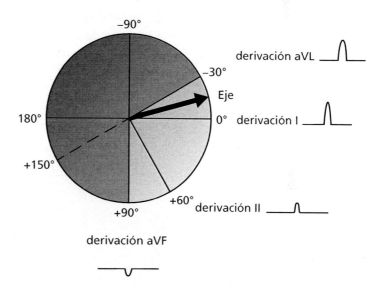

Redefinir el eje normal de +90° a –30° significa que el eje de arriba es normal aunque la derivación aVF sea negativa. Obsérvese que la derivación II, que está orientada a +60°, es positiva siempre que el eje se encuentre entre –30° y +150°. Por lo tanto, cuando las derivaciones I y II son positivas, el eje debe estar entre –30 y +90°, es decir, nuestra definición alternativa de "normal", como se muestra en la zona más clara de esta imagen.

Definiendo el eje con precisión

Aunque es en general suficiente con señalar si un eje es normal o no, cabe ser más riguroso y definir el ángulo real del eje con bastante precisión. Todo lo que necesita es buscar la derivación de la extremidad en la que el complejo QRS más se acerca a ser **bifásico**, es decir, con la deflexión positiva y negativa extendidas de igual manera en ambos lados de la línea de base (en ocasiones, las deflexiones son tan pequeñas que la onda parece plana o **isoeléctrica**). Entonces debe orientarse el eje más o menos perpendicular a esta derivación porque un electrodo orientado **perpendicularmente** a la dirección principal del flujo de corriente registra una onda bifásica.

Así, por ejemplo, si el complejo QRS en la derivación III (orientación, +120°) es bifásico, entonces el eje debe orientarse en ángulo recto (90°) respecto de esta derivación, bien en +30 o –150°. Y si ya sabemos que el eje es normal —esto es, si el complejo QRS es positivo en las derivaciones I y aVF— entonces el eje no puede estar en –150° sino que debe estar en +30°.

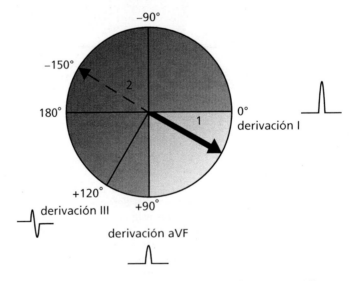

Se muestran los complejos QRS para las derivaciones I, III y aVF. Determinar el eje es fácil. El complejo QRS en la derivación III es bifásico. Por lo tanto este eje debe estar en +30 o en –150°. Sin embargo, dado que el complejo QRS es positivo tanto en la derivación I como en la aVF, el eje debe ser normal; esto es, debe situarse dentro del cuadrante sombreado. Por consiguiente, el eje sólo puede ser +30°.

Desviación del eje: siendo más específicos en la definición de ejes anómalos

El eje QRS normal está entre 0 y 90°. Si el eje se sitúa entre 90 y 180°, hablamos de una desviación del *eje a la derecha*. En un paciente con desviación del eje a la derecha, ¿será el complejo QRS positivo o negativo en las derivaciones I y aVF?

El complejo QRS en la derivación aVF aún será positivo, pero será negativo en la derivación I.

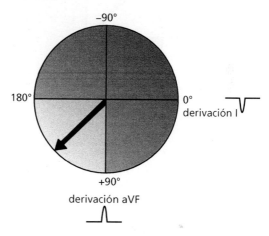

Desviación del eje a la derecha. El complejo QRS es negativo en la derivación I, pero positivo en la aVF.

Si el eje se sitúa entre 0 y –90°, se habla de una desviación del *eje a la izquierda*. En este caso, el complejo QRS en la derivación I será positivo pero será negativo en la derivación aVF.

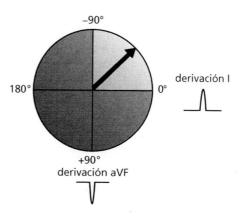

Desviación del eje a la izquierda.

En raras ocasiones, el eje está por completo desorientado y se sitúa entre –90 y 180°. A esto se le denomina *desviación extrema del eje a la derecha*. El complejo QRS será negativo tanto en la derivación aVF como en la derivación I.

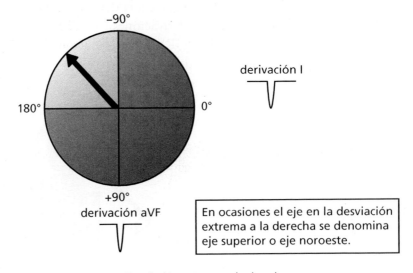

En ocasiones el eje en la desviación extrema a la derecha se denomina eje superior o eje noroeste.

Desviación extrema a la derecha.

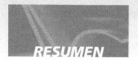

RESUMEN Eje

1. El término *eje* se refiere a la dirección del vector eléctrico principal, que representa la dirección promedio del flujo de corriente. Se define sólo en el plano frontal.

2. Para determinar el eje de cualquier onda, encuentre la derivación en la que la onda se acerca más a ser bifásica. El eje debe situarse más o menos perpendicular al eje.

3. Puede hacerse una rápida estimación del eje al mirar las derivaciones I y aVF:

Eje	Derivación I	Derivación aVF
Eje normal	Positiva	Positiva
Desviación del eje a la izquierda	Positiva	Negativa
Desviación del eje a la derecha	Negativa	Positiva
Desviación extrema del eje a la derecha	Negativa	Negativa

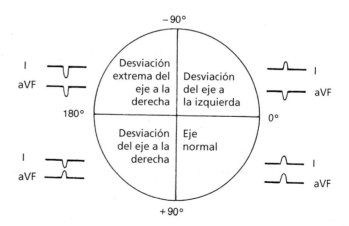

En el ECG de abajo se muestran las ondas registradas por las seis derivaciones del plano frontal. ¿El eje QRS es normal o existe una desviación del eje?

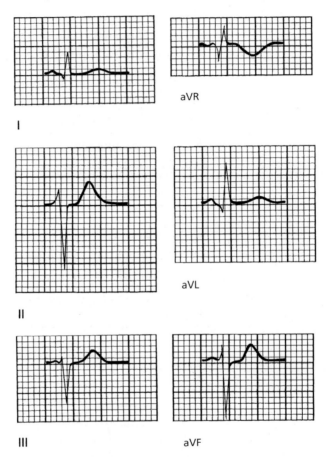

Este paciente tiene una desviación del eje a la izquierda; el complejo QRS es predominantemente positivo en la derivación I y negativo en la derivación aVF.

Ahora, ¿puede definir con más precisión el eje encontrando la derivación con un complejo QRS bifásico?

El complejo QRS en la derivación aVR es casi bifásico; por lo tanto, el eje eléctrico debe situarse casi perpendicular a ésta, es decir, en –60 o en +120°. Dado que ya sabemos que el eje se sitúa dentro de la zona de desviación del eje a la izquierda (es decir, entre 0 y –90°), el eje correcto debe estar en –60°.

De la misma forma que acabamos de hacerlo para el complejo QRS, podemos definir un eje para la onda P y la onda T de cada ECG. El **eje de la onda P** normal se sitúa aproximadamente entre 0 y 70° en adultos (entre 0 y 90° en niños). El eje de la **onda T** es variable pero debe aproximarse al eje QRS, situándose dentro de 50 a 60° del eje QRS.

¿Puede identificar el eje del complejo QRS, la onda P y la onda T en el siguiente ECG?

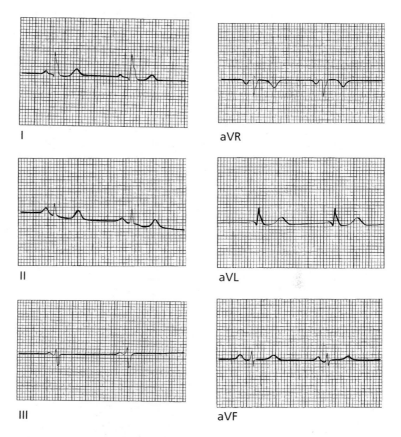

El complejo QRS: el eje QRS está alrededor de 0°. Es casi bifásico en aVF, lo que implica un eje de 0 o 180°. Dado que el complejo QRS en la derivación I tiene una onda R alta, el eje debe estar en 0°. La *onda P*: la derivación aVL es casi isoeléctrica para la onda P, así que el eje de la onda P debe estar en 60 o −120°. Ya que la *onda P* es positiva en las derivaciones I y aVF, el eje debe estar en 60°. La *onda T*: todas las derivaciones con ondas R altas tienen ondas T positivas. Las ondas T son planas en la derivación III, lo que indica un eje perpendicular a la derivación III (+30 o −150°). Dado que hay una onda T alta en la derivación I, el eje debe estar alrededor de +30°.

Desviación del eje, hipertrofia y agrandamiento

Ahora que ya hemos machacado bien el concepto de eje, se justifica que se pregunte por qué la desviación del eje tiene algo que ver con la hipertrofia y el aumento de tamaño. Debido a que el concepto de desviación del eje se aplica con mayor éxito a la hipertrofia ventricular, vamos a considerar lo que sucede con el flujo de electricidad cuando un ventrículo se hipertrofia.

En un corazón normal, el eje QRS se sitúa entre 0 y +90°, lo que refleja el dominio eléctrico del ventrículo izquierdo, más grande, sobre el ventrículo derecho. Imagine ahora a un hombre de 65 años de edad que no ha recibido tratamiento para su hipertensión durante muchos años. Viene a verle porque presenta dolores de cabeza y disnea, y usted descubre que su presión arterial está muy elevada: 190/115 mm Hg. Esta hipertensión severa sostenida ha forzado al ventrículo izquierdo a trabajar demasiado duro por mucho tiempo y se ha hipertrofiado. En consecuencia, su dominio eléctrico sobre el ventrículo derecho se ha hecho aún mayor. El vector eléctrico principal se dibuja todavía más a la izquierda y su resultado es una desviación del *eje a la izquierda*.

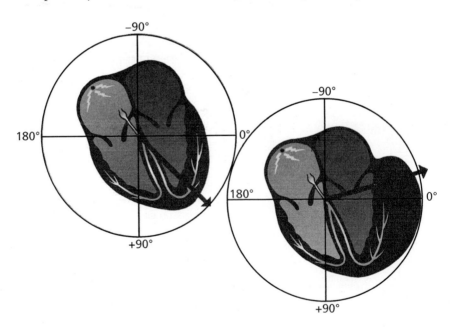

Con hipertrofia ventricular izquierda, el eje eléctrico se mueve más hacia la izquierda, lo que tiene como resultado una desviación del eje a la izquierda.

La hipertrofia ventricular derecha es mucho menos común y se requiere que las proporciones del ventrículo derecho cambien demasiado para superar las fuerzas eléctricas generadas por el ventrículo izquierdo normalmente dominante. No obstante, puede darse en pacientes con una enfermedad pulmonar obstructiva crónica con la gravedad suficiente como para causar hipertensión arterial pulmonar o en pacientes con una enfermedad congénita del corazón asociada con mayor volumen o sobrecarga de presión del ventrículo derecho no corregida. Si el ventrículo derecho se hipertrofia en gran medida, puede detectarse en el ECG un desplazamiento del eje QRS. El eje eléctrico principal del flujo de corriente se dibuja a la derecha y tiene como resultado una *desviación del eje a la derecha.*

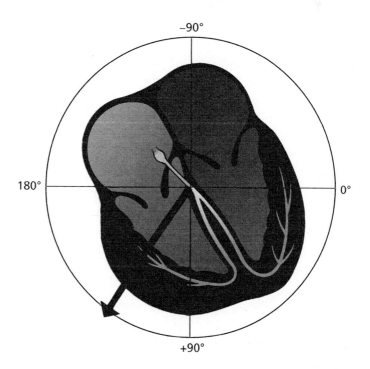

Con la hipertrofia ventricular derecha, el eje eléctrico se mueve a la derecha, lo que produce una desviación del eje a la derecha.

Este es un buen momento para reiterar las tres cosas que pueden sucederle a una onda en el ECG cuando hay agrandamiento o hipertrofia:

1. La onda puede aumentar en duración.
2. La onda puede aumentar en amplitud.
3. El eje eléctrico de la onda puede desviarse de lo normal.

Se han elaborado criterios para el diagnóstico del agrandamiento atrial y de la hipertrofia ventricular, los cuales se abordan en las páginas siguientes.

Agrandamiento atrial

La onda P normal tiene una duración < 0.12 segundos y su deflexión más grande, tanto positiva como negativa, no debe superar los 2.5 mm. La primera parte de la onda P representa la despolarización atrial derecha y la segunda parte, la despolarización atrial izquierda.

Prácticamente toda la información que necesita para determinar el agrandamiento atrial se encuentra en las derivaciones II y V1. La derivación II es de utilidad porque está situada casi paralela al flujo de corriente a través de los atrios (es decir, paralela al vector principal de la onda P). Por lo tanto registra la deflexión positiva más grande y es muy sensible a cualquier alteración en la despolarización atrial. La derivación V1 resulta útil porque está orientada perpendicular al flujo eléctrico y es, por consiguiente, bifásica, lo que permite una separación sencilla de los componentes atriales derecho e izquierdo.

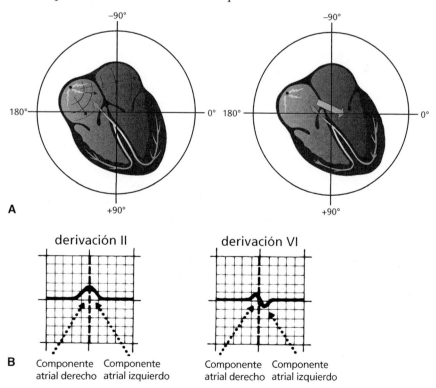

(*A*) Despolarización atrial normal. (*B*) La onda P normal en las derivaciones II y V1. La primera parte de la onda P representa la despolarización atrial derecha y la segunda parte representa la despolarización atrial izquierda.

Agrandamiento atrial derecho

Con el *agrandamiento atrial derecho* aumenta la amplitud de la primera porción de la onda P. El ancho no cambia porque el componente terminal de la onda P tiene su origen en el atrio *izquierdo* y éste permanece sin cambios.

El agrandamiento del atrio derecho puede provocar también que éste domine a nivel eléctrico al atrio izquierdo. El vector de la despolarización atrial puede girar a la derecha y el eje de la onda P puede desplazarse hacia la derecha, o en dirección a la derecha, o incluso más allá de +90°. La onda P más alta puede por lo tanto ya no aparecer en la derivación II sino en la derivación aVF o en la derivación III.

La imagen clásica del agrandamiento atrial derecho se ilustra en las derivaciones II y V1 de más abajo, y se ha denominado *P pulmonar* porque con frecuencia es causada por una enfermedad pulmonar grave.

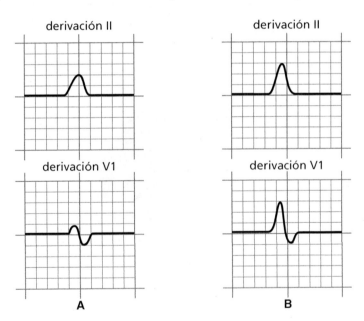

(*A*) La onda P normal en las derivaciones II y V1. (*B*) Agrandamiento atrial derecho. Note la amplitud aumentada de la primera parte del componente atrial derecho de la onda P. El componente atrial izquierdo terminal, y por lo tanto la duración global de la onda P, permanece esencialmente sin cambios.

El agrandamiento atrial derecho se diagnostica por la presencia de ondas P con una amplitud que excede los 2.5 mm en al menos una de las derivaciones inferiores II, III y aVF.

Agrandamiento atrial izquierdo

Con el *agrandamiento atrial izquierdo*, la segunda porción de la onda P puede aumentar en amplitud. El diagnóstico del agrandamiento atrial izquierdo requiere que *la porción terminal (atrio izquierdo) de la onda P caiga 1 mm por debajo de la línea isoeléctrica en la derivación V1* (recuerde que la derivación V1 descansa sobre el lado derecho del corazón, así que cuando un atrio izquierdo agrandado se despolariza, el resultado será una deflexión negativa más grande en la derivación V1).

No obstante, el cambio de la onda P más importante es el aumento en su *duración*. Esto ocurre porque la despolarización atrial izquierda está representada por la porción terminal de la onda P y la despolarización prolongada puede verse con facilidad (con el agrandamiento atrial *derecho*, la despolarización prolongada del atrio derecho queda oculta por la porción atrial izquierda de la onda P). El diagnóstico del agrandamiento atrial izquierdo, por lo tanto, requiere también que *la porción terminal de la onda P sea de al menos un bloque pequeño (0.04 segundos) de ancho*.

La imagen electrocardiográfica del agrandamiento atrial izquierdo se ha denominado *P mitral* porque la enfermedad de la válvula mitral es una causa común del agrandamiento atrial izquierdo.

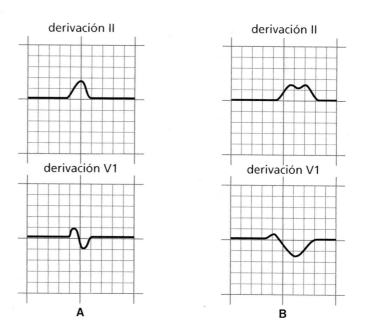

(*A*) De nuevo, la onda P normal en las derivaciones II y V1.
(*B*) Agrandamiento atrial izquierdo. Note la amplitud y duración aumentada del componente atrial izquierdo, terminal, de la onda P.

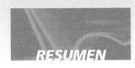

Agrandamiento atrial

Para diagnosticar el agrandamiento atrial fíjese en las derivaciones II y V1.

El *agrandamiento atrial derecho* se caracteriza por lo siguiente:

1. Ondas P con una amplitud que excede los 2.5 mm en las derivaciones inferiores.

2. Ningún cambio en la duración de la onda P.

3. Posible desviación del eje de la onda P a la derecha.

El *agrandamiento atrial izquierdo* se caracteriza por lo siguiente:

1. La amplitud del componente terminal (negativo) de la onda P puede haber aumentado y debe caer al menos 1 mm por debajo de la línea isoeléctrica en la derivación V1.

2. La duración de la onda P aumenta y la porción terminal (negativa) de la onda P debe ser de al menos un cuadro pequeño (0.04 segundos) de ancho.

3. No se observa ninguna desviación del eje significativa porque en condiciones normales el atrio izquierdo es dominante eléctricamente.

Debe resaltarse que la evidencia electrocardiográfica del agrandamiento atrial (en especial del agrandamiento atrial izquierdo) con frecuencia no tiene ninguna correlación patológica y es posible que en algunos casos simplemente refleje una anomalía inespecífica en la conducción. También pueden verse anomalías en el eje de la onda P cuando el ritmo cardiaco surge de una fuente distinta al nódulo sinusal, lo que se analiza más adelante. La interpretación del agrandamiento atrial en el ECG debe, por lo tanto, estar matizada por el conocimiento del entorno clínico (¡una buena idea bajo cualquier circunstancia!).

Hipertrofia ventricular

El diagnóstico de la hipertrofia ventricular requiere una evaluación minuciosa del complejo QRS en varias derivaciones.

Hipertrofia ventricular derecha

Mirando las derivaciones de las extremidades

En las derivaciones de las extremidades, la característica más común asociada con la hipertrofia ventricular derecha es la *desviación del eje a la derecha*; esto es, el eje eléctrico del complejo QRS, por lo general entre 0 y +90°, vira entre +90 y +180°. Esto refleja el nuevo dominio del ventrículo derecho, por lo general eléctricamente sumiso.

Muchos cardiólogos sienten que el eje QRS debe exceder los +100° para poder diagnosticar la hipertrofia ventricular derecha. Por lo tanto, el complejo QRS en la derivación I (orientada a 0°) debe ser más negativo que positivo.

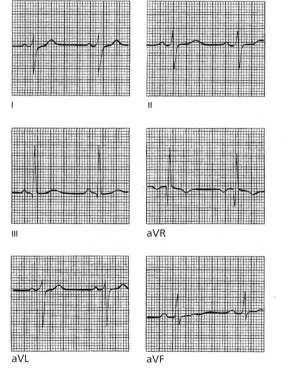

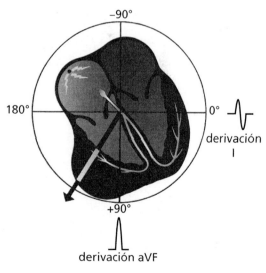

La hipertrofia ventricular derecha desplaza el eje del complejo QRS a la derecha. El trazo del ECG confirma la desviación del eje a la derecha. Además, el complejo QRS en la derivación I es ligeramente negativo, un criterio que muchos consideran esencial para establecer un diagnóstico correcto de hipertrofia ventricular derecha.

Mirando las derivaciones precordiales

Las derivaciones precordiales también pueden ser de ayuda en el diagnóstico de la hipertrofia ventricular derecha. Como cabe esperar, el patrón normal de la progresión de la onda R, conforme al cual la amplitud de la onda R aumenta a medida que va hacia la izquierda desde la derivación V1 hasta la derivación V5, se altera. En lugar de que la amplitud de la onda R aumente a medida que las derivaciones se van acercando al ventrículo izquierdo, puede ocurrir lo contrario. Puede haber una gran onda R en la derivación V1, que descansa sobre el ventrículo derecho hipertrofiado, y una pequeña onda R en las derivaciones V5 y V6, que descansa sobre el ventrículo izquierdo, normal y ahora eléctricamente sencilla. De igual manera, la onda S en la derivación V1 es pequeña, mientras que la onda S en la derivación V6 es muy grande.

Estos criterios se expresan en la forma matemática más sencilla posible:

- En la derivación V1, la onda R es más grande que en la onda S.

- En la derivación V6, la onda S es más grande que la onda R.

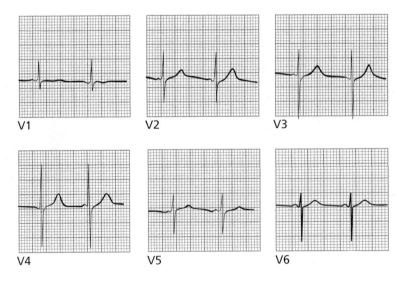

En la derivación V1, la onda R es más grande que la onda S. En la derivación V6, la onda S es más grande que la onda R.

Las causas más comunes de la hipertrofia ventricular derecha son la enfermedad pulmonar y la enfermedad cardiaca congénita.

Hipertrofia ventricular izquierda

El diagnóstico de la hipertrofia ventricular izquierda es algo más complicado. Con más frecuencia puede verse una desviación del eje a la izquierda más allá de −15°, pero por lo general ésta no es un elemento diagnóstico muy útil. Por el contrario, **el aumento de la amplitud de la onda R en las derivaciones que reposan sobre el ventrículo izquierdo constituye la base del diagnóstico por ECG de la hipertrofia ventricular izquierda.**

Desafortunadamente, existen casi tantos criterios para el diagnóstico de la hipertrofia ventricular izquierda en el ECG como libros sobre ECG. Aún así, todos los criterios reflejan una idea en común: **debe haber un aumento de la amplitud de la onda R en las derivaciones que descansan sobre el ventrículo izquierdo y un aumento de la amplitud de la onda S en las derivaciones que descansan sobre el ventrículo derecho.** Estos múltiples criterios varían en sensibilidad y especificidad. Los que se enlistan aquí no son los únicos, pero le servirán bien.

Mirando las derivaciones precordiales

En general, las derivaciones precordiales son más sensibles que las derivaciones de las extremidades para el diagnóstico de la hipertrofia ventricular izquierda. Los criterios más útiles para las derivaciones precordiales son los siguientes:

1. La amplitud de la onda R en la derivación V5 o en la V6 *más* la amplitud de la onda S en la derivación V1 o V2 superan los 35 mm.

2. La amplitud de la onda R en la derivación V5 supera los 26 mm.

3. La amplitud de la onda R en la derivación V6 supera los 20 mm.

Cuantos más criterios son positivos, mayor es la probabilidad de que el paciente tenga hipertrofia ventricular izquierda.

Tristemente, merece la pena que memorice todos estos criterios, pero si quiere ser más selectivo, escoja el primero porque tiene tal vez el mejor valor predictivo.

Nota: estos criterios tienen poco valor en individuos menores de 35 años de edad, quienes con frecuencia presentan un aumento de voltaje debido, en muchos casos, a que tienen una pared torácica relativamente delgada. Son en particular poco fiables en niños pequeños.

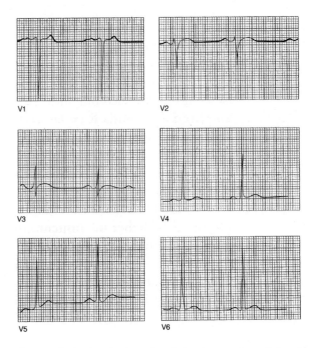

Hipertrofia ventricular izquierda en las derivaciones precordiales. Se cumplen dos de los tres criterios. La amplitud de la onda R en V5 más la amplitud de la onda S en V1 superan los 35 mm y la amplitud de la onda R en V6 supera los 20 mm. El único criterio que no se cumple es que la onda R en la derivación V5 exceda los 26 mm.

Mirando las derivaciones de las extremidades

Los criterios más útiles en las derivaciones de las extremidades son los siguientes:

1. La amplitud de la onda R en la derivación aVL excede los 11 mm.

2. La amplitud de la onda R en la derivación aVF excede los 20 mm.

3. La amplitud de la onda R en la derivación I excede los 13 mm.

4. La amplitud de la onda R en la derivación I *más* la amplitud de la onda S en la derivación III exceden los 25 mm.

De nuevo, si aspira al nirvana electrocardiográfico, apréndase todos. Si debe elegir sólo uno, elija el primero; es el más específico para la hipertrofia ventricular izquierda. En otras palabras, si este criterio está presente, existen muchas posibilidades de que el paciente tenga hipertrofia ventricular izquierda, pero confiar únicamente en este criterio le llevará algunas veces a pasar por alto el diagnóstico (es decir, no es muy sensible).

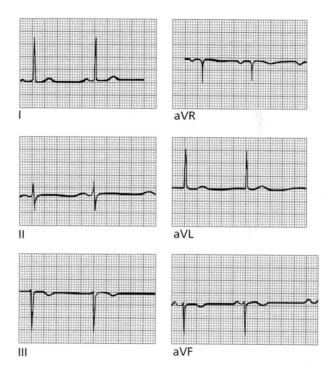

Hipertrofia ventricular izquierda en las derivaciones de las extremidades. Se cumplen los criterios 1, 3 y 4; sólo no se cumple el criterio 2, relativo a la amplitud de la onda R en la derivación aVF.

Existe otro criterio considerado en general como el más preciso de todos, y combina una derivación de las extremidades con una derivación precordial:

La amplitud de la onda R en aVL más la amplitud de la onda S en V3 superan los 20 mm en mujeres y 28 mm en hombres.

Puede haber notado que en nuestro análisis de la hipertrofia ventricular, al contrario que en el agrandamiento atrial, no se ha hecho ningún comentario sobre la *duración* del complejo QRS. Tanto la hipertrofia ventricular derecha como la izquierda pueden prolongar poco el complejo QRS, pero es raro que vaya más allá de

0.1 segundo. Un complejo QRS ligeramente ensanchado puede, en el mejor de los casos, apoyar su diagnóstico de hipertrofia ventricular izquierda si otros criterios están presentes.

Las principales causas de hipertrofia ventricular izquierda son la hipertensión sistémica y la valvulopatía.

Cuando ambos ventrículos están hipertrofiados

¿Qué ocurre cuando *ambos* ventrículos, tanto el derecho como el izquierdo, están hipertrofiados? Como cabría esperar, puede darse una combinación de elementos (p. ej., criterios para la hipertrofia ventricular izquierda en las derivaciones precordiales con desviación del eje a la derecha en las derivaciones de las extremidades) pero en la mayoría de los casos, los efectos del ventrículo izquierdo generalmente dominante eclipsan los del ventrículo derecho.

Ahora pruébese a sí mismo: ¿hay hipertrofia ventricular en el trazo de abajo? La paciente es una mujer de 50 años de edad

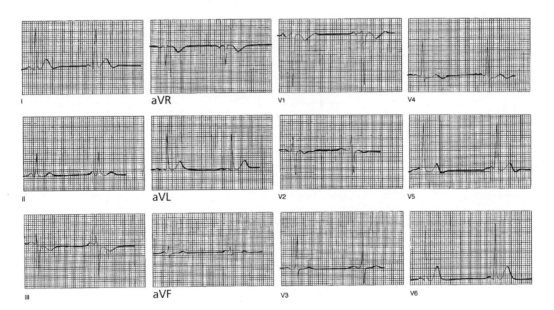

Sí. Esta paciente presenta estenosis aórtica e hipertrofia ventricular izquierda en el ECG. Cumple con los criterios tanto en las derivaciones precordiales como en las derivaciones de las extremidades.

Anomalías en la repolarización secundaria de la hipertrofia ventricular

Aún no hemos terminado con la hipertrofia. Es posible que con la hipertrofia de un ventrículo ocurra algo más que puede alterar drásticamente el ECG, en específico el segmento ST y la onda T. Estos cambios se denominan *anomalías de la repolarización secundaria* e incluyen lo siguiente:

1. Depresión progresiva del segmento ST.

2. Inversión de la onda T (es decir, la onda T cambia su eje de manera que ya no se alinea próximo al eje QRS).

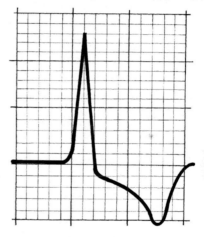

Note cómo parece que el segmento ST deprimido y la onda T invertida se unen para formar una sola onda asimétrica. La pendiente descendente es gradual; la pendiente ascendente es abrupta.

Se han presentado varias teorías para explicar la causa de estas anomalías, que van desde un flujo de sangre insuficiente en el lecho capilar del subendocardio (la capa interna del miocardio que descansa justo debajo de la capa endocárdica del ventrículo) hasta la superposición de las fuerzas de despolarización y repolarización en la región de músculo engrosado. Nadie lo sabe con seguridad. Hasta hace poco, se referían a estos cambios como una *distensión*, pero insinuar que estos cambios reflejan siempre la *distensión* de un músculo sobrecargado e hipóxico ha resultado ser más simplista que cierto y el término debería ser descartado con razón.

Las anomalías de la repolarización no son raras en absoluto. Son más evidentes en las derivaciones con ondas R altas (razonablemente, ya que estas derivaciones descansan sobre, y reflejan de manera más directa, las fuerzas eléctricas del ventrículo hipertrofiado). Así, las anomalías en la repolarización ventricular derecha se verán en las derivaciones V1 y V2, y las anomalías en la repolarización ventricular izquierda serán más evidentes en las derivaciones I, aVL, V5 y V6. Las anomalías en la repolarización ventricular izquierda secundarias son mucho más comunes que las anomalías ventriculares derechas.

Las anomalías en la repolarización en general acompañan a la hipertrofia severa y pueden incluso anunciar el comienzo de una dilatación ventricular. Por ejemplo, un paciente con estenosis aórtica y sin síntomas clínicos puede presentar un patrón de hipertrofia ventricular izquierda estable durante años. No obstante, el ventrículo izquierdo podría fallar eventualmente, y el paciente desarrollaría disnea grave y otros síntomas de la insuficiencia cardiaca congestiva. El ECG podría entonces mostrar hipertrofia ventricular izquierda con anomalías en la repolarización secundaria. Esta progresión se ilustra en los dos ECG de abajo.

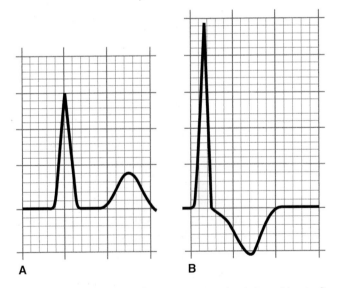

A   **B**

(*A*) La derivación aVL en un paciente con estenosis aórtica e hipertrofia ventricular izquierda. Note la onda R alta, que cumple los criterios para la hipertrofia ventricular izquierda. El segmento ST es plano y la onda T está elevada. (*B*) Un año después la misma derivación muestra el desarrollo de anomalías en la repolarización secundaria, lo que refleja el comienzo de una falla ventricular izquierda. El segmento ST está deprimido y la onda T está invertida. Note también que la amplitud de la onda R ha aumentado.

Es importante reconocer el contorno asimétrico de los cambios del segmento ST y de la onda T que se producen con la repolarización secundaria. El descenso es gradual y va seguido por un ascenso más abrupto. En el Capítulo 6, veremos que la depresión del segmento ST y la inversión de la onda T también son características de la isquemia cardiaca, y una de las formas clave de distinguir la isquemia de la repolarización secundaria es por sus diferentes configuraciones: asimétrica con las anomalías de la repolarización secundaria y simétrica con la isquemia cardiaca. Sin embargo, como todas las reglas, ésta también es imperfecta, y el contexto clínico en el que se interpretan estos cambios en el segmento ST y la onda T son muy importantes.

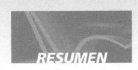

Hipertrofia ventricular

La *hipertrofia ventricular derecha* se caracteriza por lo siguiente:

1. La desviación del eje a la derecha está presente, con el eje QRS excediendo los +100°.

2. La onda R es más grande que la onda S en V1, mientras que la onda S es más grande que la onda R en V6.

La *hipertrofia ventricular izquierda* se caracteriza por criterios de voltaje y, no con poca frecuencia, por anomalías en la repolarización secundaria. Los criterios más útiles son los siguientes:

1. La onda R en V5 o V6 más la onda S en V1 o V2 exceden los 35 mm.

2. La onda R en aVL es de 11 mm.

3. La onda R en aVL más la onda S en V3 exceden 20 mm en mujeres y 28 mm en hombres.

4. La desviación del eje a la izquierda que supera –15° está presente con frecuencia, y el complejo QRS puede estar ligeramente prolongado.

Las anomalías en la repolarización secundaria incluyen la inversión de la onda T, asimétrica, y la depresión progresiva del segmento ST.

A pesar de que el patrón en el ECG de la hipertrofia ventricular izquierda se reconoce fácil, sólo está presente en alrededor de 50% de los pacientes cuyos ecocardiogramas demuestran un ventrículo izquierdo engrosado. La sensibilidad de los criterios del ECG para la hipertrofia ventricular izquierda es por lo tanto relativamente baja. Sin embargo, cuando en efecto aparece el patrón en el ECG de la hipertrofia ventricular izquierda, hay 90% de probabilidades de que el ventrículo engrosado se vea en el ecocardiograma. En consecuencia, la especificidad de los criterios del ECG para la hipertrofia ventricular izquierda es bastante alta.

Mildred W., una mujer de 53 años de edad, viuda (su esposo falleció por anoxia cerebral inducida por sus fútiles esfuerzos de memorizar todos los criterios del ECG para la hipertrofia ventricular izquierda), viene a su consultorio para un chequeo rutinario. Es una nueva paciente y no ha visto a ningún doctor desde que nació su último hijo, hace más de 20 años. No refiere nada en concreto aparte de algún dolor de cabeza ocasional. No hay nada que destacar en su examen físico de rutina excepto porque su presión arterial es de 170/110 mm Hg. Ella desconocía que era hipertensa. Usted quisiera saber si su hipertensión es antigua o si comenzó en fecha reciente. Su ECG se muestra abajo. ¿Es de utilidad el ECG?

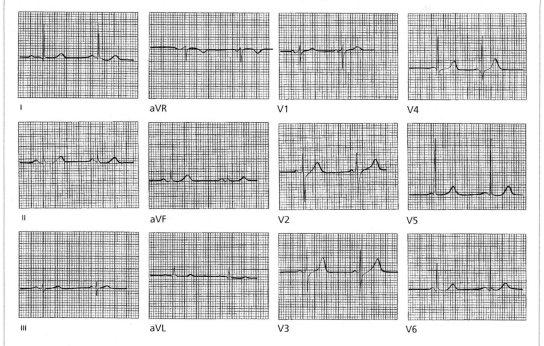

El ECG de Mildred es básicamente normal, lo que no es sorprendente en absoluto. La mayoría de los pacientes con hipertensión tiene ECG normales (¡y esperamos que se haya dado cuenta de que este ECG es normal!). No obstante, si hubiera encontrado hipertrofia ventricular, con o sin anomalías en la repolarización, hubiera tenido al menos una evidencia de que su hipertensión es antigua. En este caso podría practicarse un ecocardiograma para excluir la hipertrofia, pero es cierto que no es necesario para tomar la decisión de iniciar tratamiento para Mildred.

CASO

2

Tom L. es un maratonista de 23 años de edad. Al subir Central Park, alrededor de la marca de las 20 millas del maratón de Nueva York, de repente se pone pálido, se agarra el pecho y cae al suelo. Otro corredor, a pesar de estar logrando su mejor marca personal, se detiene para ayudarle. Al notar a Tom sin pulso ni respiración, comienza la reanimación cardiopulmonar. Esta intervención a tiempo le salva la vida. Tom responde y unos momentos más tarde se toma el siguiente ECG mientras le llevan de urgencia al hospital más cercano. ¿Por qué colapsó Tom?

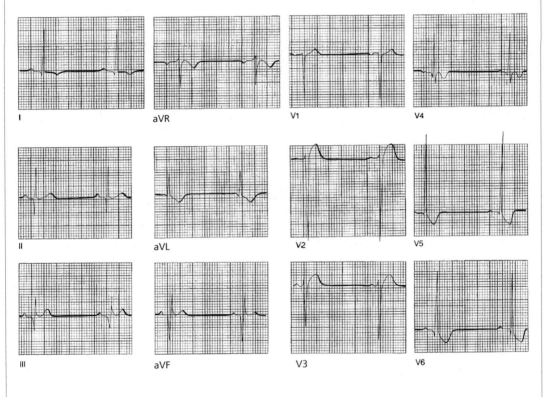

Pista: si acierta, ya sabe demasiado.

Tom colapsó debido a la enfermedad hipertrófica de músculo cardiaco. Una de las principales causas de muerte repentina en atletas jóvenes y sanos es la miocardiopatía hipertrófica, de las cuales una variante es la **miocardiopatía hipertrófica obstructiva** o MCHO (también llamada estenosis subaórtica hipertrófica idiopática, ESHI). Más de la mitad de los casos son familiares, y la prevalencia es ligeramente más a menudo en hombres que en mujeres. Cerca de 1 de cada 500 personas es afectada, y es la principal causa de muerte súbita en jóvenes en EUA (véase Capítulo 7 para saber más sobre el uso de ECG para identificar diferentes causas de muerte súbita). En esta alteración genética, la proliferación desordenada de fibras musculares en el septo interventricular puede causar una hipertrofia septal considerable. Las repercusiones clínicas resultantes pueden ser desde graves y en potencia mortales hasta virtualmente ninguna. La muerte puede deberse a: 1) la obstrucción del tracto de salida ventricular izquierda por parte del músculo hipertrofiado; 2) el llenado impedido del ventrículo izquierdo hipertrofiado y rígido durante la diástole, o 3) un ritmo ventricular anómalo (vea el siguiente capítulo).

Las anomalías del ECG están presentes hasta en 95% de los pacientes con MCHO. Las características clásicas del ECG en reposo son las siguientes:

1. Hipertrofia ventricular.

2. Anomalías en la repolarización en aquellas derivaciones con las ondas R más altas.

3. Ondas Q estrechas y profundas, de etiología incierta, más a menudo en las derivaciones inferiores y laterales (se pueden ver grandes ejemplos de éstas en las derivaciones II, III y aVF del ECG de Tom).

Aunque este caso era bastante injusto, puede que haya reconocido algunos de los elementos de los que hemos venido hablando en este capítulo, en concreto, el cumplimiento de los criterios para la hipertrofia ventricular, en especial en las derivaciones precordiales. Las anomalías de la repolarización son evidentes en todas las derivaciones laterales izquierdas (I, aVL, V5 y V6).

La oportuna intervención de su compañero corredor le salvó la vida a Tom. Resultó que Tom había experimentado en el pasado episodios similares, aunque menos graves, caracterizados por mareos y dolor en el pecho. Después se le recomendó que evitara el ejercicio extenuante y la competición (la actividad aeróbica de suave a moderada está bien) y se le inició un tratamiento para reducir la contractilidad cardiaca y el riesgo de una arritmia grave. Debe considerarse la colocación de un desfibrilador cardioversor implantable (DCI) en cualquier paciente con miocardiopatía hipertrófica obstructiva que se haya recuperado de un episodio de paro cardiaco súbito.

3 Arritmias

En este capítulo aprenderá:

1 Qué son las arritmias y por qué son importantes.

2 Sobre las tiras de ritmo y los monitores ambulatorios.

3 Cómo determinar el ritmo cardiaco desde el ECG.

4 Los cinco tipos básicos de arritmias.

5 Cómo reconocer las cuatro arritmias sinusales comunes.

6 Cómo se desarrollan las arritmias en primer lugar.

7 Hacer las cuatro preguntas que le permitirán reconocer y diagnosticar las arritmias ectópicas comunes que se originan en los atrios, el nódulo atrioventricular (AV) y los ventrículos.

8 Cómo distinguir las arritmias supraventriculares de las arritmias ventriculares, tanto a nivel clínico como en el ECG.

9 Cómo la estimulación eléctrica programada y otras técnicas han revolucionado el diagnóstico y el tratamiento de algunas arritmias.

10 Sobre los casos de Lola de B., George M. y Frederick van Z., que le dejarán asombrado por lo fácil que ha logrado dominar un tema que acobarda a fuertes y poderosos.

Un corazón en reposo normalmente late a un ritmo regular, de 60 a 100 veces por minuto. Dado que cada latido se origina con la despolarización del nódulo sinusal, el ritmo cardiaco habitual, diario, se denomina *ritmo sinusal normal*. A todo lo demás se le llama *arritmia* (o con mayor precisión, *disritmia*, pero apeguémonos a la terminología convencional en la discusión que sigue). El término *arritmia* hace referencia a cualquier alteración en la frecuencia, regularidad, sitio de origen o la conducción del impulso eléctrico cardiaco. Una arritmia puede constar de un único latido aberrante (o incluso una pausa prolongada entre latidos) o una alteración del ritmo constante que puede persistir durante toda la vida del paciente.

No todas las arritmias son anómalas o peligrosas. Por ejemplo, ritmos cardiacos tan bajos como de 35 o 40 latidos por minuto son comunes y bastante normales en atletas bien entrenados. Latidos aberrantes únicos, que se originan en cualquier otro lugar del corazón que no sea el nódulo sinusal, se encuentran con frecuencia en la mayoría de los individuos sanos.

No obstante, muchas arritmias pueden ser peligrosas y algunas requieren tratamiento inmediato para evitar la muerte súbita. El diagnóstico de una arritmia es una de las cosas más importantes que puede hacer el ECG.

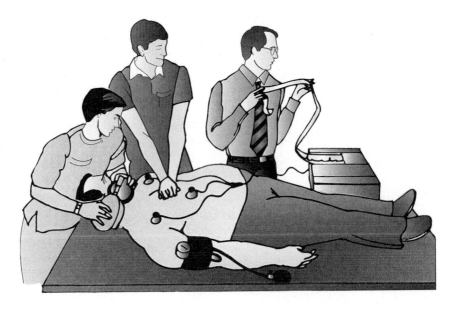

Las manifestaciones clínicas de las arritmias

¿Cuándo debe sospechar que alguien tuvo o tiene una arritmia?

Muchas arritmias pasan inadvertidas para el paciente y se descubren de manera incidental durante un examen físico rutinario o un ECG. Sin embargo, las arritmias provocan con frecuencia alguno de varios síntomas característicos.

Primero están las *palpitaciones*, la percepción del latido cardiaco propio. Los pacientes pueden describir aceleraciones o desaceleraciones intermitentes de su latido cardiaco, o un latido cardiaco rápido y sostenido que puede ser regular o irregular. La sensación puede ser no más que una molestia menor o una experiencia en verdad aterradora.

Son más graves los síntomas de disminución del gasto cardiaco, los cuales pueden darse cuando la arritmia compromete la función cardiaca. Entre ellos están los *mareos* y el *síncope* (desmayo repentino).

Las arritmias rápidas, llamadas *taquiarritmias*, pueden aumentar la demanda de oxígeno del miocardio y provocar *angina* (dolor del pecho). La aparición repentina de una arritmia en un paciente con una cardiopatía subyacente puede también precipitar una *insuficiencia cardiaca congestiva*.

Algunas veces la primera manifestación clínica de una arritmia es el *paro cardiaco* o la *muerte súbita*. Los pacientes que han presentado un infarto agudo del miocardio tienen riesgo de muerte súbita por arritmia mucho mayor y por este motivo se hospitalizan en las unidades de cuidados cardiacos (UCC) en las que se puede monitorizar de manera continua su frecuencia y ritmo cardiaco, y se puede intervenir de inmediato y salvar la vida.

Cada vez más, el ECG se ha convertido en una gran ayuda para identificar las condiciones que *predisponen* a arritmias malignas y a la muerte súbita, y por lo tanto permite que se inicien intervenciones para salvar la vida *antes* de un evento catastrófico. Estos padecimientos/condiciones pueden ser heredados o adquiridos. Entre éstos, los más comunes son las anomalías en la repolarización que prolongan el intervalo QT, un terreno peligroso para arritmias en potencia letales (se aborda más sobre este tema más adelante y en el Capítulo 7).

Por qué aparecen las arritmias

Muchas veces es imposible identificar la causa subyacente de una arritmia, pero siempre debe hacerse una búsqueda cuidadosa de los factores tratables que la desencadenan. La mnemotecnia "HIE BAFE" puede ayudarle a recordar las factores arritmogénicos que deben tomarse en consideración cuando trate a un paciente con una arritmia:

- *H – Hipoxia*: un miocardio privado de oxígeno es un miocardio irritable. Por lo tanto, las enfermedades pulmonares, ya sea la enfermedad pulmonar crónica grave o la embolia pulmonar aguda, son desencadenantes principales de arritmias cardiacas.

- *I – Isquemia e irritabilidad*: antes hemos mencionado que el infarto del miocardio es un escenario común para las arritmias. La angina, incluso sin que haya muerte de células miocárdicas que se presenta con el infarto, es un factor desencadenante importante. En ocasiones, la miocarditis, una inflamación del músculo cardiaco con frecuencia provocada por infecciones virales rutinarias, puede inducir una arritmia.

- *E – Estimulación simpática*: un tono simpático aumentado por cualquier causa (p. ej., hipertiroidismo, insuficiencia cardiaca congestiva, nerviosismo, ejercicio) puede provocar arritmias.

- *B – Bradicardia*: una frecuencia cardiaca muy lenta parece predisponer a las arritmias. Se podría incluir en esta categoría el síndrome bradicardia-taquicardia (parte de un grupo de arritmias agrupadas también llamado "síndrome del seno enfermo").

- *A - Alteraciones electrolíticas*: la hipopotasemia y la hiperpotasemia son conocidas por su capacidad para inducir arritmias; los desequilibrios de calcio y magnesio también pueden ser responsables.

- *F – Fármacos*: muchos fármacos pueden ocasionar arritmias. Lo hacen por una variedad de mecanismos. Irónicamente, los mismos fármacos antiarrítmicos, como la quinidina, están entre los principales responsables.

- *E – Estiramiento*: el agrandamiento y la hipertrofia de los atrios y los ventrículos puede producir arritmias. Ésta es una de las maneras por las cuales la insuficiencia cardiaca congestiva, las miocardiopatías y la enfermedad valvular pueden causar arritmias.

Tiras de ritmo

Para identificar de manera correcta una arritmia a menudo es necesario observar el ritmo cardiaco por un periodo mucho más largo que los pocos complejos presentes en el ECG de 12 derivaciones estándar. Cuando se sospecha una arritmia, clínica o con electrocardiógrafo, es una práctica estándar realizar una *tira de ritmo*, un trazo largo de una sola o múltiples derivaciones. Puede elegirse cualquier derivación, pero tiene más sentido escoger la derivación que le proporciona más información. Una o más derivaciones están preprogramadas para realizarse de manera automática cuando se pulsa el botón de ritmo en los modernos electrocardiógrafos. La tira de ritmo hace más fácil identificar cualquier irregularidad o arranques intermitentes de actividad eléctrica inusual.

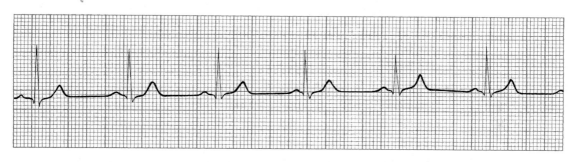

Una pequeña muestra de una tira de ritmo típica. Puede ser tan corta o tan larga como lo necesite para descifrar el ritmo. Esta tira en particular representa un registro continuo de la derivación II en un paciente con un ritmo sinusal normal, el ritmo normal del corazón.

Monitores ambulatorios y monitores de eventos

Los *monitores ambulatorios* son lo último en tiras de ritmo. Son esencialmente registradores de ECG portátiles o diminutos implantes con memoria. El monitor ambulatorio original, el monitor Holter, es una pequeña caja que contiene la grabadora y que se engancha en el cinturón del paciente con cables que van hasta los parches de electrodos fijados en la pared torácica. Se lleva durante 24 a 48 horas. Hoy en día son más populares los parches en los que toda la tecnología de grabación está contenida en el parche. El parche se adhiere directo a la pared torácica mediante un adhesivo y se lleva durante un máximo de 2 semanas. Los pacientes realizan sus actividades cotidianas habituales (trabajar, ducharse, hacer ejercicio, dormir) mientras el monitor registra cada uno de los latidos del corazón.* Se almacena un registro completo del ritmo cardiaco que se analiza posteriormente para detectar cualquier actividad arrítmica.

La monitorización ambulatoria es en especial valiosa cuando la arritmia que se sospecha no es frecuente y es poco probable que se capte en un ECG aleatorio de 12 derivaciones, que sólo dura 10 segundos.

Evidentemente, cuanto más tiempo se pueda monitorizar al paciente, mayor será la probabilidad de que se detecte la arritmia. Se puede obtener más información si se indica a los pacientes que anoten las horas exactas en que experimentan los síntomas. Los registros diarios pueden compararse con el registro ambulatorio para determinar si existe una correlación entre los síntomas y cualquier arritmia cardiaca subyacente. Los parches suelen tener un botón que los pacientes pueden pulsar si sienten palpitaciones, anotando así la hora de sus síntomas en el trazado del ECG, y algunos dispositivos incluyen celulares que permiten a los pacientes registrar sus síntomas cuando se producen.

Algunas alteraciones del ritmo o síntomas sospechosos de arritmia suceden con tan poca frecuencia que incluso es probable que un monitor ambulatorio de 2 semanas no llegue a detectarlos. Para estos pacientes, un monitor de eventos puede ser la solución. Un *monitor de eventos* es iniciado por el paciente cada vez que experimenta palpitaciones. Algunos de estos monitores funcionan de manera constante (nunca están "apagados") y son capaces de retroceder y hacer un registro del ritmo

---

*Los parches son bastante inofensivos y no interfieren con lo que el paciente decida hacer. Sin embargo, el adhesivo puede picar.

desde un breve periodo antes de que el paciente lo active hasta varios minutos después de la activación. La grabación del ECG resultante se envía vía telefónica para evaluación. De este modo, se pueden realizar múltiples grabaciones durante varios meses en los que el paciente ha adquirido el monitor. Otros monitores sólo se activan cuando el paciente se acerca el monitor contra el pecho al producirse los síntomas. También hay monitores que se conectan a un celular y se utilizan de la misma manera; el paciente puede comprarlos y suelen ser económicos.

Otros ritmos anormales son tan efímeros o infrecuentes que no se detectan con ningún tipo de mecanismo estándar activado por el paciente. Para estas situaciones, se puede insertar un registrador de eventos implantado quirúrgicamente bajo la piel con una pequeña incisión (2.5 cm). Estos registradores de eventos pueden dejarse colocados de forma segura durante más de 1 año; registran y almacenan de manera automática en su memoria las frecuencias cardiacas rápidas o lentas (las frecuencias que activan el registrador son programables). El paciente también puede activar el registro cada vez que se produzcan síntomas. Los datos registrados pueden descargarse con facilidad, por lo regular cada pocos meses, mediante comunicación telemétrica. Estos monitores de eventos implantables también se utilizan a menudo en pacientes asintomáticos, pero en los que se sospecha la existencia de una arritmia (p. ej., en un paciente que ha presentado lo que parece ser una embolia y en el que hay que descartar la fibrilación atrial subclínica, una posible fuente de embolia [véase la página 147]).

Por último, hay que mencionar el creciente uso de dispositivos portátiles, como los relojes inteligentes, que pueden utilizarse para monitorizar la frecuencia y el ritmo cardiacos. Éstos pueden ser útiles, pero siempre existe el riesgo de malinterpretar los resultados. En particular, los falsos positivos (a pesar de los algoritmos cada vez más sofisticados, estos dispositivos pueden llevar a un diagnóstico incorrecto de fibrilación atrial cuando no hay ninguna) pueden provocar ansiedad y más evaluaciones innecesarias. Más sutil es el problema del sobrediagnóstico; por ejemplo, encontrar una arritmia supraventricular que puede que nunca resulte clínicamente significativa, pero que llevará al paciente y al médico a preguntarse sobre si es apropiada alguna intervención terapéutica cuando en realidad no se necesita ninguna.

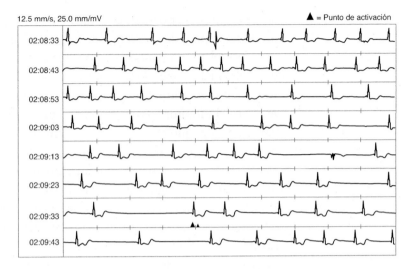

12.5 mm/s, 25.0 mm/mV   ▲ = Punto de activación

Un monitor de eventos implantado quirúrgicamente registrando en un paciente con síncope. Las *pequeñas rayas verticales* marcan intervalos de 1 segundo. La pausa de 3 segundos casi al final de la tira activa el monitor, que entonces almacena el trazo del ECG desde varios minutos antes hasta varios minutos después del punto de activación. El registro almacenado se descarga y se imprime después. En este paciente, esta larga pausa se asocia con un episodio próximo al síncope.

Cómo determinar la frecuencia cardiaca a partir del ECG

La frecuencia cardiaca se calcula con facilidad a partir del ECG.

El eje horizontal del ECG representa el tiempo. La distancia entre cada línea clara (un cuadro pequeño o 1 mm) equivale a 0.04 segundos, y la distancia entre cada línea gruesa (un cuadro grande o 5 mm) equivale a 0.2 segundos. Por lo tanto, cinco cuadros grandes constituyen 1 segundo. Un ciclo que se repite cada cinco cuadros grandes representa un latido por segundo, o una frecuencia cardiaca de 60 latidos por minuto.

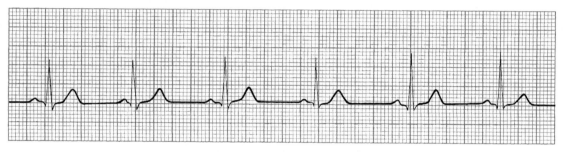

Cada complejo QRS está separado por cinco cuadros grandes (1 segundo). Un ritmo que se presenta cada segundo, se presenta 60 veces cada minuto.

Por supuesto, no todos los corazones laten con exactitud a 60 latidos por minuto. Por fortuna, sea cual sea la frecuencia cardiaca, calcularla es fácil.

Un método simple de tres pasos para calcular la frecuencia cardiaca

1. Encuentre una onda R que recae, o casi recae, sobre una de las líneas gruesas.

2. Cuente el número de cuadros grandes hasta la siguiente onda R.

3. Determine la frecuencia en latidos por minuto como sigue:

   • Si hay un cuadro grande entre las sucesivas ondas R, entonces cada onda R está separada por 0.2 segundos. Por lo tanto, a lo largo de 1 segundo completo, habrá 5 ciclos de actividad cardiaca (1 segundo dividido entre 0.2 segundos), y a lo largo de 1 minuto, 300 ciclos (5 × 60 segundos). La frecuencia cardiaca es, por lo tanto, de 300 latidos por minuto.

   • Si hay dos cuadros grandes entre las sucesivas ondas R, entonces cada onda R está separada por 0.4 segundos. Por lo tanto, a lo largo de 1 segundo completo, habrá 2.5 ciclos de actividad cardiaca (1 segundo dividido entre 0.4 segundos), y a lo largo de 1 minuto, 150 ciclos (2.5 × 60 segundos). La frecuencia cardiaca es, por lo tanto, de 150 latidos por minuto.

En una lógica similar:

• Tres cuadros grandes = 100 latidos por minuto

• Cuatro cuadros grandes = 75 latidos por minuto

• Cinco cuadros grandes = 60 latidos por minuto

• Seis cuadros grandes = 50 latidos por minuto

Note que puede obtener las mismas respuestas al dividir 300 entre el número de cuadros grandes entre las ondas R (p. ej., 300 dividido entre 4 cuadros = 75). Se puede alcanzar una mayor precisión al contar el número total de *cuadros pequeños* entre las ondas R y dividir 1 500 entre este total.

¿Cuál es la frecuencia cardiaca de las siguientes tiras?

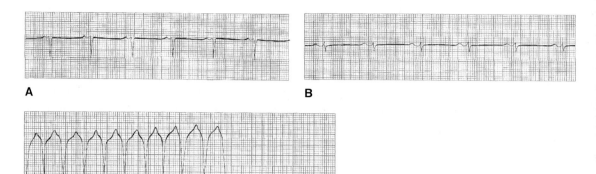

A   **B**

C

(A) Alrededor de 75 latidos por minuto. (B) Alrededor de 60 latidos por minuto. (C) Alrededor de 150 latidos por minuto.

Si la segunda onda R recae *entre* líneas gruesas, es decir, si las ondas R de cada ciclo no caen convenientemente en un número entero preciso de cuadros grandes entre sí, puede estimar que la frecuencia recae entre los dos extremos de cada lado.

¿Cuál es la frecuencia en la siguiente tira?

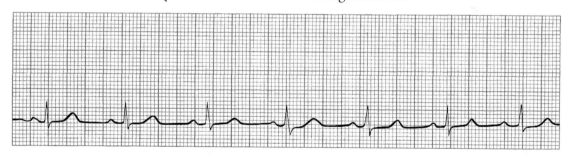

Las ondas R están a una distancia de un poco más de cuatro cuadros: digamos que cuatro y un cuarto. La frecuencia debe estar, por lo tanto, entre 60 y 75 latidos por minuto. Si estima 70, estará cerca. Como alternativa divida 300 entre cuatro y un cuarto y obtendrá 70.6 latidos por minuto.

Si la frecuencia cardiaca es muy lenta, todavía puede utilizar este sistema; simplemente divida 300 entre el número de cuadros grandes entre complejos para obtener su respuesta. No obstante, existe otro método preferido por algunos. El típico ECG de 12 derivaciones dura 10 segundos. Sólo cuente el número de ciclos, es decir, los intervalos R-R en el ECG (es mejor utilizar la franja de ritmo ininterrumpido que corre a lo largo de la parte inferior, multiplique por 6 (10 × 6 = 60 segundos) para obtener la frecuencia cardiaca en latidos por minuto. Pruebe ambas formas en el ejemplo de abajo:

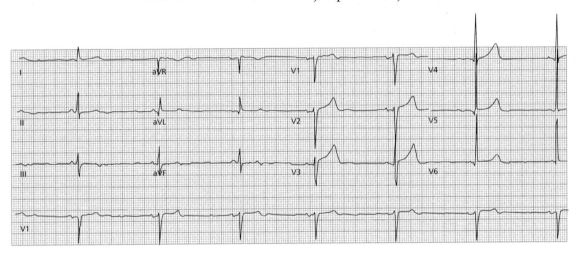

En este ECG hay alrededor de 7 ciclos cardiacos. Multiplique por 6 y obtendrá 42 latidos por minuto.

Los cinco tipos básicos de arritmias

De todos los temas de la electrocardiografía, ninguno le garantiza causar más ansiedad (y palpitaciones) que el estudio de las arritmias. No hay ninguna razón para ello. En primer lugar, una vez que ha aprendido a reconocer los patrones básicos, no hay nada más fácil que reconocer una arritmia clásica. En segundo lugar, las arritmias difíciles son complicadas para todos, incluidos los electrocardiografistas expertos. Algunas veces, es de hecho imposible identificar qué es un ritmo en particular. Nada alegra más el corazón que ver a dos cardiólogos vulnerables dándole vueltas a una alteración de ritmo indescifrable.

El corazón sólo es capaz de tener cinco tipos básicos de alteraciones del ritmo:

1. La actividad eléctrica sigue las vías de conducción habituales que ya hemos descrito, empezando por la despolarización del nódulo sinusal, pero es demasiado rápida, demasiado lenta o irregular. Éstas son *arritmias de origen sinusal.*

2. La actividad eléctrica se origina en un foco que no es el nódulo sinusal. A éstas se las denomina *ritmos ectópicos.*

3. La actividad eléctrica está atrapada dentro de un circuito cuya forma y delimitación están determinadas por varias configuraciones miocárdicas anatómicas o eléctricas. Éstas se denominan *arritmias de reentrada.* Pueden darse en cualquier parte del corazón.

4. La actividad eléctrica se origina en el nódulo sinusal y sigue las vías habituales, pero se encuentra con bloqueos y retrasos inesperados. Estos *bloqueos de la conducción* se discuten en el Capítulo 4.

5. La actividad eléctrica sigue vías de conducción accesorias que eluden las vías normales, lo que genera un atajo eléctrico o cortocircuito. A estas arritmias se las denomina *síndromes de preexcitación* y se analizan en el Capítulo 5.

Arritmias de origen sinusal

Taquicardia y bradicardia sinusales

El ritmo sinusal normal es el ritmo cardiaco normal. La despolarización se inicia de manera espontánea en el nódulo sinusal. La frecuencia es regular entre 60 y 100 latidos por minuto. Si el ritmo se acelera por encima de 100, se denomina *taquicardia sinusal*; si se ralentiza por debajo de 60, se denomina *bradicardia sinusal*.

La taquicardia y la bradicardia sinusal pueden ser normales o patológicas. El ejercicio extenuante, por ejemplo, puede acelerar el corazón por encima de los 100 latidos por minuto, mientras que frecuencias por debajo de 60 latidos por minuto son normales en atletas con buena condición. Por otra parte, alteraciones en la frecuencia con la que dispara el nódulo sinusal pueden acompañar a enfermedades cardiacas significativas. La taquicardia sinusal puede darse en pacientes con insuficiencia cardiaca congestiva o con enfermedad pulmonar grave, o puede ser el único signo presente de hipertiroidismo en personas mayores. La bradicardia sinusal puede ser causada por opioides, muchos medicamentos, y es la alteración del ritmo que se ve con más frecuencia en las primeras etapas de un infarto agudo del miocardio; en individuos por lo demás sanos, puede ser el resultado de un tono vagal aumentado y causar desmayos.

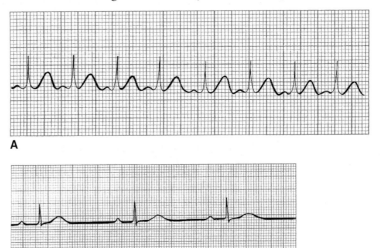

(*A*) Taquicardia sinusal. Cada latido está separado por dos cuadros grandes y medio para dar una frecuencia de 120 latidos por minuto.
(*B*) Bradicardia sinusal. Más de siete cuadros grandes separan cada latido y la frecuencia es de 40 a 45 latidos por minuto.

El diagnóstico diferencial de la *bradicardia* es largo, pero sin duda merece la pena conocerlo. Las principales causas son las siguientes:

- Aumento del tono vagal, por ejemplo, como se observa en los atletas
- Medicamentos: betabloqueadores, antagonistas del calcio y una larga lista de otros
- Opioides
- Isquemia miocárdica
- Hipotiroidismo
- Hiperpotasemia
- Hipotermia
- Ictus y otras catástrofes del SNC
- Apnea obstructiva del sueño (durante los periodos de apnea)
- Disfunción del nódulo sinusal (véase paro sinusal en la página 123)
- Muchas –demasiadas para enumerarlas aquí– causas infecciosas

Arritmia sinusal

Con frecuencia el ECG revela un ritmo que tiene todo el aspecto de ser un ritmo sinusal normal excepto porque es un poco irregular. A esto se le denomina *arritmia sinusal*. Éste es un fenómeno *normal* que refleja la variación en la frecuencia cardiaca que acompaña a la inspiración y la espiración. El efecto puede ser tan leve que es virtualmente indetectable o (rara vez) lo bastante grande para reproducir un latido irregular de causas más graves. La inspiración acelera la frecuencia cardiaca y la espiración la ralentiza. La arritmia sinusal es el principio en el que se basan algunas prácticas de yoga y meditación, en las que se exhala con lentitud para ralentizar los latidos del corazón.

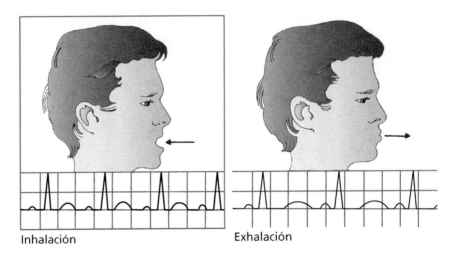

Inhalación   Exhalación

Arritmia sinusal. La frecuencia cardiaca se acelera con la inspiración y se ralentiza con la espiración.

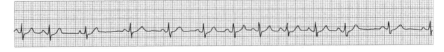

Un bonito ejemplo de arritmia sinusal. La variación del ritmo rápido-lento-rápido-lento corresponde con inhalar-exhalar-inhalar-exhalar.

Recuerde: la arritmia sinusal es normal. La desaparición de la arritmia sinusal puede estar causada por una disminución de la respuesta autonómica hacia el nódulo sinusal. Por este motivo se observa con frecuencia en pacientes con diabetes mellitus, la cual con el tiempo puede causar una neuropatía autonómica. La arritmia sinusal puede también verse disminuida por la edad, la obesidad y en pacientes con hipertensión prolongada.

Paro sinusal, asístole y latidos de escape

El *paro sinusal* ocurre cuando el nódulo sinusal deja de disparar. Si no pasara nada más, el ECG mostraría una línea plana sin ninguna actividad eléctrica y el paciente moriría. A la inactividad eléctrica prolongada se la denomina *asístole*.

Por fortuna, casi todas las células miocárdicas tienen la capacidad de comportarse como marcapasos. Es común que el marcapasos más rápido comande el corazón y, en circunstancias normales, el marcapasos más rápido es el nódulo sinusal. El nódulo sinusal *supera* a las demás células marcapasos al distribuir su onda de despolarización a través del miocardio antes de que sus competidores potenciales puedan completar su propia despolarización espontánea más lenta. Sin embargo, con el paro sinusal, estos otros marcapasos pueden entrar en acción en una especie de misión de rescate. Estos latidos de rescate, que se originan fuera del nódulo sinusal, se denominan *latidos de escape*.

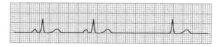

El paro sinusal ocurre después del segundo latido; nótese la larga pausa. El tercer latido, que restablece la actividad eléctrica, no tiene onda P. Este latido se denomina latido de escape de la unión, que se explica en la siguiente sección.

Marcapasos no sinusales

Al igual que el nódulo sinusal, que por lo general dispara entre 60 y 100 veces cada minuto, las demás células marcapasos potenciales del corazón tienen su propio ritmo intrínseco. Cuando se les pide que lo hagan (y a veces cuando no), los *marcapasos atriales* suelen descargar una frecuencia de 60 a 75 latidos por minuto. Las células marcapasos que se encuentran cerca del nódulo AV, denominadas *marcapasos de la unión atrioventricular*, por lo común descargan de 40 a 60 latidos por minuto. Los *marcapasos ventriculares* por lo general descargan de 30 a 45 latidos por minuto.

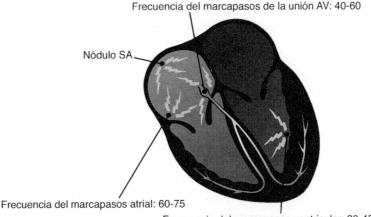

Frecuencia del marcapasos de la unión AV: 40-60

Nódulo SA

Frecuencia del marcapasos atrial: 60-75

Frecuencia del marcapasos ventricular: 30-45

Cada uno de estos marcapasos no sinusales puede rescatar a un nódulo sinusal insuficiente proporcionando uno solo o una serie de latidos de escape. De todos los mecanismos de escape disponibles, el *escape de la unión AV* es por mucho el más común.

Con el escape de la unión AV, la despolarización se origina cerca del nódulo AV y no se presenta el patrón habitual de despolarización atrial. Como resultado, no se observa una onda P normal. Con mayor frecuencia, no hay onda P en absoluto. No obstante, en ocasiones puede observarse una *onda P retrógrada*, que representa la despolarización atrial *regresando* desde el nódulo AV hacia los atrios. El eje eléctrico principal de esta *onda P retrógrada* está invertido 180° en relación con la onda P normal. De este modo, mientras que la onda P normal va hacia arriba en la derivación II y hacia abajo en la derivación aVR, la onda P retrógrada va hacia abajo en la derivación II y hacia arriba en la derivación aVR.

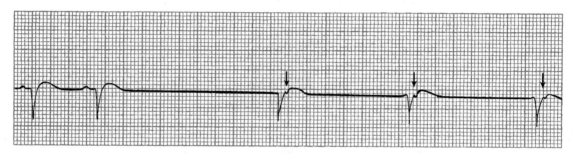

Escape de la unión AV. Los dos primeros latidos son latidos sinusales normales con una onda P normal precediendo a cada complejo QRS. Hay una pausa larga seguida de una serie de tres latidos de escape de la unión AV que se dan a una frecuencia de 40 a 45 latidos por minuto. Pueden observarse ondas P retrógradas escondidas en la primera parte de las ondas T (¿puede ver las pequeñas muescas hacia abajo donde apuntan las *flechas*?). Las ondas P retrógradas pueden presentarse antes, después o durante el complejo QRS de acuerdo con la duración relativa de la despolarización atrial y ventricular. Si la despolarización atrial y la ventricular suceden simultáneamente, los complejos QRS, que son mucho más largos, enmascararán a las ondas P retrógradas.

Paro sinusal vs. bloqueo de salida sinusal

Debido a que la despolarización del nódulo sinusal no se registra en el ECG, resulta imposible determinar si una pausa sinusal prolongada se debe a una paro sinusal o a una falla en la transmisión de la despolarización sinusal del nódulo hacia los atrios, una situación denominada *bloqueo de salida sinusal*. Es posible que escuche estos términos de vez en cuando, pero a todos los efectos, el paso sinusal y el bloqueo de salida sinusal significan lo mismo: existe una falla en el mecanismo sinusal al enviar la corriente hacia el tejido que lo rodea.

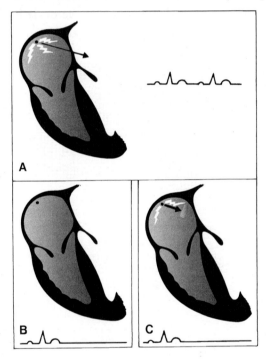

(*A*) Ritmo sinusal normal. El nódulo sinusal dispara repetidamente y las ondas de despolarización se propagan hacia los atrios. (*B*) Paro sinusal. El nódulo sinusal se calla. No se genera ninguna corriente y el ECG muestra que no hay actividad. (*C*) Bloqueo de salida sinusal. El nódulo sinusal sigue disparando, pero la onda de despolarización no logra salir del nódulo sinusal hacia el miocardio atrial. Nuevamente, el ECG no muestra ninguna actividad eléctrica, no hay voltaje suficiente para generar una onda P detectable.

El bloqueo de salida del seno puede ser causado por muchos de los mismos medicamentos y mecanismos que causan la bradicardia. Otras causas son los procesos infiltrativos (p. ej., amiloidosis) e inflamatorios (p. ej., fiebre reumática), así como la fibrosis (que puede producirse con el envejecimiento).

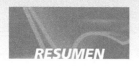

RESUMEN Arritmias de origen sinusal

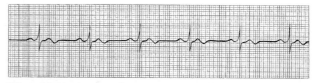

Ritmo sinusal normal

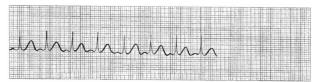

Taquicardia sinusal

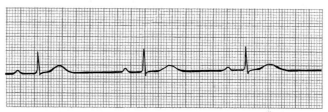

Bradicardia sinusal

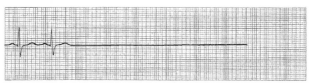

Paro sinusal o bloqueo de salida

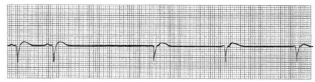

Paro sinusal o bloqueo de salida con escape de la unión AV

Nota especial para los enamorados de la electricidad: existe una manera por la cual en ocasiones se puede distinguir en el ECG el paro sinusal transitorio del bloqueo de salida sinusal. Con el paro sinusal, la reanudación de la actividad eléctrica sinusal ocurre en cualquier momento (el nódulo sinusal simplemente vuelve a disparar). Sin embargo, con el bloqueo de salida sinusal, el nódulo sinusal sigue disparando en silencio, de manera que cuando el bloqueo se libera, el nódulo sinusal continúa despolarizando los atrios después de una pausa que es algún número entero múltiplo del ciclo normal (es decir, exactamente una onda P perdida o dos ondas P perdidas, o más).

Ritmos ectópicos

Las dos causas principales de las arritmias no sinusales son los ritmos ectópicos o los ritmos de reentrada. Los *ritmos ectópicos* son ritmos anómalos que surgen de cualquier otra parte fuera del nódulo sinusal. Pueden constar de latidos únicos aislados o arritmias sostenidas. Los ritmos ectópicos pueden ser causados por cualquiera de los factores desencadenantes descritos antes.

A nivel celular, surgen del aumento de la automaticidad (es decir, una mayor actividad de marcapasos intrínseca), de un sitio diferente al nódulo sinusal, sea de un solo foco o de uno itinerante. Como ya se ha resaltado, el marcapasos más rápido suele dirigir el corazón y, en circunstancias normales, el marcapasos más rápido es el nódulo sinusal. Sin embargo, en circunstancias *anormales*, cualquiera de los demás marcapasos distribuidos a lo largo del corazón pueden acelerarse, esto es, *ser estimulados para despolarizar más y más rápido* hasta que puedan superar el mecanismo sinusal normal y establecer su propio ritmo ectópico transitorio o sostenido. Las causas más comunes del aumento de la automaticidad incluyen la intoxicación digitálica, la estimulación betaadrenérgica de las terapias inhaladas para tratar el asma y la enfermedad pulmonar obstructiva crónica, la cafeína, el alcohol, las drogas estimulantes como la cocaína y las anfetaminas, y el estrés psicológico. Veremos ejemplos de ritmos ectópicos en las páginas que siguen.

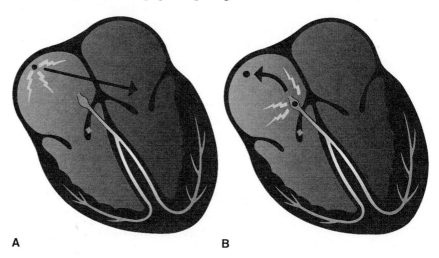

A **B**

(*A*) En condiciones normales, el nódulo sinusal dirige el corazón. (*B*) Si otro marcapasos potencial (p. ej., la unión AV) se acelera, puede tomar el control del corazón y superar al nódulo sinusal.

Ritmos reentrantes

La segunda causa principal de arritmias no sinusales se denomina *reentrada*. Mientras que el aumento de la automaticidad representa una alteración de la *formación del impulso* (es decir, nuevos impulsos que se forman fuera del nódulo sinusal toman el control del corazón), la reentrada representa una alteración de la *transmisión del impulso*. No obstante, sus resultados son similares: la creación de un foco de actividad eléctrica anómala. Debido a que la reentrada es un factor clave de muchas arritmias importantes, debemos dedicar unos momentos a explicar cómo se produce.

Un bucle de reentrada puede desarrollarse de varias maneras. Centrémonos en el mecanismo más común. Imagínese una onda de despolarización que llega a dos regiones adyacentes del miocardio, A y B. Con cada latido sinusal normal, la corriente viaja por ambas vías hacia donde sea que vaya. Así funciona la reentrada.

Supongamos, sin embargo, que se produce un latido atrial prematuro (se describirá este tipo de latido en breve, pero por ahora todo lo que hay que entender es que un latido prematuro, originado fuera del nódulo sinusal, aparece de repente e interrumpe el flujo ordenado de latidos sinusales normales). Supongamos además que la vía A normalmente conduce más rápido y se repolariza con mayor rapidez que la vía B. En circunstancias normales, esto no importa, ya que ambas vías tienen mucho tiempo para repolarizarse entre latidos y pueden seguir conduciendo. Pero este nuevo latido atrial llega antes, es decir, es prematuro, y la vía B simplemente no está preparada para esto. Por lo tanto, el latido prematuro se desplazará de manera preferente por la vía A. Al hacerlo, sin embargo, hace que la vía A sea refractaria al siguiente latido sinusal que se produzca; simplemente no tiene tiempo para repolarizarse y reanudar la conducción. El siguiente latido sinusal se ve obligado a viajar por la vía B, más lenta, que por fin se ha recuperado y ya no es refractaria. La corriente puede entonces volver a subir por la vía A, por fin totalmente recuperada, y se establece un bucle de reentrada.

A veces las imágenes dicen mucho más que las palabras, así que si todo esto parece confuso, la siguiente ilustración debería ayudar.

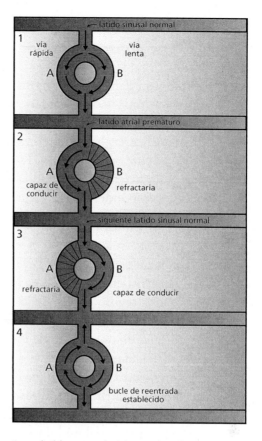

En la *figura 1*, un latido normal viaja por las vías *A* y *B*. Aunque la vía *A* conduce más rápido y se recupera más rápido que la vía *B*, ambas tienen tiempo suficiente para recuperarse entre latidos y pueden conducir libremente. La *figura 2* muestra la llegada de un latido atrial prematuro que debe viajar por la vía *A*, más rápida, que se recupera más rápido que la vía *B* (recuerde que normalmente la velocidad de recuperación no importa, ya que hay mucho tiempo antes del siguiente latido sinusal, pero este nuevo latido atrial llega pronto, antes de que la vía *B* pueda repolarizarse). La *figura 3* muestra lo que ocurre con la llegada del siguiente latido sinusal normal. La vía *A* aún es refractaria, ya que acaba de conducir el latido atrial prematuro, y es incapaz de conducir el latido sinusal, que por lo tanto se ve obligado a viajar por la vía *B*. La *figura 4* muestra el latido sinusal normal dando vueltas por la vía *A*, ahora recuperada, y el bucle de reentrada está en marcha.

Un bucle de reentrada puede variar mucho en tamaño. Puede limitarse a un pequeño bucle en un único sitio anatómico (p. ej., el nódulo AV), dar vueltas dentro de una cavidad entera (ya sea el atrio o el ventrículo) o incluso involucrar ambos, atrio y ventrículo, si hay una vía de conducción accesoria que conecta las dos cavidades (este último punto se hará más evidente en el Capítulo 5).

Las cuatro preguntas

Como verá dentro de un momento, todas las arritmias no sinusales importantes –de las que quizá ya ha oído hablar– son de origen ectópico o reentrante. Es crucial, por lo tanto, ser capaz de identificarlas, y pasará el resto de este capítulo aprendiendo precisamente cómo hacerlo. Esto puede parecerle mucho pedir, pero para determinar cualquier alteración del ritmo en el ECG sólo necesita responder cuatro preguntas:

- **¿Hay ondas P normales?** Aquí el énfasis está en la palabra *normal*. Si la respuesta es sí, si hay ondas P de aspecto *normal* con un eje de la onda P *normal* (positivo en la derivación II y negativo en la derivación aVR), entonces el origen de la arritmia es casi seguro dentro de los atrios, tal vez en el nódulo sinusal o cerca de él. Si no hay ondas P, entonces el ritmo debe haberse originado por debajo de los atrios, en el nódulo AV o en los ventrículos. La presencia de ondas P con un *eje anormal* y *una configuración anormal* puede reflejar 1) la activación de los atrios a partir de impulsos procedentes de un foco atrial distinto del nódulo sinusal o 2) una activación retrógrada desde un sitio dentro del nódulo AV o de los ventrículos, es decir, de la corriente que fluye hacia atrás en los atrios a través del nódulo AV o a través de una vía accesoria que conecta los atrios y los ventrículos (más adelante se analizará esto).

- **¿Los complejos QRS son estrechos (< 0.12 segundos de duración) o anchos (> 0.12 segundos de duración)?** Un complejo QRS normal estrecho implica que la despolarización ventricular procede por las vías habituales (del nódulo AV al haz de His a las células de Purkinje). Este es el medio de conducción más eficiente, que requiere la menor cantidad de tiempo, de manera que el complejo QRS resultante es de corta duración (estrecho). Por lo tanto, un complejo QRS estrecho indica que el origen del ritmo debe estar en el nódulo AV o por encima de él.

Un complejo QRS ancho suele implicar que la despolarización se inició en el miocardio ventricular, no en el sistema de conducción, y por lo tanto se propaga mucho más lento. La conducción *no* sigue la vía más eficiente y el complejo QRS es de larga duración (ancho). (La distinción entre complejos QRS anchos y estrechos, aunque muy útil, desafortunadamente no es del todo confiable para determinar el origen de la arritmia. Pronto veremos por qué).

Así, las preguntas 1 y 2 nos ayudan a hacer la importante distinción entre si la arritmia es de origen ventricular o supraventricular (atrial o de la unión [*junctional*]).

- **¿Cuál es la relación entre las ondas P y los complejos QRS?** Si la onda P y los complejos QRS se corresponden de la forma habitual de uno a uno, con una única onda P precediendo a cada complejo QRS, entonces el ritmo casi en definitiva tiene un origen sinusal o atrial de otro tipo. No obstante, algunas veces, los atrios y los ventrículos se despolarizan y contraen de manera independiente el uno del otro. Esto se manifestará en el ECG por una falta de correlación entre las ondas P y los complejos QRS, una situación denominada *disociación AV*.

- **¿Es el ritmo regular o irregular?** Ésta es a menudo la característica más evidente de forma inmediata de un ritmo en particular y a veces es la más crucial.

Cada vez que observe un ECG, tendrá que determinar el ritmo. Estas cuatro preguntas deberán volverse una parte intrínseca de su razonamiento:

1. ¿Hay ondas P normales?

2. ¿Los complejos QRS son estrechos o anchos?

3. ¿Cuál es la relación entre las ondas P y los complejos QRS?

4. ¿Es el ritmo regular o irregular (no obstante, recuerde que una arritmia sinusal es normal)?

Para un ECG normal, las respuestas son sencillas:

1. Sí, hay ondas P normales.

2. Los complejos QRS son estrechos.

3. Hay una onda P por cada complejo QRS.

4. El ritmo es esencialmente regular.

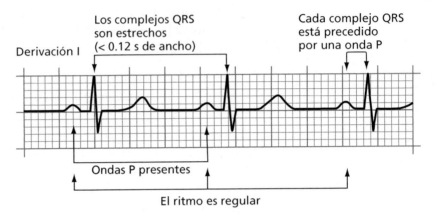

Ritmo sinusal normal y "las cuatro preguntas" respondidas.

Ahora veremos qué sucede cuando las respuestas son distintas.

Arritmias supraventriculares

Veamos primero las arritmias que se originan en los atrios o en el nódulo AV, las **arritmias supraventriculares (*supra* = arriba)**.

Las arritmias atriales pueden conformarse por un único latido o por una alteración del ritmo sostenida y durar unos pocos segundos o muchos años.

Latidos prematuros atriales y de la unión atrioventricular

Los latidos supraventriculares ectópicos únicos pueden originarse en los atrios o en los alrededores del nódulo AV. Los primeros se denominan *latidos prematuros atriales* (o contracciones atriales prematuras) y los segundos, *latidos prematuros de la unión atrioventricular*. Éstos son fenómenos comunes y ninguno señala una cardiopatía subyacente ni requiere tratamiento. No obstante, pueden dar comienzo a arritmias más sostenidas.

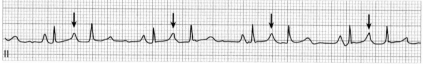

A

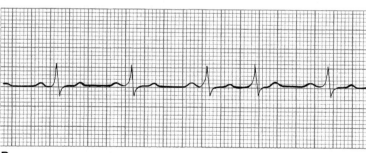

B

(*A*) Los latidos atriales prematuros se alternan con los latidos sinusales normales (lo que se denomina bigeminismo). Puede ver que la configuración de las CAP es ligeramente diferente a la de los latidos sinusales normales (las *flechas* señalan los latidos atriales prematuros). Y si es realmente perspicaz, habrá observado que el intervalo entre los latidos atriales prematuros y los complejos QRS es diferente al de los latidos sinusales normales y sus complejos QRS; esto se esperaría de los latidos que surgen fuera del nódulo sinusal, que tienen una distancia diferente que recorrer antes de alcanzar el nódulo AV y los ventrículos. (*B*) El cuarto latido es un latido prematuro de unión. No hay una onda P que preceda al complejo QRS prematuro.

Un latido prematuro atrial puede distinguirse de un latido sinusal normal por el *contorno* de la onda P y por el momento en que se da el latido.

Contorno. Debido a que un latido prematuro atrial se origina en un sitio atrial distante del nódulo sinusal, la despolarización atrial no se produce de la manera habitual, y la configuración de la onda P resultante difiere de la ondas P sinusales. Si el lugar de origen del latido prematuro atrial está lejos del nódulo sinusal, el eje del latido prematuro atrial y —como en la figura *A* de la página anterior— el intervalo entre la onda P y el complejo QRS también serán diferentes de las ondas P normales.

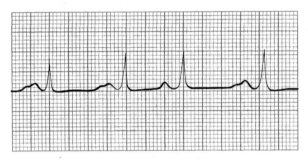

El tercer latido es un latido prematuro atrial. La onda P tiene una forma diferente a las demás ondas P de aspecto algo inusual, y el latido es claramente prematuro.

Momento. Un latido prematuro atrial se presenta demasiado pronto; esto es, se impone antes de la siguiente onda sinusal prevista.

Con los latidos prematuros de la unión atrioventricular, en general no hay una onda P visible, pero algunas veces puede observarse una onda P retrógrada. Esto es justo igual que en el caso de los latidos de escape de la unión AV que se observan en el paro sinusal.

¿Cuál es la diferencia entre un latido *prematuro* de la unión AV y el latido de *escape* de la unión AV? Ambos tienen exactamente el mismo aspecto, pero el latido prematuro de la unión AV se presenta *pronto*, de modo prematuro, interponiéndose al ritmo sinusal normal. Un latido de escape ocurre *tarde*, después de la pausa cuando el nódulo sinusal no logra disparar.

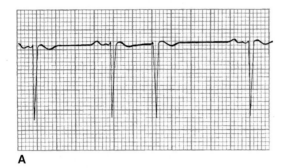

A

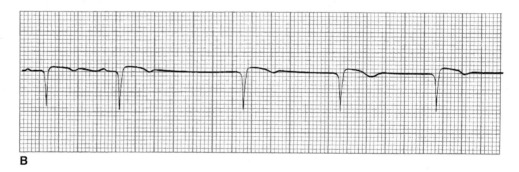

B

(*A*) Un latido prematuro de la unión AV. Es evidente que el tercer latido es prematuro y no hay ninguna onda P que preceda al complejo QRS. (*B*) El tercer latido es un latido de escape de la unión AV, lo que establece un ritmo de unión AV sostenido. Tiene el mismo aspecto que un latido prematuro de la unión AV pero ocurre tarde, después de una pausa prolongada, en lugar de prematuramente.

¿Es importante distinguir un latido prematuro de un latido de escape? Sí, puede serlo: un latido prematuro no sirve para nada, mientras que un latido de escape está rescatando al corazón de una pausa prolongada durante la cual el corazón está parado. No hay que ignorar los latidos de escape.

Ambos latidos prematuros, atriales y de la unión AV, en general se conducen de forma normal hacia los ventrículos y, por lo tanto, el complejo QRS resultante es estrecho.

Algunas veces, un latido prematuro atrial puede presentarse tan pronto que el nódulo AV no se habrá recuperado (es decir, repolarizado) del latido conducido antes y por lo tanto no podrá conducir el latido prematuro atrial hacia los ventrículos. El ECG puede mostrar entonces sólo una onda P sin un complejo QRS que le siga. A este latido se le denomina entonces *contracción atrial prematura (CAP) bloqueada*.

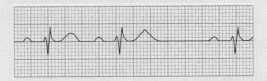

Observe el segundo latido. La onda T parece deformada, claramente diferente de la onda T precedente. ¿Por qué? Hay una CAP enterrado dentro de ella (mire de nuevo y puede ver un pequeño bulto cerca de la parte superior de la onda T; eso es la CAP). En el momento de la CAP, el nódulo AV todavía se está repolarizando y, por lo tanto, es incapaz de conducir la CAP hacia los ventrículos. Este tipo de CAP se denomina CAP bloqueada. Por lo tanto, hay una pausa: no se puede generar ningún complejo QRS ni ninguna onda T antes de que la siguiente onda P normal llegue por fin y restablezca la conducción normal.

Existen seis tipos de arritmias supraventriculares *sostenidas* que debe aprender a reconocer. Algunos de los nombres son un gran trago, pero todos son descriptivos de lo que ocurre exactamente:

1. Taquicardia reentrante del nódulo AV (TRNAV), que algunos cardiólogos de la vieja escuela (y otros no tan de la vieja escuela) todavía denominan taquicardia supraventricular paroxística.

2. Aleteo o flutter atrial.

3. Fibrilación atrial.

4. Taquicardia atrial multifocal (TAM).

5. Taquicardia atrial paroxística (TAP), en ocasiones también llamada taquicardia atrial ectópica.

6. Taquicardia AV recíproca (se retrasará la discusión de esta hasta el Capítulo 5, ya que se asocia exclusivamente con un tipo particular de condición cardiaca llamada preexcitación).

Taquicardia reentrante nodal AV

La *TRNAV* es una arritmia muy común. Su aparición es repentina, por lo regular iniciada por un latido supraventricular prematuro (atrial o de la unión), y su terminación es igual de abrupta. Puede ocurrir en corazones perfectamente normales; puede no haber ninguna enfermedad cardiaca subyacente. Las personas con TRNAV suelen presentar palpitaciones, falta de aire, mareos o síncopes. No es raro que el alcohol, el café, los estimulantes o la simple excitación puedan provocar esta alteración del ritmo.

La TRNAV es un *ritmo absolutamente regular*, con una frecuencia que suele estar entre 150 y 250 latidos por minuto. Está impulsado por un circuito de reentrada en bucle dentro del nódulo AV. Las ondas P retrógradas pueden verse a veces en las derivaciones II o III, pero lo mejor sería buscar en la derivación V1 lo que se denomina una seudo-R', un pequeño parpadeo en el complejo QRS que representa la onda P retrógrada superpuesta (consulte los trazados de la página siguiente). Sin embargo, lo más frecuente es que las ondas P queden enterradas dentro de los complejos QRS, mucho más grandes, y no puedan identificarse con seguridad. Como en la mayoría de las arritmias supraventriculares, el complejo QRS suele ser estrecho.

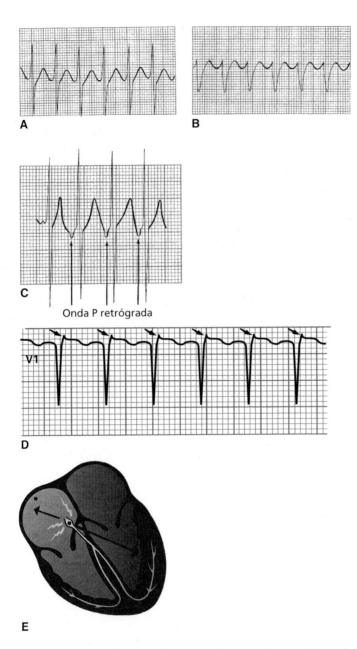

Onda P retrógrada

V1

(*A-C*) TRNAV en cuatro pacientes diferentes. (*A*) Muestra la activación simultánea de los atrios y ventrículos; por lo tanto, las ondas P retrógradas se pierden en los complejos QRS. (*B*) Muestra una taquicardia supraventricular que imita un ritmo más grave llamado taquicardia ventricular (véase la página 160 para una discusión de cómo ocurre esto, o mejor no lo haga; llegará allí en breve). En (*C*), se pueden ver las ondas P retrógradas. (*D*) Un buen ejemplo de la configuración seudo-*R'* en la derivación V1 que representa las ondas P retrógradas (*flechas*) de la TRNAV. (*E*) El nódulo AV suele ser el lugar del circuito de reentrada que causa la arritmia. Por lo tanto, la despolarización atrial se produce en sentido inverso y, si se pueden observar las ondas P, su eje estará desplazado casi 180° respecto a la normalidad (por eso se denominan ondas P retrógradas).

Masaje carotídeo y otras maniobras vagales

Las maniobras que estimulan el nervio vagal pueden ayudar a *diagnosticar* y *terminar* un episodio de TRNAV. La entrada del nervio vagal disminuye la velocidad de disparo del nódulo sinusal y, lo que es más importante en este caso, ralentiza la conducción a través del nódulo AV. Dado que la TRNAV suele estar causada por un bucle de reentrada dentro del nódulo AV, la estimulación vagal puede interrumpir el bucle y restablecer el ritmo sinusal normal. Hay muchas formas de mejorar la salida vagal que se pueden realizar *in situ* sin ningún equipo sofisticado. La más común es el masaje carotídeo, pero cualquier maniobra de Valsalva sirve, algunas de las cuales pueden ser más eficaces que el masaje carotídeo. Todas estas intervenciones tienen un alto índice de éxito, por lo que merece la pena que te sientas cómodo con ellas.

Veamos cómo funciona el masaje carotídeo. Los barorreceptores que perciben los cambios en la presión arterial están situados en el ángulo de la mandíbula donde se bifurca la arteria carótida común. Cuando la presión arterial aumenta, estos barorreceptores provocan respuestas reflejas del cerebro que se envían a través del nervio vago al corazón. La entrada del vago disminuye el ritmo de disparo del nódulo sinusal y, lo que es más importante, *ralentiza la conducción a través del nódulo AV*.

Estos barorreceptores carotídeos no son en especial astutos, y se les puede engañar para que crean que la presión arterial va en aumento al aplicar una ligera presión *externamente* sobre la arteria carótida. (En este sentido, cualquier cosa que aumente la presión arterial, sea la maniobra de Valsalva o hacer sentadillas, estimulará el aporte vagal hacia el corazón, pero el masaje carotídeo es la maniobra más sencilla y más utilizada). Por lo tanto, el masaje carotídeo puede lograr lo siguiente:

- Interrumpir el circuito reentrante y por lo tanto finalizar la arritmia.

- Al menos, ralentizar la arritmia de manera que la presencia o la ausencia de ondas P pueda determinarse más fácilmente y diagnosticarse la arritmia.

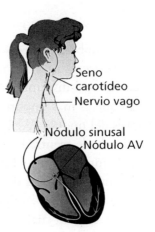

El seno carotídeo contiene barorreceptores que influyen en el aporte vagal al corazón y afectan principalmente el nódulo sinusal o el nódulo AV. La estimulación de los barorreceptores carotídeos derechos estimula sobre todo el aporte vagal hacia el nódulo sinusal, mientras que la estimulación de los barorreceptores carotídeos izquierdos es más probable que afecte el aporte vagal hacia el nódulo AV.

Cómo dar masaje carotídeo

El masaje carotídeo debe darse con mucho cuidado.

1. Ausculte buscando soplos carotídeos. Usted *no* quiere cortar el último hilo de sangre al cerebro ni desprender una placa ateroesclerótica. Si hay alguna evidencia de enfermedad carótida significativa, *no* practique el masaje carotídeo.

2. Con el paciente acostado, extienda el cuello y rote la cabeza un poco en la dirección opuesta a usted.

3. Palpe la arteria carótida en el ángulo de la mandíbula y aplique una ligera presión durante 10 o 15 segundos. Presione con la misma firmeza que necesita para comprimir una pelota de tenis.

4. ¡*Nunca* comprima las dos arterias carótidas al mismo tiempo!

5. Primero intente con la carótida derecha porque la tasa de éxito es algo mayor en este lado. No obstante, si ésta falla, prosiga e inténtelo después con la carótida izquierda.

6. Tenga funcionando una tira de ritmo durante todo el proceso de manera que pueda ver lo que está sucediendo. Tenga siempre disponible un equipo de reanimación; en casos aislados el masaje carotídeo puede inducir un paro sinusal.

Comienza el masaje carotídeo

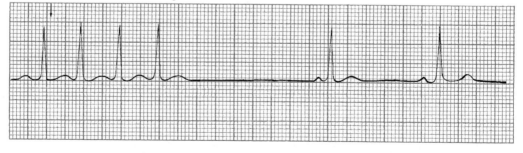

Un episodio de TRNAV es detenido casi de inmediato gracias al masaje carotídeo. El nuevo ritmo es una bradicardia sinusal con una frecuencia de 50 latidos por minuto.

La maniobra de Valsalva modificada es cada vez más popular como alternativa al masaje carotídeo. Consiste en hacer que el paciente, semirrecostado, haga un esfuerzo durante 15 segundos (puede hacerles soplar en una jeringa) y luego se recueste en posición supina mientras usted eleva sus piernas a 45° durante 15 segundos.

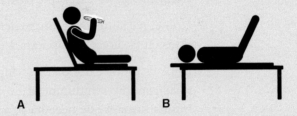

A   B

La maniobra de Valsalva modificada

Para los pacientes con un episodio agudo de TRNAV que no responde al masaje carotídeo u otras maniobras vagales, la intervención farmacológica en general finalizará la arritmia. Una inyección en bolo de adenosina, un agente bloqueador del nódulo AV de acción rápida, es efectiva casi siempre (evite este fármaco en pacientes con enfermedad pulmonar broncoespástica). Las terapias de segunda línea incluyen betabloqueadores, bloqueadores de los canales de calcio y –rara vez– la cardioversión eléctrica.

Aleteo o flutter atrial

El *aleteo atrial* es menos común que la TRNAV. Puede presentarse en corazones normales o, con más frecuencia, en pacientes con una patología cardiaca subyacente. La activación atrial en el aleteo atrial, como en la TRNAV, es absolutamente regular, pero aún más rápida. Las ondas de *flutter* aparecen con una frecuencia de 250 a 350 latidos por minuto. En su forma más común, está generado por un circuito reentrante que corre principalmente alrededor del anillo de la válvula tricúspide.

En el aleteo atrial, la despolarización atrial ocurre a una frecuencia tan rápida que no se observan las discretas ondas P separadas por una línea de base plana. En su lugar, la línea de base se eleva y cae de forma continua, produciendo las llamadas *ondas de aleteo*. En algunas derivaciones, en general las derivaciones II y III, éstas pueden ser muy prominentes y provocar lo que se ha llamado un *patrón de dientes de sierra*.

El nódulo AV no puede manejar el extraordinario número de impulsos atriales que lo bombardean –simplemente no alcanza a repolarizarse a tiempo para cada onda que sigue– y por lo tanto no todos los impulsos atriales pasan a través del nódulo AV para generar complejos QRS. Algunos simplemente topan con un nódulo refractario, y hasta ahí llegan. Este fenómeno se denomina *bloqueo AV*. El bloqueo 2:1 es el más común. Esto significa que por cada dos ondas de aleteo visibles, una pasa a través del nódulo AV para generar un complejo QRS y una no lo hace. También se observan con frecuencia bloqueos 3:1 y 4:1. El masaje carotídeo puede aumentar el grado del bloqueo (p. ej., pasar de un bloqueo 2:1 a un bloqueo 4:1) y hacer más fácil de identificar el patrón de dientes de sierra. Dado que el aleteo atrial se origina por encima del nódulo AV, el masaje carotídeo no tendrá como resultado la terminación del ritmo.

Comienza el masaje carotídeo

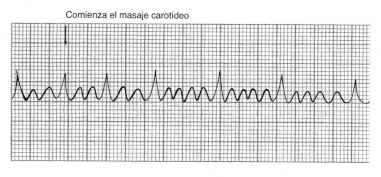

Aleteo atrial. El masaje carotídeo aumenta el bloqueo de 3:1 a 5:1. ¿Por qué no lo llamamos 2:1 y 4:1? Porque una onda P es invisible, escondida dentro de los grandes complejos QRS.

El eje de las ondas P (ondas de aleteo) en el aleteo atrial depende de si el circuito reentrante gira al contrario de las manecillas del reloj (la forma más común, la cual produce deflexiones en forma de diente de sierra negativas en las derivaciones inferiores) o en el sentido de las manecillas del reloj (deflexiones positivas en las derivaciones inferiores) alrededor de la válvula tricúspide.

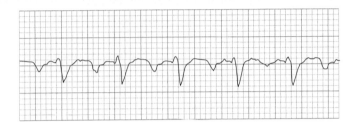

Aleteo atrial. La derivación II muestra deflexiones negativas clásicas.

En Estados Unidos, cada año se diagnostican alrededor de 200 000 casos de aleteo atrial. Entre las enfermedades comunes asociadas con el aleteo atrial se encuentran las siguientes:

* Hipertensión
* Obesidad
* Diabetes mellitus
* Desequilibrios electrolíticos
* Intoxicación alcohólica
* Abuso de drogas en particular cocaína y anfetaminas
* Enfermedad pulmonar (p. ej., enfermedad pulmonar obstructiva crónica y embolia pulmonar).
* Tirotoxicosis.
* Varias enfermedades cardiacas subyacentes, tanto congénitas (p. ej., defecto septal atrial) como adquiridas (p. ej., enfermedad valvular por fiebre reumática, enfermedad arterial coronaria, insuficiencia cardiaca congestiva).

A pesar de que el aleteo atrial rara vez representa una amenaza para la vida, la rápida respuesta ventricular puede causar disnea y angina, o precipitar o empeorar una insuficiencia cardiaca congestiva, que puede requerir una intervención clínica urgente. La cardioversión eléctrica es muy efectiva para restaurar el ritmo sinusal normal, aunque la cardioversión farmacológica con frecuencia se intenta primero en pacientes hemodinámicamente estables. El control a largo plazo con fármacos antiarrítmicos puede ser difícil. En la actualidad, el tratamiento definitivo puede realizarse en la mayoría de los pacientes con aleteo atrial típico mediante una técnica denominada ablación por catéter, en la que se aplica energía de radiofrecuencia al miocardio a través de un catéter para crear pequeñas lesiones que interrumpen la vía de reentrada.

Fibrilación atrial

En la *fibrilación atrial*, la actividad atrial es por completo caótica y el nódulo AV es bombardeado con más de ¡500 impulsos por minuto! Mientras que en el aleteo atrial un solo circuito de reentrada constante es el responsable del patrón de dientes de sierra regular del ECG, en la fibrilación atrial múltiples circuitos de reentrada dan vueltas de una manera totalmente impredecible. No pueden observarse verdaderas ondas P. En su lugar, la línea de base aparece plana u ondula ligeramente. El nódulo AV, al enfrentar este extraordinario bombardeo de impulsos atriales, sólo permite que pasen impulsos ocasionales en intervalos variables, lo que genera una frecuencia ventricular *irregularmente irregular*, por lo general entre 120 y 180 latidos por minuto (es decir, 120 a 180 complejos QRS). No obstante, a menudo pueden observarse respuestas ventriculares más lentas o más rápidas (vea las figuras *A* y *B* más abajo).

Esta apariencia irregular de los complejos QRS en ausencia de discretas ondas P es la clave para identificar la fibrilación atrial. Las formas parecidas a ondas que a menudo pueden observarse con inspección minuciosa de la línea de base ondulante se denominan *ondas de fibrilación*.

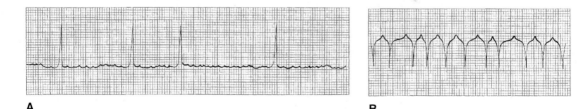

A　　　　　　　　　　　　　　　　　　　　**B**

(*A*) Fibrilación atrial con una frecuencia ventricular lenta e irregular.
(*B*) Otro ejemplo de fibrilación atrial. En ausencia de una línea de base claramente fibrilante, el único indicio de que este ritmo es una fibrilación atrial es la apariencia irregularmente irregular de los complejos QRS.

La fibrilación atrial no es la única taquiarritmia que puede causar un ritmo irregular, pero es con mucho la más común. Otras posibilidades son el aleteo atrial con bloqueo variable (aunque la apariencia de los complejos QRS parecerá irregular, no son realmente caóticos, ya que se producirán en múltiplos de la frecuencia del aleteo), y, una arritmia de la que se hablará en breve, la taquicardia atrial multifocal. Además, las personas perfectamente sanas con corazones normales pueden presentar una arritmia sinusal marcada (véase la página 122) al inhalar y exhalar;

si se comprueba su pulso, puede parecer irregular. Sin embargo, en la gran mayoría de los casos, un ritmo rápido e irregular significa que el paciente tiene fibrilación atrial.

El masaje carotídeo puede disminuir la frecuencia ventricular en la fibrilación atrial pero rara vez se utiliza en este escenario ya que el diagnóstico es en general evidente.

Fibrilación atrial: cosas clínicas que debe saber

La fibrilación atrial es la arritmia sostenida más común y clínicamente significativa en la población general. Es especialmente frecuente en las personas mayores. Su prevalencia en la población general se estima en 4%, y aumenta con la edad. La fibrilación atrial puede ser persistente o intermitente, con episodios que duran desde minutos hasta horas o días, o incluso más. Las causas subyacentes son similares a las del aleteo atrial, pero hay una incidencia en especial alta de trastornos cardiovasculares subyacentes, sobre todo hipertensión, síndrome metabólico, valvulopatía mitral y arteriopatía coronaria. Otros factores de riesgo comunes son obesidad y alcoholismo. Una causa importante que no debe pasarse por alto, en especial en los pacientes con fibrilación atrial nocturna, es la apnea obstructiva del sueño. En una minoría significativa de pacientes, sobre todo en los más jóvenes, no se encontrarán factores de riesgo ni patología cardiaca subyacentes. A menudo no podrá identificar un precipitante agudo en pacientes con fibrilación atrial, pero tenga en cuenta la posibilidad de una embolia pulmonar, tirotoxicosis y pericarditis.

La fibrilación atrial puede causar palpitaciones, dolor torácico, disnea o mareos. Un número importante de pacientes, sobre todo los de edad avanzada, pueden no presentar ningún síntoma y ni siquiera ser conscientes de que tienen fibrilación atrial hasta que se les toma el pulso y se les da la noticia.

Los pacientes pueden ser tratados al inicio con una estrategia de *control del ritmo*, en la que se intenta que su corazón vuelva a tener un ritmo sinusal normal, o de *control de la frecuencia*, en la que se permite que la fibrilación atrial persista, pero se limita la frecuencia cardiaca (es decir, la frecuencia a la que aparecen los complejos QRS) mediante medicación, de forma que el paciente –aunque siga en fibrilación atrial– no experimente ningún síntoma. Aunque el control de la frecuencia es una opción razonable para algunos pacientes, sobre todo los de edad avanzada sin síntomas o con síntomas mínimos, los datos favorecen cada vez más el control del ritmo –sobre todo en el plazo de 1 año desde la aparición de la arritmia– porque parece ser más eficaz para reducir resultados graves como el ictus, la insuficiencia cardiaca y la muerte cardiovascular. Este beneficio se debe en gran medida al uso ya casi rutinario de la técnica de ablación con catéter.

En la mayoría de los pacientes, la fibrilación atrial se desencadena por la actividad eléctrica de las venas pulmonares en su entrada al atrio izquierdo. La piedra angular de la terapia ablativa es aislar eléctricamente las venas pulmonares del resto del corazón, creando un cortafuegos en torno al origen del problema, lo que impide que los impulsos eléctricos anormales se propaguen al corazón.

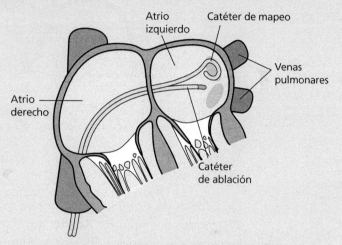

Terapia de ablación con catéter para la fibrilación atrial. Se introduce un catéter en el atrio derecho, a través del septo intraatrial y hasta el atrio izquierdo. El lugar donde se origina la fibrilación atrial –donde las venas pulmonares se unen al atrio izquierdo– se aísla eléctricamente del resto del corazón mediante ráfagas de energía de radiofrecuencia que crean un cortafuegos eléctrico.

Los pacientes con fibrilación atrial de nueva aparición, recurrente o persistente tienen el riesgo de presentar una embolia sistémica. Los atrios fibrilantes (las cámaras tiemblan en lugar de contraerse, y su aspecto se ha comparado con el de una bolsa de gusanos) proporcionan un sustrato excelente para la formación de coágulos de sangre. Los trozos de estos coágulos pueden desprenderse –embolizarse– y viajar por la circulación sistémica y causar un ictus o una oclusión vascular en otra parte del cuerpo. Los pacientes con riesgo de embolización son tratados con anticoagulantes. Para los pacientes con alto riesgo de formación de un coágulo sanguíneo, pero también con alto riesgo de hemorragia por un anticoagulante, la inserción de un dispositivo atrial izquierdo puede evitar la formación de coágulos en el atrio izquierdo.

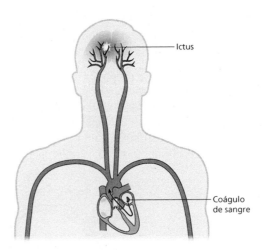

Ictus

Coágulo
de sangre

Un coágulo de sangre formado en un atrio izquierdo fibrilante puede
desprenderse y desplazarse al cerebro y causar un ictus.

Taquicardia atrial multifocal y marcapasos atriales migratorios

La *TAM* es un ritmo irregular que se da a una frecuencia de 100 a
200 latidos por minuto. Resulta quizá del disparo aleatorio de varios
focos atriales ectópicos diferentes. Algunas veces, la frecuencia es
menor a 100 latidos por minuto, en cuyo caso la arritmia a menudo
se denomina *marcapasos atrial migratorio.*

La TAM es muy común en pacientes con enfermedad pulmonar
grave. Es raro que requiera tratamiento. El masaje carotídeo *no* tiene
ningún efecto en la TAM. Puede observarse el marcapasos atrial
migratorio en corazones normales sanos.

Al igual que la fibrilación atrial, la TAM es un ritmo irregular.
Puede distinguirse de la fibrilación atrial por las ondas P fácilmente
identificables que preceden a cada complejo QRS. Las ondas P,
al originarse en varios sitios de los atrios, variarán en forma y el
intervalo entre las diferentes ondas P y los complejos QRS variará
también. Para realizar el diagnóstico de TAM necesita identificar al
menos tres morfologías de las ondas P.

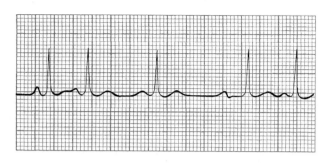

Taquicardia atrial multifocal. Note que 1) las ondas P varían de manera notable en forma, 2) los intervalos PR varían y 3) la frecuencia ventricular es irregular.

En los pacientes con un *marcapasos atrial migratorio,* pueden observarse al menos tres morfologías de ondas P, pero habrá al menos dos o tres latidos de cada morfología de onda P antes de que el sitio se desplace y cree la siguiente morfología. Técnicamente, no se trata de una taquiarritmia, ya que la frecuencia está entre 60 y 100 latidos por minuto.

Taquicardia atrial paroxística

La última de nuestras seis arritmias supraventriculares, *TAP,* es un ritmo regular con una frecuencia de 100 a 200 latidos por minuto. Puede resultar de la automaticidad aumentada de un foco atrial ectópico o de un circuito reentrante en los atrios. El tipo automático normalmente muestra un periodo de calentamiento al comienzo, durante el cual el ritmo aparece algo irregular, y un periodo de enfriamiento similar cuando termina. La forma reentrante, menos común, comienza de modo abrupto con un latido prematuro atrial.

La TAP se ve con más frecuencia en corazones por lo demás normales. También pude estar causada por la toxicidad por digitálicos (véase Capítulo 7).

¿Cómo puede distinguir la TAP de la TRNAV? Muchas veces no es posible. No obstante, si se observa un periodo de calentamiento o de enfriamiento en el ECG, es probable que el ritmo sea una TAP. Además, el masaje carotídeo puede ser muy útil: el masaje carotídeo ralentizará o terminará con la TRNAV, mientras que no tiene casi ningún efecto en la TAP (aparte de una leve ralentización).

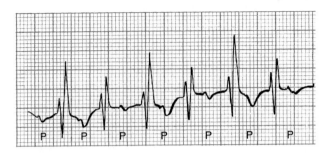

TAP. Las ondas P no siempre son visibles pero aquí pueden verse con bastante facilidad. Puede que note la distancia variable entre las ondas P y los complejos QRS que les siguen; esto refleja un retraso en la conducción variante entre los atrios y los ventrículos que con frecuencia acompaña a la TAP (pero nos estamos adelantando, los retrasos en la conducción se discuten en el Capítulo 4).

Pruebe usted mismo

Hay aquí tres ejemplos de ritmos supraventriculares irregulares. ¿Puede identificarlos?

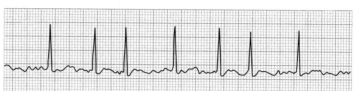

A

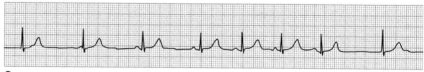

B

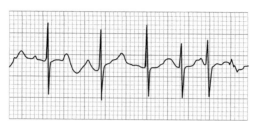

C

A. Taquicardia atrial multifocal
B. Fibrilación atrial
C. Arritmia sinusal

Antes de continuar

Aquí hay una pregunta para ver si has comprendido bien el material sobre taquicardias supraventriculares. Supongamos que un paciente acude a su consulta refiriendo palpitaciones y falta de aire. Usted toma el pulso del paciente y observa dos cosas: 1) es muy rápido y 2) es regular. Antes de realizar un ECG, basándose en lo que ha aprendido hasta ahora, ¿cuál es su diagnóstico diferencial? Excluya por ahora la posibilidad de una taquicardia ventricular, en primer lugar porque es poco probable que su paciente venga de improviso si tiene una taquicardia ventricular, y en segundo lugar porque no hablaremos de ello hasta la siguiente sección de este capítulo.

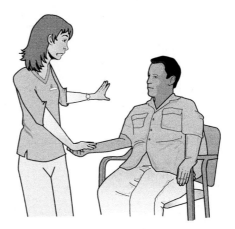

No haga trampa: no mire la página siguiente hasta que no haya reflexionado. Usted está clasificando el diagnóstico diferencial de las taquicardias supraventriculares regulares.

Sólo hay unas pocas posibilidades, y probablemente se haya dado cuenta de que incluyen la taquicardia sinusal, la TRNAV, la taquicardia atrial paroxística y el aleteo atrial con un bloqueo regular (es decir, 2:1 o 3:1, etc., sin variar). Éste es un diagnóstico diferencial muy útil para tener a mano. Ahora, cuando se hace el ECG a este paciente, se sabe exactamente lo que se busca. Si ve una onda P normal por cada complejo QRS, su paciente tiene taquicardia sinusal. Con el aleteo atrial y el bloqueo regular, debería ver ondas de aleteo. Por último, en el caso de la TRNAV o de la PAT, que es menos frecuente, la frecuencia suele ser más rápida que la de la taquicardia sinusal media, y no se observan ondas P ni ondas P retrógradas.

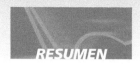

RESUMEN Arritmias supraventriculares

Arritmia	Características	ECG
Taquicardia reentrante del nódulo AV	Regular Si son visibles, las ondas P son retrógradas Frecuencia: 150-250 lpm Masaje carotídeo: ralentiza o finaliza	
Aleteo atrial	Regular, patrón de dientes de sierra 2:1, 3:1, 4:1, etc., bloqueo Frecuencia atrial: 250-350 lpm Frecuencia ventricular: una mitad, un tercio, un cuarto, etc., de la frecuencia atrial Masaje carotídeo: aumenta el bloqueo	Comienza el masaje carotídeo
Fibrilación atrial	Irregular Línea de base ondulante Frecuencia atrial: 350-500 lpm Frecuencia ventricular: variable Masaje carotídeo: puede ralentizar la frecuencia ventricular	
Taquicardia multifocal atrial	Irregular Al menos tres morfologías de la onda P diferentes Frecuencia: 100-200 lpm: a veces < 100 lpm Masaje carotídeo: sin efecto	
Taquicardia atrial paroxística	Regular Frecuencia: 100-200 lpm Periodo de calentamiento característico en su forma automática Masaje carotídeo: sin efecto o sólo una leve ralentización	

Recuerde: la clave para diagnosticar una taquiarritmia supraventricular es buscar las ondas P. Es más probable que sean prominentes en las derivaciones II y V1.

Arritmias ventriculares

Las arritmias ventriculares son alteraciones del ritmo que surgen por *debajo* del nódulo AV.

Contracciones ventriculares prematuras

Las *contracciones ventriculares prematuras* (CVP) son sin duda las más comunes de las arritmias ventriculares. **El complejo QRS de una CVP tiene una apariencia ancha y aberrante** porque la despolarización ventricular no sigue las vías de conducción ventricular normales. Sin embargo, el complejo QRS puede no ser ancho en todas las derivaciones, así que examine el ECG de 12 derivaciones por completo antes de hacer su diagnóstico. La duración del complejo QRS debe ser de al menos 0.12 segundos en la mayoría de las derivaciones para poder hacer un diagnóstico de CVP. En ocasiones puede observarse una onda P retrógrada, pero es más habitual que no se observe ninguna en absoluto. Generalmente, a una CVP le sigue una pausa compensadora prolongada antes de que aparezca el siguiente latido. Con menos frecuencia, puede darse una CVP entre dos latidos conducidos con normalidad sin una pausa compensadora. Éstas se denominan *CVP interpoladas*.

Las CVP aisladas son normales en corazones normales y rara vez requieren tratamiento. Una CVP aislada en el contexto de un infarto agudo del miocardio, en cambio, es más ominosa porque puede desencadenar una taquicardia ventricular o fibrilación ventricular y ambas son una amenaza para la vida.

Las CVP por lo común ocurren al azar, pero pueden alternarse con latidos sinusales normales en un patrón regular. Si la proporción es de un latido sinusal normal por una CVP, el ritmo se denomina *bigeminismo*. *Trigeminismo* se refiere a dos latidos sinusales normales por cada CVP y así sucesivamente.

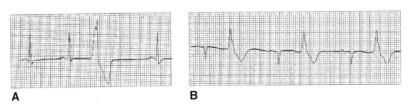

A   **B**

(*A*) Una CVP. Note la pausa compensadora antes del siguiente latido.
(*B*) Bigeminismo. Las CVP y los latidos sinusales se alternan 1:1.

¿Cuándo debe preocuparse por las CVP? En la mayoría de las situaciones no hay que preocuparse en absoluto. Sin embargo, si las PVC constituyen más de 10% de los latidos de un paciente, esta situación puede provocar un remodelado del miocardio y el desarrollo de una miocardiopatía dilatada, por lo que estos pacientes suelen ser tratados con medicamentos o con un tratamiento de ablación. Además, hay algunas circunstancias en las que las CVP suponen un mayor riesgo de desencadenar una taquicardia ventricular, una fibrilación ventricular y la muerte. Estas situaciones se resumen en las *reglas de malignidad*:

1. CVP frecuentes.

2. Series de CVP consecutivas, especialmente tres o más seguidas.

3. CVP multifocales, en las que varía el sitio de origen de las CVP y por ende su apariencia.

4. CVP que caen en la onda T del latido previo, denominado fenómeno "R sobre T". La onda T es una fase vulnerable del ciclo cardiaco y que una CVP caiga ahí hace más probable que se desencadene una taquicardia ventricular.

5. Cualquier CVP que se presente en el contexto de un infarto agudo del miocardio.

Aunque las CVP que cumplen con uno o más de estos criterios se asocian con un mayor riesgo de desarrollar una arritmia que amenace la vida, no existe evidencia de que suprimir estas CVP mediante medicamentos antiarrítmicos reduzca la mortalidad en ningún contexto. Además, los estudios han demostrado un *aumento* de la mortalidad cuando se administran fármacos antiarrítmicos para disminuir las CVP.

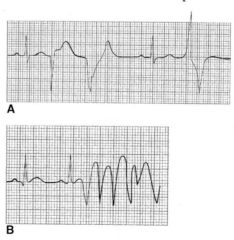

(*A*) Los latidos 1 y 4 son de origen sinusal. Los otros tres latidos son CVP. Las CVP difieren la una de las otras en forma (multifocales), y dos se dan seguidas. (*B*) Una CVP cae en la onda T del segundo latido sinusal, iniciando un episodio de taquicardia ventricular.

Taquicardia ventricular

Una serie de tres o más CVP consecutivas se denomina *taquicardia ventricular*. La frecuencia suele ser de entre 120 y 200 latidos por minuto, pero no cometa el error de asumir que una arritmia no puede ser una taquicardia ventricular si la frecuencia es más rápida; puede serlo. A diferencia de la TRNAV, la taquicardia ventricular tal vez sea ligeramente irregular (aunque se necesita un ojo muy fino para verlo). Tanto la taquicardia ventricular sostenida –definida como la que dura más de 30 segundos– como la taquicardia ventricular asociada con la inestabilidad hemodinámica son emergencias, que presagian un paro cardiaco y requieren tratamiento inmediato.

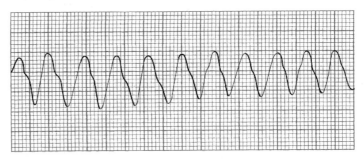

Taquicardia ventricular. La frecuencia es de alrededor de 200 latidos por minuto.

La morfología de la taquicardia ventricular puede ser monomórfica, en la que cada complejo tiene una apariencia similar al previo, como en la imagen de arriba, o puede ser polimórfica y cambiar de apariencia de un latido a otro. La taquicardia ventricular polimórfica se asocia con más frecuencia con isquemia coronaria aguda, infarto, alteraciones electrolíticas graves y condiciones que causan una prolongación del intervalo QT (¿por qué un intervalo QT prolongado? Espere y tendrá la respuesta en la página 165). La taquicardia ventricular monomórfica se observa con más frecuencia en infartos sanados; el miocardio cicatrizado proporciona el terreno adecuado para la taquicardia ventricular reentrante.

Alrededor de 3.5% de los pacientes desarrolla taquicardia ventricular después de un infarto del miocardio, la gran mayoría de éstos dentro de las primeras 48 horas. No obstante, el riesgo de taquicardia ventricular aumentado permanece por semanas después del infarto del miocardio. El desarrollo de una taquicardia ventricular sostenida dentro de las primeras 6 semanas posinfarto se asocia con una elevada tasa de mortalidad a 1 año.

Aunque la cardiopatía isquémica es la causa más común de taquicardia ventricular, otras causas son las cardiopatías estructurales (p. ej., miocarditis o miocardiopatía), precipitantes agudos no cardiacos (p. ej., embolia pulmonar o ahogamiento) y una variedad de trastornos eléctricos primarios. Un tipo concreto de taquicardia ventricular polimórfica tiene muchas otras causas que se discutirán en breve (véase la página 165).

Observe el siguiente trazado. Las dos tiras fueron tomadas de forma simultánea.

¿Representa esto una taquicardia ventricular?

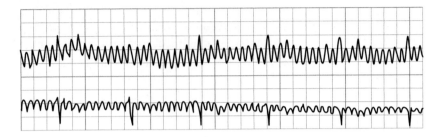

El trazo superior parece una taquicardia ventricular. Pero el trazo inferior muestra lo que son claramente complejos QRS estrechos regularmente espaciados en medio del resto del caos. Si se ven complejos QRS normales, no puede tratarse de una taquicardia ventricular. Entonces, ¿qué está pasando aquí? Se trata de un caso de aleteo atrial con un alto grado de bloqueo. Ahora que sabe que no se trata de una taquicardia ventricular, observe con más detenimiento el trazado superior. Puede ver ondas más altas entre las ondas de aleteo que coinciden con los complejos QRS estrechos del trazado inferior; aunque habría sido casi imposible distinguirlas entre las ondas rápidas y oscilantes, en realidad son complejos QRS normales, y todo lo demás son las dramáticas ondas en diente de sierra del aleteo atrial.

En pacientes con taquicardia ventricular, todas las derivaciones tomadas de forma simultánea deben ser coherentes con el diagnóstico. Si se pueden encontrar ondas P o, como en este caso, complejos QRS estrechos y de apariencia normal espaciados regularmente en cualquier parte del trazo, incluso en una sola derivación, entonces no se trata de una taquicardia ventricular.

Fibrilación ventricular

La *fibrilación ventricular* es un evento preterminal. Se observa casi exclusivamente en corazones moribundos. Es la arritmia que se encuentra con más frecuencia en adultos que experimentan una muerte súbita. El trazo del ECG se sacude de forma espasmódica (fibrilación ventricular gruesa) u ondula suave (fibrilación ventricular fina). No hay realmente ningún complejo QRS.

En la fibrilación ventricular, el corazón no genera ningún gasto cardiaco y debe practicarse reanimación cardiopulmonar y desfibrilación eléctrica de inmediato.

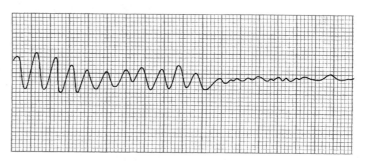

Taquicardia ventricular que degenera en fibrilación ventricular.

Los precipitantes habituales de la fibrilación ventricular incluyen:

- Isquemia/infarto del miocardio
- Falla cardiaca
- Hipoxemia o hipercapnia
- Hipotensión o choque
- Desequilibrios electrolíticos
- Sobredosis de estimulantes, en especial cuando se utilizan combinados (p. ej., éxtasis y anfetaminas)

En muchos casos, la fibrilación ventricular está precedida por taquicardia ventricular.

Ritmo idioventricular acelerado

El *ritmo idioventricular acelerado* es un ritmo benigno que en ocasiones se observa durante un infarto agudo o durante las primeras horas tras la reperfusión después de que se abre una arteria ocluida. Es un ritmo regular de 50 a 100 latidos por minuto y quizá representa un foco de escape ventricular que se ha acelerado lo suficiente para conducir al corazón. Es raro que sea sostenido, no progresa a fibrilación ventricular y rara vez requiere tratamiento. De hecho, la aparición de este ritmo es un signo favorable de que una arteria ocluida se ha reabierto con éxito, ya sea de forma espontánea o mediante un procedimiento, como la angioplastia. Cuando la frecuencia cae por debajo de 50 latidos por minuto, se denomina sólo *ritmo idioventricular* (es decir, el término *acelerado* se descarta).

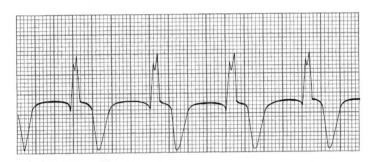

Ritmo idioventricular acelerado. No hay ondas P, los complejos QRS son anchos y la frecuencia es de alrededor de 75 latidos por minuto.

Torsade de pointes

Torsade de pointes, que significa "puntas retorcidas", es algo más que sólo el nombre más lírico de la cardiología. Es una forma singular de taquicardia ventricular que habitualmente se observa en pacientes con intervalos QT prolongados.

El intervalo QT, recordará, abarca el tiempo desde el comienzo de la despolarización ventricular hasta el final de la repolarización ventricular. Por lo común constituye alrededor de 40% del total del ciclo cardiaco.

Un intervalo QT prolongado puede ser de origen congénito (como resultado de mutaciones en los genes que codifican los canales de iones cardiacos), resultar de diversas alteraciones electrolíticas (en particular hipocalcemia, hipomagnesemia e hipopotasemia) o desarrollarse durante un infarto agudo del miocardio. Numerosos agentes farmacológicos pueden prolongar también el intervalo QT (veremos todo esto con más detalle en el Capítulo 7).

Un intervalo QT prolongado es en general el resultado de una repolarización ventricular prolongada (es decir, la onda T está alargada) aunque tanto la hipocalcemia como la hipotermia pueden causar un intervalo QT largo sobre la base de un segmento ST prolongado. Una VCP que cae durante el intervalo QT puede iniciar una *torsade de pointes*. La *torsade de pointes* tiene el mismo aspecto que la taquicardia ventricular común y corriente, salvo que los complejos QRS giran en espiral alrededor de la línea de base, cambiando su eje y amplitud. Es importante distinguir la *torsade de pointes* de la taquicardia ventricular estándar porque se tratan de forma muy diferente.

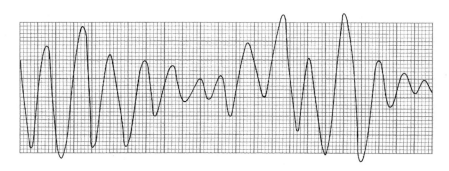

Torsade de pointes. Los complejos QRS parecen girar alrededor de la línea de base, cambiando su eje y amplitud.

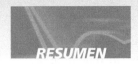

RESUMEN

Arritmias ventriculares

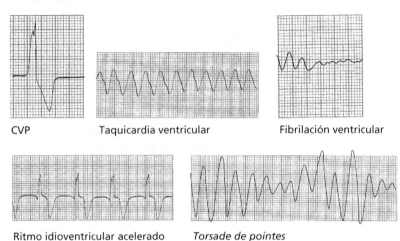

CVP Taquicardia ventricular Fibrilación ventricular

Ritmo idioventricular acelerado *Torsade de pointes*

Reglas de malignidad para las CVP

CVP frecuentes

CVP consecutivas

CVP multifocales

Fenómeno R sobre T

Cualquier CVP que ocurre durante un infarto agudo del miocardio (o en cualquier paciente con una cardiopatía subyacente)

Arritmias supraventriculares vs. arritmias ventriculares

La distinción entre arritmias supraventriculares y arritmias ventriculares es extremadamente importante, ya que las últimas en general conllevan una prognosis mucho más ominosa y la terapia es muy diferente. En la mayoría de los casos la distinción es simple: las arritmias supraventriculares se asocian con un *complejo QRS estrecho y las arritmias ventriculares con un complejo QRS ancho.*

Sin embargo, existen circunstancias en las que los latidos supraventriculares pueden asociarse con complejos QRS amplios. Esto puede ocurrir, por ejemplo, cuando los pacientes ya tienen un complejo QRS ancho subyacente (p. ej., si su paciente tiene un bloqueo de rama derecha o de rama izquierda; hablaremos de estos tipos de bloqueos en el próximo capítulo, pero quizá ya pueda intuir que cualquier retraso en la conducción a través de los ventrículos –que puede ocurrir cuando una de las ramas del haz no está funcionando a pleno rendimiento– ampliará el complejo QRS. En esta situación, el complejo QRS ancho persistirá incluso cuando el paciente desarrolle una arritmia supraventricular). Pero hay otra forma, similar en algunos aspectos, en la que esto puede ocurrir en pacientes cuyo complejo QRS basal es inicialmente estrecho. A continuación se explica cómo ocurre.

Aberrancia

Algunas veces, un latido atrial prematuro aparece tan pronto en el siguiente ciclo que las fibras de Purkinje de los ventrículos no han tenido la oportunidad de repolarizarse por completo para prepararse para el siguiente impulso eléctrico. La rama derecha, en particular, puede ser lenta respecto a esto, y cuando el impulso atrial prematuro llega a los ventrículos, la rama derecha aún es refractaria. Por lo tanto, al impulso eléctrico se le impide pasar por la rama derecha, pero es capaz de pasar con libertad por la rama izquierda (figura *A*). Las áreas del miocardio ventricular normalmente abastecidas por la rama derecha deben recibir su activación eléctrica de alguna otra parte, es decir, de aquellas ya despolarizadas por la rama izquierda (figura *B*). El proceso completo de despolarización ventricular, por lo tanto, toma un tiempo inusualmente largo, el vector del flujo de corriente está distorsionado y el resultado es un complejo QRS abigarrado y ancho que a todas luces tiene la apariencia de una CVP (figura *C*).

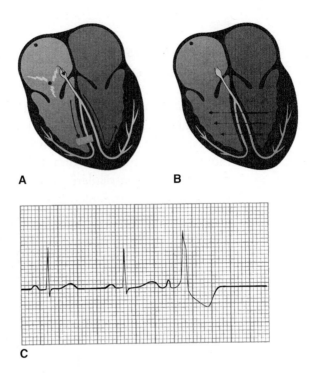

A   **B**

C

(*A*) Un impulso atrial prematuro alcanza a la rama derecha despre-
venida. La conducción por la rama derecha está bloqueada pero
procede sin problemas por la rama izquierda. (*B*) La despolarización
ventricular derecha ocurre sólo cuando las fuerzas eléctricas pueden
hacerse paso desde el ventrículo izquierdo –un proceso lento y tedio-
so–. Esta forma de transmisión es muy ineficiente y resulta en un
complejo QRS ancho y abigarrado. (*C*) La tercera onda P –una onda P
de aspecto bastante extraño, pero eso no viene al caso– es una contracción atrial prematura. Se conduce con aberrancia a través de los
ventrículos generando un complejo RS ancho y abigarrado.

Un complejo QRS ancho puede, por lo tanto, significar una de estas cosas:

- Un latido que se origina dentro de los ventrículos, es decir, una CVP.

- Un latido supraventricular que se produce en un paciente cuyos complejos QRS ya son amplios (p. ej., en pacientes con un bloqueo de rama).

- Un latido supraventricular que se conduce con aberrancia.

¿Cómo puede distinguir los dos? La segunda posibilidad es fácil: todos los complejos QRS serán amplios. Además, en el caso de la contracción atrial prematura única es fácil porque hay una onda P que precede al complejo QRS ancho. Examine de manera minuciosa la onda T de latido precedente para ver si esconde una onda P prematura. Por otra parte, y bastante evidente, no hay una onda P precediendo a una CVP.

No obstante, cuando hay varios latidos consecutivos que se dan en una sucesión rápida, o una arritmia sostenida y prolongada, la distinción puede ser mucho más difícil. La TRNAV y la taquicardia ventricular tienen aproximadamente las mismas frecuencias. De este modo, el trazo de abajo es consistente con una taquicardia ventricular o con una TRNAV conducida con aberrancia.

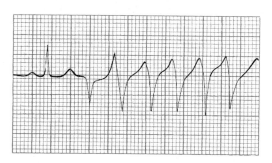

En este trazado, el ritmo sinusal normal degenera en un nuevo ritmo, pero ¿es una taquicardia ventricular o una taquicardia supraventricular conducida con aberrancia? No se sienta mal si no puede distinguirlo. Sólo con esta tira, como verá, es imposible saberlo con seguridad.

Como puede observarse en la tira de ritmo precedente, algunas veces es imposible distinguir estas dos categorías. Hay, sin embargo, varias pistas clínicas y electrocardiográficas que pueden ser útiles.

Indicios clínicos

1. La taquicardia ventricular se observa en general en corazones enfermos (p. ej., en un paciente con un infarto del miocardio o insuficiencia cardiaca congestiva previa). La TRNAV suele observarse en corazones por lo demás sanos.

2. El masaje carotídeo puede terminar una TRNAV, mientras que no tiene ningún efecto en la taquicardia ventricular.

3. Más de 75% de los casos de taquicardia ventricular se acompaña de una *disociación AV*. En la disociación AV, los atrios y los ventrículos laten independientes los unos de los otros. Hay un marcapasos ventricular que dirige los ventrículos y produce la taquicardia ventricular en el ECG y un marcapasos sinusal (atrial o nodal) independiente que dirige los atrios; algunas veces puede observarse el ritmo atrial, pero muchas veces no, escondido en el ECG por la mucho más prominente taquicardia ventricular. El nódulo AV se mantiene refractario constantemente por el incesante bombardeo de impulsos que viene desde arriba y abajo, y por lo tanto, ningún impulso puede cruzar el nódulo AV en ninguna dirección. Si, como ocurre de vez en cuando, los ventrículos se contraen justo antes que los atrios, los atrios se encontrarán contrayéndose contra las válvulas mitral y tricúspide cerradas. Esto resulta en un regreso de la sangre hacia las venas yugulares y produce las clásicas *ondas A en cañón* de la disociación AV. Las ondas A en cañón no se observan en la TRNAV.

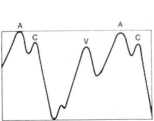

Trazo venoso yugular normal

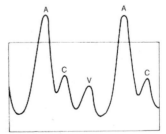

Ondas A en cañón en un paciente con disociación AV

Onda A: contracción atrial derecha
Onda C: cierre de la válvula tricúspide
Onda V: llenado pasivo del atrio derecho durante la diástole

Indicios electrocardiográficos

1. Algunas veces, la disociación AV que acompaña a la taquicardia ventricular puede observarse en el ECG. Las ondas P y los complejos QRS marchan por la tira de ritmo por completo independientes uno del otro. En la TRNAV, si se observan ondas P, éstas tienen una relación 1:1 con los complejos QRS. Y recuerde, las ondas P de la TRNAV serán ondas retrógradas, con una deflexión positiva en la derivación aVR y una deflexión negativa en la derivación II.

2. Sólo en la taquicardia ventricular pueden observarse *latidos de fusión*. Un latido de fusión (o latido de captura) se da cuando un impulso atrial logra pasar a través del nódulo AV al mismo tiempo que un impulso de origen ventricular se dispersa a lo largo del miocardio ventricular. Los dos impulsos despolarizan de modo conjunto los ventrículos, lo que produce un complejo QRS que morfológicamente es en parte supraventricular y en parte ventricular.

3. En la TRNAV con aberrancia, la deflexión inicial del complejo QRS está en general en la misma dirección que la de un complejo QRS normal. En la taquicardia ventricular, la deflexión inicial está a menudo en la dirección contraria.

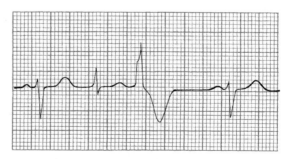

El segundo latido es un latido de fusión, una mezcla de un latido (sinusal) atrial (latidos 1 y 4) y un latido CVP (latido 3).

Ninguno de estos criterios es infalible y algunas veces sigue siendo imposible identificar si una taquiarritmia es de origen ventricular o supraventricular. En pacientes con taquicardias recurrentes cuyo origen (y por lo tanto su tratamiento) permanece desconocido, puede ser necesario un examen electrofisiológico (vea la página 175).

El fenómeno de Ashman

Todavía no estamos listos para dejar el tema de la aberrancia (lo siento pero esto es importante). El *fenómeno de Ashman* es otro ejemplo de conducción con aberrancia de un latido supraventricular. Se observa comúnmente en pacientes con fibrilación atrial.

El fenómeno de Ashman describe un latido supraventricular ancho, conducido con aberrancia, que ocurre *después de un complejo QRS que está precedido por una larga pausa.*

Ésta es la razón por la que ocurre. Las ramas derecha e izquierda reajustan su frecuencia de repolarización de acuerdo con la longitud del latido precedente. Si el latido precedente se dio hace un tiempo relativamente largo, entonces las ramas se repolarizan bastante relajadamente. De esta forma, imagine un latido normal (el segundo latido del trazo de abajo) seguido de una larga pausa antes del siguiente latido (el tercer latido del trazo). Las ramas anticipan otra larga pausa después de este latido y se repolarizan poco a poco. Si antes de que se complete la repolarización, otro impulso supraventricular pasara a través del nódulo AV, la conducción se bloquearía a lo largo de una de las vías de las ramas normales y se registraría un complejo QRS ancho y aberrante (el cuarto latido, evidentemente anómalo).

La fibrilación atrial, con su conducción variable que produce pausas largas y cortas entre complejos QRS, es el escenario perfecto para que esto ocurra.

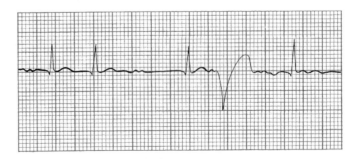

El fenómeno de Ashman. El cuarto latido parece una CVP, pero también podría ser un latido supraventricular conducido con aberrancia. Note la fibrilación atrial subyacente, el intervalo corto antes del segundo latido y el intervalo largo antes del tercer latido; en conjunto, un terreno perfecto para el fenómeno de Ashman.

Por fortuna, la mayoría de las arritmias supraventriculares se asocia con complejos QRS estrechos; la aberrancia, aunque no es poco común, al menos es la excepción, no la regla. El punto que hay que recordar es éste: **un complejo QRS estrecho implica prácticamente siempre un origen supraventricular, mientras que un complejo QRS ancho en general implica un origen ventricular pero puede reflejar la conducción aberrante de un latido supraventricular.**

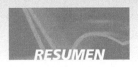

RESUMEN Taquicardia ventricular *vs.* taquicardia supraventricular con aberrancia

	Taquicardia ventricular	Taquicardia supraventricular
Indicios clínicos		
Historia clínica	Corazón enfermo	Corazón sano generalmente
Masaje carotídeo	Sin respuesta	Puede que la termine
Ondas A en cañón	Pueden estar presentes	No se observan
Indicios ECG		
Disociación AV	Puede observarse	No se observa
Latidos de fusión	Pueden observarse	No se observan
Deflexión QRS inicial	Puede diferir del complejo QRS normal	Igual que el complejo QRS normal

Estimulación eléctrica programada

Antes de la introducción de la EPS (*Electrophysiology Studies*) un paciente con una arritmia que requería tratamiento recibía un fármaco de forma empírica y, al cabo de varios días, cuando se habían alcanzado los niveles terapéuticos, se utilizaba un monitor Holter de 24 horas para comprobar si se había reducido la frecuencia de la arritmia. Este enfoque de éxito o fracaso requería mucho tiempo y exponía a los pacientes a los posibles efectos secundarios de los fármacos que podían resultar inútiles.

Con la EPS, se lleva al paciente al laboratorio de electrofisiología, donde se induce la arritmia concreta con electrodos intracardiacos. Se insertan catéteres diminutos a través de las venas o arterias periféricas y después se desplazan hacia varios puntos de las cavidades del corazón. Un catéter ubicado en la unión del atrio y el ventrículo derecho en la porción superior posterior del anillo tricuspídeo registrará el potencial del haz de His, el cual puede ayudar a definir la relación eléctrica de los atrios y los ventrículos durante la propagación de la arritmia. Por ejemplo, si con la activación atrial un potencial de His precede a cada complejo QRS, entonces es probable un origen supraventricular. En este sentido, el origen de una arritmia puede mapearse para determinar la terapia más apropiada.

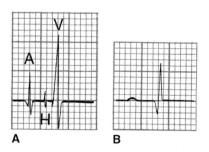

(*A*) Un registro del haz de His y (*B*) el ECG correspondiente. En *A* la pequeña espiga (H) entre las espigas de la activación atrial (A) y ventricular (V) representa la activación del haz de His.

La EPS se ha utilizado con mayor éxito en el manejo de pacientes que presentan taquicardias ventriculares recurrentes o que han presentado un episodio previo de muerte súbita que ha requerido reanimación cardiopulmonar. También se utiliza para identificar una arritmia en pacientes con síncopes de causa desconocida.

Las técnicas de mapeo de EPS se han vuelto en extremo precisas y, combinadas con la técnica de ablación con catéter, se utilizan a menudo para tratar la fibrilación atrial, el aleteo atrial, la TRNAV y (que se tratará en el Capítulo 5) la taquicardia AV recíproca.

Desfibriladores implantables

Incluso cuando se utilizan terapias farmacológicas guiadas por EPS o técnicas de ablación por catéter, la tasa de recurrencia de la taquicardia ventricular aún es inaceptablemente alta. Por este motivo, los *desfibriladores cardioversores implantables* se han convertido en una forma de protección estándar para la mayoría de los pacientes con arritmias que ponen en peligro su vida. Estos pequeños aparatos se implantan con técnica quirúrgica, como un marcapasos, bajo la piel por debajo de la clavícula. Ahí monitorizan de manera continua el ritmo cardiaco y cuando perciben una arritmia peligrosa, lanzan una descarga eléctrica al corazón mediante un electrodo que descansa sobre el ventrículo derecho.

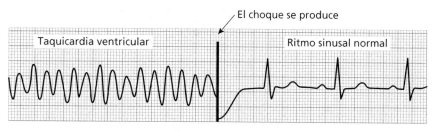

Trazado del ECG de un paciente con taquicardia ventricular que es rescatado por una descarga administrada por un desfibrilador cardioversor implantable.

Desfibriladores externos

Los *desfibriladores externos automáticos* son pequeños aparatos portables que vienen equipados con parches que se adhieren a la pared torácica. Una vez conectados, estos aparatos pueden determinar rápido si el ritmo de un individuo que ha colapsado es una fibrilación ventricular y, si es así, pueden lanzar descargas desfibriladoras que pueden salvarle la vida. Se requiere un mínimo entrenamiento para aprender a operar el desfibrilador y a colocar las almohadillas de forma correcta. En la actualidad están ampliamente disponibles en automóviles de policía, aviones y lugares públicos.

***

En la siguiente página tiene la oportunidad de revisar las arritmias que hemos analizado. Para cada trazo, utilice el método de cuatro pasos discutido antes. Siempre haga las siguientes preguntas:

1. ¿Hay ondas P normales?

2. ¿Los complejos QRS son estrechos o anchos?

3. ¿Cuál es la relación entre las ondas P y los complejos QRS?

4. ¿Es el ritmo regular o irregular?

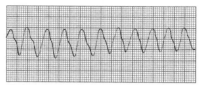

A

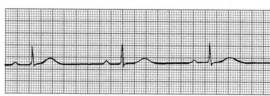

B

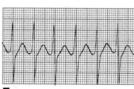

C

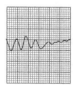

D

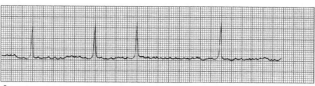

E

(*A*) Fibrilación atrial. (*B*) Taquicardia ventricular. (*C*) Bradicardia sinusal.
(*D*) Taquicardia ventricular que degenera en fibrilación ventricular.
(*E*) TRNAV.

CASO 3

Lola de B., como cabría esperar, es el alma de la fiesta. Sin perderse ni una oportunidad de salir a la pista de baile ni una ronda en el bar, a medida que pasa la noche está cada vez más intoxicada. Su esposo, un joven ejecutivo de negocios, la obliga a tomar café para que recupere la sobriedad antes de irse. Mientras deambulan en busca de sus abrigos, él escucha un grito y corre para encontrarla colapsada en el suelo. Todo el mundo entra en pánico y todos los ojos le miran a usted, ya que se ha corrido la voz de que recién ha estado leyendo un conocido y respetado libro sobre ECG. El miedo en la habitación es palpable, pero usted sonríe con modestia, se pasa un último trago de agua mineral y avanza con confianza hacia la paciente mientras dice al pasar "No se preocupen. Yo me encargo". ¿Qué le ha pasado a Lola y qué va a hacer usted al respecto?

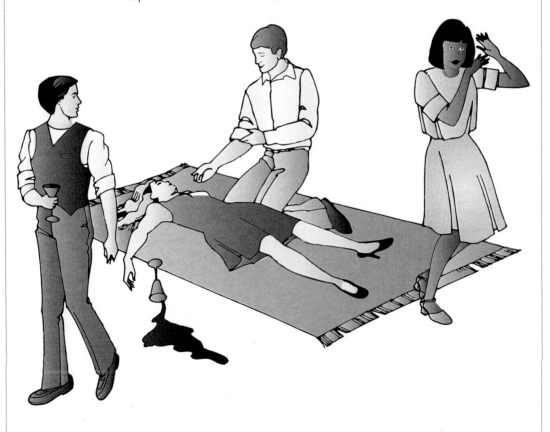

Por supuesto que a Lola le podrían haber pasado un sinnúmero de cosas (normalmente es así), pero usted sabe que la combinación de alcohol, café y la emoción de la fiesta pueden inducir una TRNAV en cualquiera, no importa cuán sanos estén y qué tan normal sea su corazón. Es probable que esta alteración del ritmo supraventricular haya provocado que se desmaye.

Usted se inclina sobre ella, se asegura de que está respirando y siente su pulso. Es rápido y regular con una frecuencia de alrededor de 200 latidos por minuto. Dado que es joven y muy improbable que tenga ninguna enfermedad arterial carotídea importante, procede a practicarle masaje carotídeo y al cabo de unos 10 segundos siente que su pulso cambia de marcha y vuelve a ser normal. Sus ojos se abren y la habitación estalla en júbilo. Su sospecha fue correcta.

Cuando le saquen de la habitación en los hombros de todos, no olvide recordarles cuál es el libro que estaba leyendo y que le enseñó toda esta buena información.

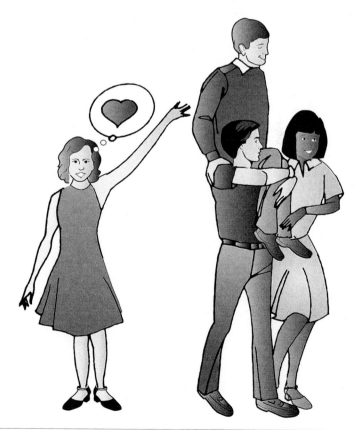

En pacientes con taquiarritmias que resultan en síncope, la evaluación adicional está generalmente justificada debido a la alta probabilidad de recurrencia. En general, esta evaluación incluye al menos estudios de laboratorio adecuados (p. ej., para descartar desequilibrios electrolíticos e hipertiroidismo), un eco de estrés cardiaco (para buscar enfermedad valvular y enfermedad arterial coronaria) y un monitor ambulatorio o grabadora de eventos que capture cualquier otra alteración del ritmo. La actividad convulsiva asociada con un evento sincopal o cualquier déficit neurológico persistente necesitará una evaluación neurológica completa. En muchos estados y países, si no se encuentra ninguna causa del evento sincopal tratable, al paciente no se le permitirá manejar al menos por varios meses.

CASO 4

George M., irascible y más viejo que el tiempo, viene a verlo al final de una tarde de viernes (siempre viene al final de una tarde de viernes, tal vez porque sabe que le gusta empezar el fin de semana temprano). Esta ocasión le dice que se desmayó el día anterior y que ahora se siente un poco mareado. También tiene una extraña sensación de aleteo en el pecho. George siempre se queja de algo y todavía no le ha encontrado ningún problema en los muchos años que le conoce, pero para estar seguro realiza un ECG.

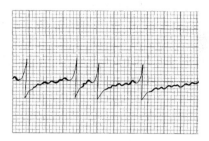

Reconoce rápido la arritmia y cuando está alcanzando su estetoscopio los ojos de George se ponen en blanco y cae al suelo inconsciente. Por fortuna el ECG sigue funcionando y usted ve:

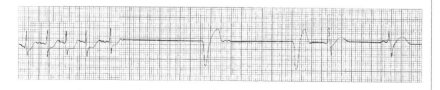

Se coloca a su lado, preparado para comenzar la reanimación cardiopulmonar en caso de ser necesaria, cuando los ojos de George se abren de repente y murmura algo. El ECG muestra entonces:

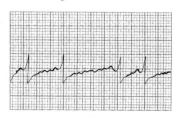

Es posible que no sepa qué está pasando pero al menos puede identificar los tres trazos. ¿Verdad?

El primer y el tercer trazos son iguales, y muestran una fibrilación atrial clásica. La línea de base es ondulante, sin ondas P claras y los complejos QRS tienen una apariencia irregular. El segundo trazo es más interesante. Muestra cómo la fibrilación atrial termina de modo abrupto y después hay una pausa larga. (Fue durante esta pausa que George cayó al suelo como resultado de la hipoxia cerebral causada por la falta de gasto cardiaco significativo). Los latidos que se ven a continuación son latidos de escape ventriculares. Los complejos QRS son anchos y extraños, no hay ondas P y la frecuencia es de alrededor de 33 latidos por minuto, exactamente lo que se esperaría en un ritmo de escape ventricular. Lo último que se ve en la tira es el nódulo sinusal empezando de nuevo a funcionar al fin.

George presenta un *síndrome de seno enfermo*, también llamado *síndrome bradicardia-taquicardia*. Se tipifica por episodios alternantes de una taquicardia supraventricular, como la fibrilación atrial, y bradicardia. A menudo, cuando termina la arritmia supraventricular, hay una pausa larga (> 4 segundos) antes de que el nódulo sinusal dispare otra vez (de ahí el término de seno enfermo). Por fortuna para George, unos cuantos latidos de escape ventriculares llegaron al rescate a tiempo.

El síndrome de seno enfermo en general refleja una enfermedad subyacente del sistema de conducción importante del tipo que vamos a estudiar en el siguiente capítulo. Es una de las razones principales para la inserción de un marcapasos.

George recupera la consciencia en su consultorio e insiste en volver a su casa. Por fortuna prevalece la idea más prudente y es llevado en ambulancia al hospital. Una estancia corta en la UCC confirma que no ha presentado un ataque al corazón, pero su monitor cardiaco muestra numerosos episodios de bradicardia prolongada alternados con varias arritmias supraventriculares. Se decide que a George se le debería colocar un marcapasos y él accede a regañadientes. El marcapasos proporciona una red de seguridad al dar al corazón de George un "golpe" eléctrico cada vez que su propio mecanismo eléctrico le falla. George es dado de alta y no ocurren más episodios de bradicardia sintomática.

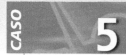

Frederick van Z. es un renombrado (y muy nervioso) director de orquesta cuyos delirios de grandeza están mitigados por una pequeña dosis regular de haloperidol, un medicamento antipsicótico. Una noche, después de una triunfante representación de obras de Beethoven en la gran sala de conciertos de su ciudad, tiene que ser llevado de urgencia al hospital con fiebre alta, confusión y sangre en orina (hematuria). En el servicio de urgencias, se descubre que está hipotenso por urosepsis. De inmediato se le trata con el antibiótico intravenoso levofloxacino. Aquí está la derivación II de su monitor cardiaco del servicio de urgencias. ¿Puede identificar el ritmo?

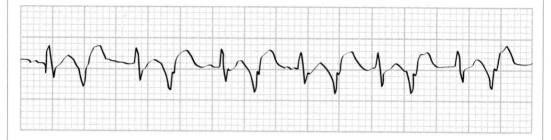

Debería reconocer dos tipos diferentes de latidos de morfología muy distinta alternándose entre sí. El maestro está en bigeminismo, con latidos supraventriculares (latidos de la unión AV, con un complejo QRS estrecho y sin ondas P visibles) que se presentan con una proporción de 1:1 con los latidos ventriculares (CVP, con un complejo QRS ancho).

Se le transfiere a la unidad de cuidados intensivos, donde usted toma su caso con confianza. Tan pronto le conecta al monitor cardiaco, observa esto. ¿Qué ha pasado?

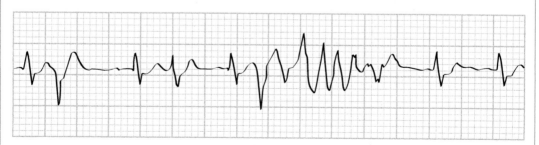

Leamos esto de izquierda a derecha. El primer latido es un latido de la unión AV, el segundo es una CVP y el tercero y cuarto son dos latidos más de la unión AV. Claramente, ya no está en bigeminismo. En el quinto latido, justo después del complejo QRS, una CVP ha caído en el vulnerable intervalo QT y ha desencadenado un episodio corto de taquicardia ventricular que afortunadamente termina por sí mismo.

Momentos más tarde su presión arterial colapsa, su cuerpo convulsiona en la cama y usted observa la siguiente arritmia. En un instante lo reconoce y se prepara para entrar en acción. ¿Qué muestra el trazo?

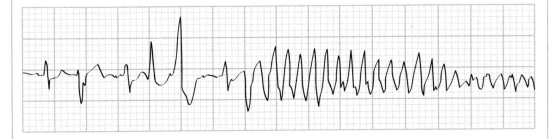

Al igual que en el trazo previo, una CVP ha caído en un intervalo QT, pero ahora la taquicardia ventricular resultante persiste. Los cambios de amplitud (que reflejan un cambio en el eje a medida que los complejos QRS giran en espiral alrededor de la línea de base) identifican la arritmia como una *torsade de pointes*, una urgencia médica.

El gran director es tratado con éxito (la estimulación cardiaca temporal de urgencia lo consigue) y sus signos vitales vuelven a la normalidad. Varias horas después su tira de ritmo muestra lo siguiente. ¿Qué ve (pista: observe con detenimiento la longitud de los distintos intervalos)?

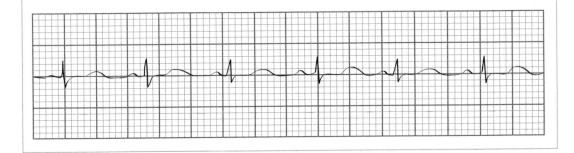

Tiene un ritmo sinusal normal —note la aparición por primera vez de ondas P–, pero fíjese en el intervalo QT. Por lo general éste debería constituir alrededor de 40% del ciclo cardiaco pero aquí mide mucho más de 50% de un ciclo cardiaco. Este intervalo QT prolongado era el terreno perfecto para la *torsade de pointes*. El paciente estaba en tratamiento con dos medicamentos que pueden prolongar el intervalo QT: haloperidol, que tomaba crónicamente, y levofloxacino, el antibiótico que le dieron en el servicio de urgencias y que alargó críticamente aún más su intervalo QT y preparó al gran maestro para los eventos casi fatales que siguieron. De inmediato suspende ambos medicamentos y su intervalo QT se normaliza. ¡No habrá más episodios de *torsade de pointes* bajo su vigilancia!

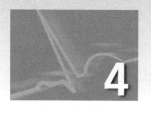

4 Bloqueos de la conducción

En este capítulo aprenderá:

1 Qué es un bloqueo de la conducción.

2 Que hay varios tipos de bloqueos de la conducción que ocurren entre el nódulo sinusal y el atrioventricular (AV); algunos son de poca importancia mientras que otros pueden poner en peligro la vida.

3 Cómo reconocer cada uno de estos *bloqueos AV* en el ECG.

4 Que los bloqueos de la conducción también pueden presentarse en los ventrículos y que estos *bloqueos de las ramas*, de igual forma, se identifican con facilidad en el ECG.

5 Que algunas veces la conducción puede estar bloqueada sólo a lo largo de un fascículo.

6 Cómo reconocer bloqueos AV combinados y bloqueos de las ramas en el ECG.

7 Para qué se utilizan los marcapasos y cómo reconocer sus arranques de actividad eléctrica en el ECG.

8 Sobre los casos de Sally M., Jamar N. y Jeong O., que ilustrarán la importancia de conocer cuándo las alteraciones de la conducción son en realidad perturbadoras.

¿Qué es un bloqueo de la conducción?

Cualquier interrupción o retraso en el flujo de electricidad a lo largo de las vías normales de conducción eléctrica se denomina *bloqueo de la conducción*.

> Técnicamente, no todos lo que llamamos bloqueo de conducción son verdaderos bloqueos; mientras que algunos realmente detienen el flujo de corriente, en muchos casos sólo lo ralentizan. Sin embargo, el término se mantiene y se utilizará a lo largo de este capítulo.

Un bloqueo de la conducción puede ocurrir en cualquier parte del sistema de conducción cardiaco. Existen tres tipos de bloqueos de la conducción, definidos por su localización anatómica.

1. *Bloqueo del nódulo sinusal*: es el bloqueo de salida sinusal que se analizó en el último capítulo. En esta situación, el nódulo sinusal dispara con normalidad, pero la onda de despolarización queda de inmediato bloqueada y no se transmite al tejido atrial. En el ECG aparece como una pausa en el ciclo cardiaco normal. No lo discutiremos más.

2. *Bloqueo AV*: este término hace referencia a cualquier bloqueo de la conducción entre el nódulo sinusal y las fibras de Purkinje terminales. Note que esto incluye el nódulo AV y el haz de His.

3. *Bloqueo de rama*: como su nombre lo indica, el bloqueo de rama hace referencia a un bloqueo de la conducción en una o ambas ramas ventriculares. Algunas veces sólo está bloqueada una parte de alguna de las ramas; esta circunstancia se denomina *bloqueo fascicular* o *hemibloqueo*.

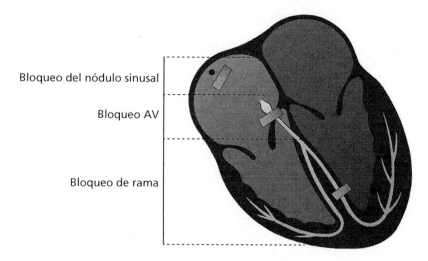

Bloqueo del nódulo sinusal

Bloqueo AV

Bloqueo de rama

En una aproximación general, este dibujo muestra los sitios típicos de los tres bloqueos de la conducción principales.

Bloqueos AV

Los bloqueos AV vienen en tres variedades, denominadas (con una falta total de imaginación) de *primer grado, segundo grado* y *tercer grado*. Se diagnostican al examinar con mucho cuidado la relación de las ondas P con los complejos QRS.

Bloqueo AV de primer grado

El bloqueo AV de primer grado se caracteriza por un retraso prolongado en la conducción en el nódulo AV o en el haz de His (recuerde que el haz de His es la parte del sistema de conducción que se localiza justo debajo del nódulo AV. Un ECG de 12 derivaciones de rutina no puede distinguir entre un bloqueo en el nódulo AV y uno en el haz de His). La onda de despolarización se dispersa normalmente desde el nódulo sinusal a través de los atrios, pero al llegar al nódulo AV queda retenida por más tiempo del habitual, por lo general una décima de segundo. Como resultado, el intervalo PR –el tiempo que transcurre entre el comienzo de la despolarización atrial y el inicio de la despolarización ventricular, el periodo que comprende el retraso en el nódulo AV– se prolonga.

El diagnóstico de un bloqueo AV de primer grado requiere sólo que el intervalo PR sea mayor de 0.2 segundos.

En el bloqueo de primer grado, a pesar del retraso en el nódulo AV o en el haz de His, cada impulso atrial eventualmente logra pasar por el nódulo AV para activar los ventrículos. Por lo tanto, para ser precisos, el bloqueo de primer grado no es en realidad un "bloqueo" sino un "retraso" en la conducción. Cada complejo QRS está precedido por una sola onda P.

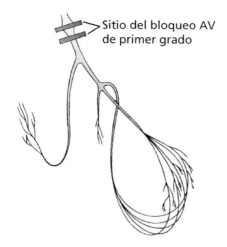

Sitio del bloqueo AV
de primer grado

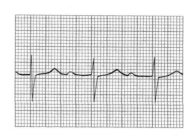

Bloqueo AV de primer grado. Note el intervalo PR prolongado.

El bloqueo AV de primer grado es un hallazgo común en corazones normales, en particular durante el sueño, pero también puede ser un signo temprano de una enfermedad degenerativa del sistema de conducción o una manifestación transitoria de miocarditis o toxicidad por medicamentos. Por sí mismo, no requiere tratamiento (pero, para una excepción importante, véase nuestro análisis de la enfermedad de Lyme en la página 201).

Bloqueo AV de segundo grado

En el *bloqueo AV de segundo grado*, no todos los impulsos son capaces de pasar a través del nódulo AV hacia los ventrículos. Ya que algunas ondas P no logran conducirse a través de los ventrículos, la proporción entre ondas P y complejos QRS es mayor de 1:1. La distancia entre una onda P y la siguiente no cambia, porque el nódulo sinusal no se ve afectado.

Sólo para hacer las cosas un poco más interesantes, existen dos tipos de bloqueos de segundo grado: *bloqueo de segundo grado Mobitz tipo I*, más comúnmente denominado *bloqueo Wenckebach*, y *bloqueo AV de segundo grado Mobitz tipo II*.

Si estas denominaciones parecen arbitrarias e innecesariamente oscuras, en realidad tienen sus raíces en la historia de la electrocardiografía. En 1942, Woldemar Mobitz, un médico ruso-alemán, clasificó por primera vez los distintos tipos de bloqueo AV de segundo grado. Karel Frederik Wenckebach fue un anatomista holandés que, en 1899, reconoció por primera vez el bloqueo AV que ahora lleva su nombre.

Bloqueo Wenckebach (bloqueo AV de segundo grado tipo I de Mobitz)

El bloqueo Wenckebach se debe casi siempre a un bloqueo *dentro* del nódulo AV. Sin embargo, los efectos eléctricos del bloqueo Wenckebach son particulares. El bloqueo, o retraso, es variable y aumenta con cada siguiente impulso. **Cada impulso atrial sucesivo se topa con un retraso en el nódulo AV cada vez más largo hasta que un impulso (en general cada tres o cuatro) no logra pasar.** Lo que se observa en el ECG es un alargamiento progresivo del intervalo PR con cada latido y repentinamente a una onda P no la sigue un complejo QRS (un "latido ausente"). Después de este latido ausente, durante el cual no aparece ningún complejo QRS, la secuencia se repite una y otra vez, y con frecuencia con una regularidad impresionante.

El siguiente trazo muestra un bloqueo Wenckebach 4:3, en el que el intervalo PR se hace más largo con cada latido hasta que el cuarto impulso atrial no logra estimular los ventrículos, lo que produce una proporción de cuatro ondas P por cada tres complejos QRS. Una simple mnemotécnica –el *"ensanchamiento" de Wenckebach*– puede ayudarle a recordar la manifestación de este tipo de bloqueo AV.

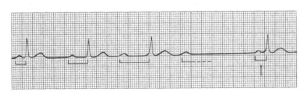

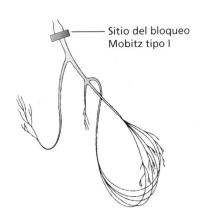

Sitio del bloqueo
Mobitz tipo I

Bloqueo AV de segundo grado Mobitz tipo I (bloqueo Wenckebach). Los intervalos PR se vuelven progresivamente más largos hasta que un complejo QRS se omite.

El diagnóstico del bloqueo Wenckebach requiere el alargamiento progresivo de cada intervalo PR sucesivo hasta que una onda P no logra conducirse a través del nódulo AV y por lo tanto no está seguida por un complejo QRS.

Bloqueo AV de segundo grado Mobitz tipo II

El bloqueo Mobitz tipo II se debe en general a un bloqueo por *debajo* del nódulo AV en el haz de His. Se parece al bloqueo Wenckebach en que algunos, pero no todos, los impulsos atriales se transmiten a los ventrículos. Sin embargo, el alargamiento progresivo del intervalo PR *no* está presente. En cambio, la conducción se da en un fenómeno de todo o nada. El ECG muestra dos o más latidos normales con intervalos PR y después una onda P que no está seguida por un complejo QRS (un latido ausente). El ciclo se repite después. La proporción de latidos conducidos a latidos no conducidos rara vez es constante: la proporción entre ondas P y complejos QRS varía de manera constante, de 2:1 a 3:2 y así sucesivamente.

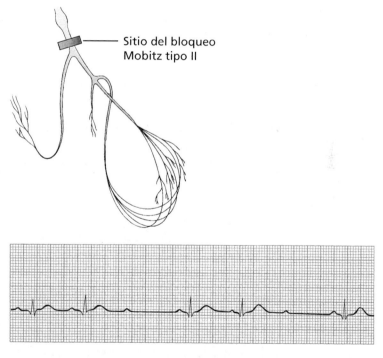

Bloqueo AV de segundo grado Mobitz tipo II. En este ECG, cada tercera onda P no está seguida por un complejo QRS (latido ausente).

El diagnóstico de un bloqueo Mobitz tipo II requiere la presencia de un latido ausente sin el alargamiento progresivo del intervalo PR.

¿Es un bloqueo Wenckebach o un bloqueo Mobitz tipo II?

Compare las manifestaciones electrográficas del bloqueo Wenckebach y el bloqueo Mobitz tipo II en los siguientes ECG:

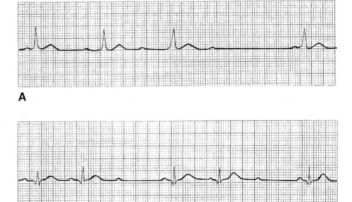

A

B

(*A*) Bloqueo Wenckebach, con un alargamiento progresivo del intervalo PR. (*B*) Bloqueo Mobitz tipo II, en el que el intervalo PR es constante.

Ahora que es un experto, observe el siguiente ECG. ¿Es éste un ejemplo de bloqueo Wenckebach o de bloqueo Mobitz tipo II?

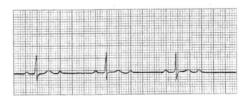

Bien, ciertamente es un ejemplo de bloqueo cardiaco de segundo grado con una proporción de onda P a complejo QRS de 2:1, pero usted fue hábil si se dio cuenta de que es imposible distinguir si se debe a un bloqueo Wenckebach o a un bloqueo Mobitz tipo II. La distinción entre estos dos tipos de bloqueo de segundo grado depende de si existe o no un alargamiento progresivo del intervalo PR, pero con una proporción 2:1, en la que se omite un complejo QRS sí y uno no, es imposible hacer esta determinación. Éste debería llamarse sólo –y con más exactitud– bloqueo AV 2:1.

Aquí tiene un poco de esoterismo técnico que, excepto si planea convertirse en cardiólogo, puede ignorar de forma segura. En los casos de bloqueo AV de segundo grado 2:1, como el que se mostró en la página anterior, hay dos formas –una clínica y otra invasiva– de localizar el sitio del bloqueo y determinar cuán grave puede ser el problema.

El enfoque clínico: el tono vagal afecta más el nódulo AV que el haz de His, de manera que cualquier cosa que aumente el tono vagal –por ejemplo, una maniobra de Valsalva o un masaje del seno carotídeo– puede aumentar el bloqueo del nódulo AV. Sin embargo, no afectará o incluso puede mejorar un bloqueo infranodal al ralentizar la frecuencia cardiaca, permitiendo así que el tejido infranodal tenga tiempo para recuperarse entre latidos y conducir de forma más eficiente. Así, según la localización del bloqueo, el grado de éste responderá de forma diferente a la estimulación vagal, lo que permite distinguir el bloqueo cardiaco de Wenckebach del de Mobitz tipo II.

El enfoque invasivo: la forma definitiva para hacer la distinción es mediante un estudio electrofisiológico. Un pequeño electrodo introducido por la vena femoral y llevado a la región del haz de His puede identificar si el sitio del bloqueo es por encima, dentro o por debajo del haz de His.

Cuando las circunstancias permiten una determinación más precisa, es importante hacer la distinción entre el bloqueo Wenckebach y el bloqueo AV de segundo grado Mobitz tipo II. El bloqueo Wenckebach en general se debe a un bloqueo en la conducción alta en el nódulo AV. Es por lo común transitorio y benigno y rara vez progresa a un bloqueo de tercer grado (vea la página siguiente), el cual puede ser peligroso e incluso amenazar la vida.

Aunque menos común que el bloqueo Wenckebach, el bloqueo Mobitz tipo II es mucho más grave, a menudo implica una cardiopatía severa y es capaz de progresar de modo repentino a un bloqueo cardiaco de tercer grado.

Mientras que la colocación de un marcapasos pocas veces es necesaria en el bloqueo Wenckebach, a menos que los pacientes sean sintomáticos (p. ej., experimentando síncope), el bloqueo cardiaco Mobitz tipo II exige la inserción de un marcapasos.

Bloqueo AV de tercer grado

El *bloqueo cardiaco de tercer grado* es el máximo bloqueo cardiaco.
Ningún impulso atrial logra pasar para activar los ventrículos. Por
este motivo a menudo se le denomina *bloqueo cardiaco completo*. El
sitio del bloqueo puede estar en el nódulo AV o por debajo de éste.
Los ventrículos responden a esta desesperante situación generando un
ritmo de escape, por lo general unos insuficientes 30 o 45 latidos por
minuto (escape idioventricular). Los atrios y los ventrículos siguen
contrayéndose pero ahora lo hacen a su propia frecuencia intrínseca:
de alrededor de 60 a 100 latidos por minuto para los atrios y de 30
a 45 latidos por minuto para los ventrículos. En el bloqueo cardiaco
completo, los atrios y los ventrículos no tienen prácticamente
nada que ver los unos con los otros, separados por la barrera total
del bloqueo de la conducción completa. Antes ya se ha descrito
este tipo de situación en la discusión de la taquicardia ventricular:
se denomina *disociación AV* y se refiere a cualquier circunstancia
en la que los atrios y los ventrículos están dirigidos por distinto
marcapasos.

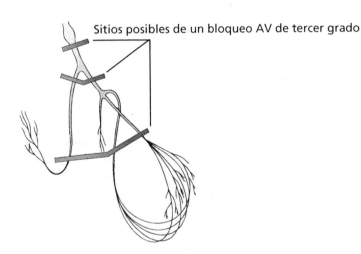

Sitios posibles de un bloqueo AV de tercer grado

El ECG en un bloque cardiaco de tercer grado muestra ondas P que marchan por la tira de ritmo a su frecuencia habitual (de 60 a 100 ondas por minuto) pero sin ninguna relación con los complejos QRS que aparecen a una frecuencia de escape mucho más lenta. Los complejos QRS tienen un aspecto ancho y aberrante, justo como las contracciones ventriculares prematuras (CVP), porque surgen de una fuente ventricular.

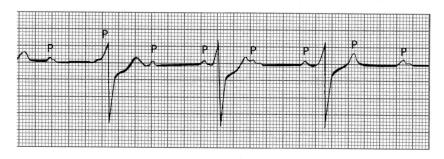

Bloqueo AV de tercer grado. Las ondas P aparecen en intervalos regulares, al igual que los complejos QRS, pero no tienen nada que ver entre sí. Los complejos QRS son anchos, lo que implica un origen ventricular.

Cuando comienza un bloqueo cardiaco de tercer grado puede haber un retraso (o incluso una ausencia total) en la aparición del ritmo de escape ventricular. El ECG mostrará entonces latidos sinusales (ondas P) que activan los atrios sin ninguna actividad ventricular por dos o más latidos antes de que regrese la conducción AV normal o aparezca finalmente un ritmo de escape ventricular. Cuando hay 4 segundos o más sin actividad ventricular, el paciente en general experimenta un desmayo completo, o se acerca a presentarlo. Esto se ha denominado crisis de Stokes-Adams y casi siempre requiere un marcapasos (vea la página 222).

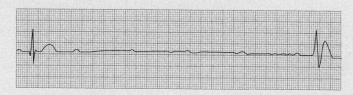

Este paciente estaba en ritmo sinusal normal (véase el primer complejo) cuando de repente entró en bloqueo cardiaco completo. Hay una larga pausa durante la cual no se ven más que ondas P; no se ven latidos de escape durante varios segundos. Finalmente, el primer latido de escape ventricular salva el día, pero durante la larga pausa el paciente experimentó una crisis de Stokes-Adams.

A pesar de que un ritmo de escape ventricular puede parecerse a una serie corta de CVP (taquicardia ventricular lenta), hay una diferencia importante: las CVP son *prematuras*, aparecen antes del siguiente latido previsto, e incluso la taquicardia ventricular más lenta será más rápida que el ritmo normal del paciente. Por otro lado, un latido de escape ventricular aparece después de una larga pausa y por lo tanto nunca es prematuro, y un ritmo de escape ventricular sostenido es siempre *más lento* que los latidos normales. Las CVP, al ser intrusiones prematuras, pueden ser suprimidas con pocas consecuencias clínicas. Un ritmo de escape ventricular, en cambio, puede salvar la vida y suprimirlo puede ser fatal.

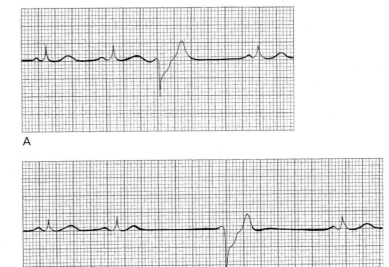

(*A*) El tercer latido es una CVP, que se presenta antes del siguiente latido normal previsto. (*B*) El tercer complejo ventricular se presenta tarde, después de un larga pausa. Es un latido de escape ventricular.

La disociación AV puede presentarse también cuando hay un bloqueo en la parte más alta del nódulo AV, pero en este caso hay un ritmo de la *unión AV* acelerado para dirigir los ventrículos que es más rápido que el ritmo sinusal. Esta situación rara vez requiere un marcapasos. Ocurre con más frecuencia en pacientes que están experimentando un infarto agudo del miocardio y en quienes han recibido una sobredosis de medicamentos antiarrítmicos.

El diagnóstico del bloqueo cardiaco de tercer grado requiere la presencia de disociación AV en la cual la frecuencia ventricular es más lenta que la frecuencia sinusal o atrial.

La enfermedad degenerativa del sistema de conducción es la principal causa del bloqueo cardiaco de tercer grado. El bloqueo cardiaco completo también puede complicar un infarto agudo del miocardio. Cuando se produce un bloqueo cardiaco de tercer grado, prácticamente siempre es necesario utilizar un marcapasos. Se trata de una verdadera emergencia médica.

La mayoría de los bloqueos cardiacos completos es permanente. Una de las causas más comunes de bloqueo cardiaco completo *reversible* es la enfermedad de Lyme, causada por la infección con la espiroqueta *Borrelia burgdorferi*. El bloqueo cardiaco está causado por la inflamación del miocardio y del sistema de conducción, y puede producirse cualquier nivel de bloqueo AV. Los pacientes con bloqueo AV de tipo 1, normalmente benigno, en el que el intervalo PR es > 300 ms, pueden progresar rápidamente a un bloqueo cardiaco completo y requerir hospitalización. En los pacientes con enfermedad de Lyme que desarrollan un bloqueo cardiaco completo, el bloqueo se suele producir dentro del nódulo AV y se asocia con un ritmo de escape de la *unión* de complejo QRS estrecho. Un título de Lyme estatológico puede evitar la necesidad de un marcapasos permanente, aunque tal vez se requiera un marcapasos temporal. El tratamiento incluye antibióticos y corticoesteroides.

Algunas formas de bloqueo cardiaco completo se desarrollan de forma prenatal (bloqueo cardiaco congénito), y suelen estar asociadas con un ritmo de escape ventricular adecuado y estable. Los marcapasos permanentes sólo se implantan en estos niños si existe un deterioro claro del desarrollo que pueda atribuirse a un gasto cardiaco inadecuado.

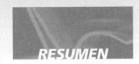

RESUMEN

Bloqueos AV

El bloqueo AV se diagnostica examinando la relación entre las ondas P y los complejos QRS.

1. *Primer grado*: el intervalo PR es mayor a 0.2 segundos; *todos* los latidos se conducen a través de los ventrículos.

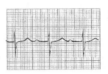

2. *Segundo grado*: sólo *algunos* latidos se conducen a través de los ventrículos.

   A. *Mobitz tipo I* (Wenckebach): prolongación progresiva del intervalo PR hasta que se omite un complejo QRS.

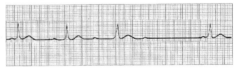

   B. *Mobitz tipo II*: conducción todo o nada, en la que los complejos QRS se omiten sin prolongación del intervalo PR.

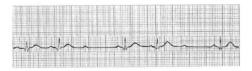

3. *Tercer grado*: no se conduce ningún latido a través de los ventrículos. Hay un bloqueo cardiaco completo con disociación AV. Ningún impulso llega a los ventrículos desde arriba, y los ventrículos son impulsados por un ritmo de escape ventricular.

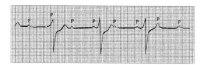

Nota: pueden coexistir distintos grados de bloqueo AV en el mismo paciente. Así, por ejemplo, un paciente puede tener un bloqueo cardiaco de primer grado y uno Mobitz tipo II en diferentes momentos. Los bloqueos pueden ser también transitorios: por ejemplo, un paciente con carditis de Lyme puede pasar de un grado a otro de bloqueo AV ¡en cuestión de segundos!

Bloqueo de rama

El término *bloqueo de rama* hace referencia a un bloqueo de la conducción en la rama izquierda o en la rama derecha (o ralentización) del flujo de corriente. La siguiente figura examina la anatomía de las ramas ventriculares.

Un repaso rápido a la despolarización ventricular

En este punto, la secuencia normal de activación ventricular ya debería serle familiar. La onda de despolarización se desplaza desde el nódulo AV y el haz de His hacia el sistema de ramas. Las ramas derecha e izquierda llevan la corriente al ventrículo derecho e izquierdo respectivamente. Ésta es la forma más eficiente de dispersar la corriente eléctrica, y el complejo QRS resultante, que representa la despolarización ventricular desde el principio hasta el final, es estrecho: menos de 0.10 segundos de duración. Además, como la masa muscular del ventrículo izquierdo es mucho mayor que la del ventrículo derecho, las fuerzas eléctricas ventriculares izquierdas dominan a las del ventrículo derecho y el eje eléctrico resultante va hacia la izquierda, recayendo entre 0 y +90°.

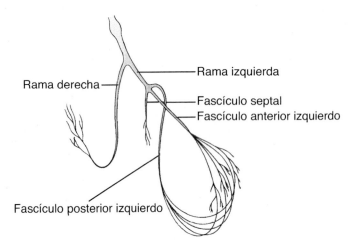

La anatomía de las ramas ventriculares.

De esta forma, con la despolarización ventricular normal, el complejo QRS es estrecho y el eje eléctrico recae entre 0 y 90°. *Todo esto cambia con un bloqueo de rama.*

El bloqueo de rama se diagnostica al examinar la anchura y la configuración de los complejos QRS.

Bloqueo de rama derecha

En el *bloqueo de rama derecha*, la conducción a través de la rama derecha está obstruida. Como resultado, la despolarización ventricular derecha se retrasa; no comienza hasta que el ventrículo izquierdo se ha despolarizado casi por completo. Esto provoca que pasen dos cosas en el ECG:

1. El retraso en la despolarización derecha prolonga el tiempo total de la despolarización ventricular. Como resultado, el complejo QRS se ensancha por encima de los 0.12 segundos.

2. El complejo QRS ancho toma una forma particular, casi diagnóstica, en las derivaciones que reposan sobre el ventrículo izquierdo: V1 y V2. El complejo QRS *normal* en estas derivaciones consta de una pequeña onda P positiva y una profunda onda S negativa, lo que refleja la dominancia eléctrica del ventrículo izquierdo. Con el *bloqueo de rama derecha*, aún pueden observarse las ondas R y S iniciales a medida que se despolariza el ventrículo izquierdo, pero a medida que el ventrículo derecho comienza su despolarización retrasada, sin la oposición del ventrículo izquierdo ahora totalmente despolarizado y silente, el eje eléctrico del flujo de corriente regresa con brusquedad hacia la derecha. Esto inscribe una *segunda* onda R, llamada R′ (se pronuncia "R prima"), en las derivaciones V1 y V2. El complejo completo se denomina RSR′ ("R-S-R prima") y se ha dicho que su aspecto es de orejas de conejo. Mientras tanto, en las derivaciones laterales izquierdas que reposan sobre el ventrículo izquierdo (I, aVL, V5 y V6), la despolarización derecha tardía provoca que se inscriban ondas S profundas tardías y recíprocas.

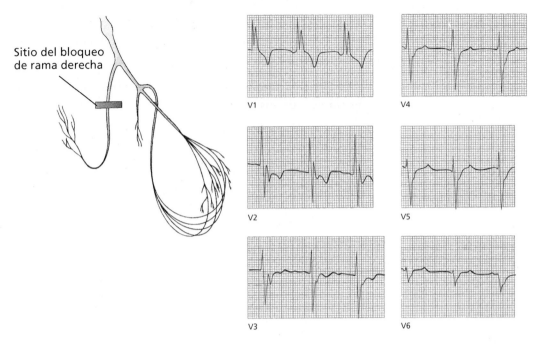

Sitio del bloqueo de rama derecha

Bloqueo de rama derecha. El complejo QRS en la derivación V1 muestra la clásica configuración RSR' ancha. Note además las ondas S en las derivaciones V5 y V6.

Para ser justos, y en aras de una completa divulgación, debe saber que no siempre verá un hermoso par de orejas de conejo con el bloqueo de rama derecha. A veces, como en el siguiente trazo, sólo verá ondas R altas en las derivaciones V1 y V2, pero los complejos QRS serán ciertamente amplios.

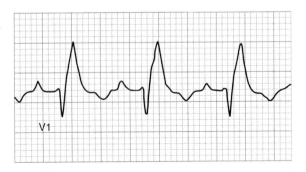

La derivación V1 muestra un bloqueo de rama derecha sin orejas de conejo pero con una onda R alta y un complejo QRS ancho.

Bloqueo de rama izquierda

En el *bloqueo de rama izquierda* es la despolarización ventricular *izquierda* la que está retrasada. De nuevo, hay dos cosas que hay que buscar en el ECG:

1. El retraso en la despolarización ventricular izquierda provoca que el complejo QRS se ensanche más allá de los 0.12 segundos de duración.

2. El complejo QRS en las derivaciones que reposan sobre el ventrículo izquierdo (I, aVL, V5 y V6) mostrará un cambio de forma característico. Los complejos QRS en estas derivaciones tienen de por sí ondas R altas. La despolarización ventricular retrasada provoca una marcada prolongación en la elevación de esas ondas R altas, que será ancha en la espiga o mellada. Son menos comunes las orejas de conejo auténticas que en el bloqueo de rama derecha. Las derivaciones que reposan sobre el ventrículo derecho mostrarán profundas ondas S anchas recíprocas. El ventrículo izquierdo es tan dominante en el bloqueo de rama izquierda que una desviación a la izquierda puede estar presente también, pero esto varía.

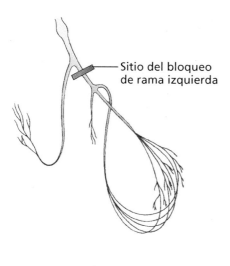

Sitio del bloqueo de rama izquierda

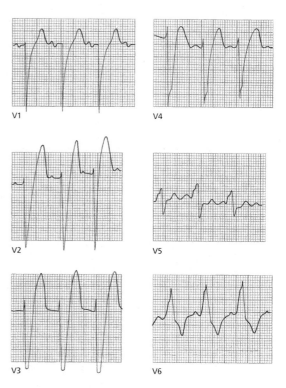

Bloqueo de rama izquierda.

Bloqueo de rama y repolarización

En los ECG anteriores, ¿ha observado los segmentos ST deprimidos y las ondas T invertidas en las derivaciones V1 a V3 con bloqueo de rama derecha y en las derivaciones V5 y V6 con bloqueo de rama izquierda? Estos cambios en el segmento ST y la onda T se producen porque la secuencia de *repolarización* también se ve afectada por el bloqueo de la conducción.

En el bloqueo de rama derecha, las derivaciones precordiales derechas mostrarán una depresión en el segmento ST y una inversión de la onda T, justo como las anomalías en la repolarización que ocurren con la hipertrofia ventricular (véase página 99).

De igual manera, en el bloqueo de rama izquierda puede observarse una depresión del segmento ST y una inversión de la onda T en las derivaciones laterales izquierdas.

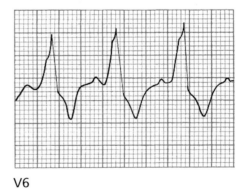

V6

Depresión del segmento ST e inversión de la onda T en la derivación V6 en un paciente con un bloqueo de rama izquierda.

¿A quién afectan los bloqueos de rama?

A pesar de que el bloqueo de rama derecha puede ser causado por enfermedades del sistema de conducción, es también un fenómeno bastante común en corazones por lo demás sanos.

El bloqueo de rama izquierda, por el contrario, rara vez se presenta en corazones normales y casi siempre refleja una cardiopatía subyacente importante, como la enfermedad degenerativa del sistema de conducción o la enfermedad arterial coronaria isquémica.

Frecuencia crítica

Ambos bloqueos de rama pueden ser intermitentes o fijos. En algunos individuos el bloqueo de rama sólo aparece cuando se alcanza una frecuencia cardiaca en particular, denominada *frecuencia crítica*. En otras palabras, los ventrículos conducen por lo general a frecuencias cardiacas bajas, pero por encima de una determinada frecuencia se desarrolla el bloqueo de rama.

El desarrollo de un bloqueo de rama dependiente de la frecuencia se relaciona directo con el tiempo que le lleva repolarizarse a una rama en particular y, por lo tanto, prepararse para que llegue el siguiente impulso eléctrico. Si la frecuencia cardiaca es tan rápida que una rama determinada no puede repolarizarse a tiempo, habrá un bloqueo de la conducción temporal, que genera en el ECG la apariencia clásica de un bloqueo de rama dependiente de la frecuencia.

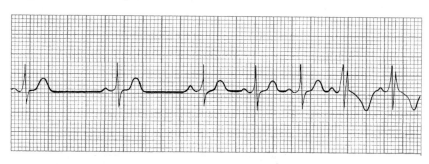

Un ejemplo de frecuencia crítica (derivación V2). A medida que el corazón se acelera, aparece el patrón del bloqueo de rama derecha.

La aparición de un bloqueo de rama dependiente de la frecuencia obedece a la misma fisiología que explica la conducción aberrante de las arritmias supraventriculares (vea la página 167), en la cual el latido supraventricular conducido aberrantemente resulta de alguna porción del sistema de conducción que no logra repolarizarse a tiempo.

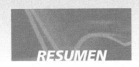

Bloqueo de rama

El bloqueo de rama se diagnostica al examinar la anchura y la configuración de los complejos QRS.

Criterios para el bloqueo de rama derecha

1. El complejo QRS se ensancha por encima de los 0.12 segundos.

2. RSR′ en V1 y V2 (orejas de conejo) con depresión del segmento ST e inversión de la onda T.

3. Cambios recíprocos en V5, V6, I y aVL.

Criterios para el bloqueo de rama izquierda

1. El complejo QRS se ensancha por encima de los 0.12 segundos.

2. Onda R ancha o mellada con elevación prolongada en las derivaciones V5, V6, I y aVL, con depresión del segmento ST e inversión de la onda T.

3. Cambios recíprocos en V1 y V2.

4. Puede estar presente una desviación del eje a la izquierda.

> **Nota:** dado que el bloqueo de rama afecta el tamaño y la apariencia de las ondas R, los criterios para la hipertrofia ventricular discutidos en el Capítulo 2 no pueden utilizarse si está presente un bloqueo de rama. Específicamente, el bloqueo de rama derecha impide el diagnóstico de la hipertrofia ventricular derecha y el bloqueo de rama izquierda impide el diagnóstico de la hipertrofia ventricular izquierda. Además, el diagnóstico de un infarto del miocardio puede ser en extremo difícil en presencia de un bloqueo de rama izquierda; veremos por qué en el Capítulo 6.

Hemibloqueos

Aquí tiene de nuevo una imagen del sistema de conducción ventricular. La rama izquierda está compuesta por tres fascículos diferentes: el fascículo septal, el fascículo anterior izquierdo y el fascículo posterior izquierdo. El término *hemibloqueo* se refiere a un bloqueo de la conducción en uno solo de estos fascículos. La rama derecha no se divide en diferentes fascículos, por lo que el concepto de hemibloqueo sólo se aplica a sistema de conducción ventricular izquierdo.

No es necesario que aquí nos preocupemos por los bloqueos septales. Sin embargo, los hemibloqueos de los fascículos anterior y posterior son comunes e importantes.

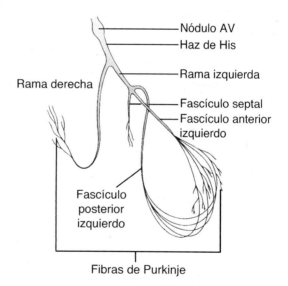

El sistema de conducción ventricular. La rama derecha permanece intacta, mientras que la rama izquierda se divide en tres fascículos distintos.

Los hemibloqueos causan desviación del eje

El efecto principal de los hemibloqueos en el ECG es la *desviación del eje*. Ésta es la razón.

Como se mostró en la página anterior, el fascículo anterior izquierdo reposa superior y lateral al fascículo posterior izquierdo. Con un *hemibloqueo anterior izquierdo*, la conducción por el fascículo anterior izquierdo está bloqueada. Por lo tanto, toda la corriente desciende rápido por el fascículo posterior izquierdo para llegar hasta la superficie inferior del corazón. Entonces se da la despolarización miocárdica ventricular izquierda, la cual avanza en una dirección de abajo a arriba y de derecha a izquierda.

El eje de la despolarización ventricular, en consecuencia, se redirige hacia arriba y ligeramente hacia la izquierda, inscribiendo ondas R positivas altas en las derivaciones laterales izquierdas y ondas S profundas inferiormente. Esto resulta en una *desviación del eje a la izquierda* en la cual el eje eléctrico de la despolarización ventricular se redirige entre –30 y –90°.

¿Recuerda cómo identificar la desviación del eje a la izquierda? El método más simple es observar el complejo QRS en las derivaciones I y aVF. El complejo QRS será positivo en la derivación I y negativo en la derivación aVF. Sin embargo, este análisis definirá un rango desde 0 a –90°, y el diagnóstico de hemibloqueo anterior izquierdo requiere una de la izquierda de más de –30°. Por lo tanto, observe la derivación II, que está en un ángulo de +60°; si su complejo QRS es negativo, entonces el eje debe recaer más negativo que –30°.

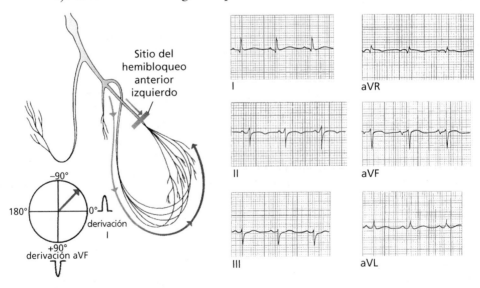

Hemibloqueo anterior izquierdo. El flujo de corriente por el fascículo anterior izquierdo está bloqueado; de ahí que toda la corriente deba pasar por el fascículo posterior. El eje resultante se redirige hacia arriba y hacia la izquierda (desviación del eje a la izquierda).

Hay muchas causas de desviación del eje izquierdo. De hecho, acabamos de ver una: el bloqueo de rama izquierda. Pero hay otras: ¿se le ocurre alguna de las que ya hemos hablado? ¿Qué tal la hipertrofia ventricular izquierda? Y hay otras que aún no hemos explorado. Sólo se puede diagnosticar el hemibloqueo anterior izquierdo cuando no hay otra causa de desviación del eje izquierdo.

En el *hemibloqueo posterior izquierdo* ocurre lo contrario. Toda la corriente desciende rápido por el fascículo anterior izquierdo y la despolarización miocárdica ventricular sucede entonces en una dirección de arriba a abajo y de izquierda a derecha. El eje de despolarización se redirige por lo tanto hacia abajo y hacia la derecha, inscribiendo ondas R altas inferiormente y ondas S profundas en las derivaciones laterales izquierdas. El resultado es una *desviación del eje a la derecha* (es decir, el eje eléctrico de la despolarización ventricular está entre +90 y 180°). El complejo QRS será negativo en la derivación I y positivo en la derivación aVF.

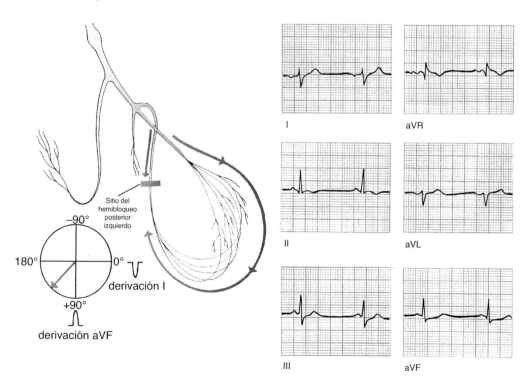

Hemibloqueo posterior izquierdo. El flujo de corriente por el fascículo posterior izquierdo está bloqueado; de ahí que toda la corriente deba pasar por el fascículo anterior derecho. El eje resultante se redirige hacia abajo y hacia la derecha (desviación del eje a la derecha).

Al igual que en el caso de la desviación del eje izquierdo con el hemibloqueo anterior izquierdo, existen otras causas de desviación del eje derecho además del hemibloqueo posterior izquierdo. Una causa común es la enfermedad pulmonar crónica, que encontraremos en el Capítulo 7. Sólo se puede diagnosticar el hemibloqueo posterior izquierdo si no hay otra causa de desviación del eje derecho.

Los hemibloqueos no prolongan el complejo QRS

Mientras que el complejo QRS se ensancha en los bloqueos *completos* de rama izquierda y derecha, la duración del complejo QRS en los hemibloqueos anterior izquierdo y posterior izquierdo es normal. (En realidad, hay una prolongación menor, pero no es suficiente para ensanchar apreciablemente el complejo QRS). Tampoco hay cambios en el segmento ST ni en la onda T.

El hemibloqueo anterior izquierdo es mucho más común que el hemibloqueo posterior izquierdo, quizá porque el fascículo anterior es más largo y más delgado y tiene un suministro de sangre más tenue que el fascículo posterior. El hemibloqueo anterior izquierdo puede presentarse tanto en corazones normales como enfermos, mientras que el hemibloqueo posterior izquierdo es un terreno casi exclusivo de corazones enfermos.

¿Hay un hemibloqueo en el siguiente ECG?

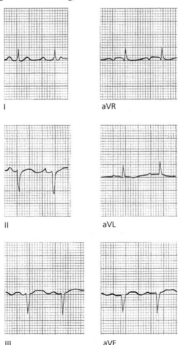

Una desviación del eje a la izquierda mayor de −30° indica la presencia de un hemibloqueo anterior izquierdo.

Recuerde que, antes de establecer el diagnóstico de hemibloqueo, siempre es necesario asegurarse de que no existen otras causas de desviación del eje, como la hipertrofia ventricular. Sin embargo, para la mayoría de los individuos, si el trazo es normal excepto por la presencia de una desviación del eje, puede estar razonablemente seguro de que el hemibloqueo es el responsable.

Criterios para el hemibloqueo

El hemibloqueo se diagnostica buscando una desviación del eje a la izquierda o a la derecha.

Hemibloqueo anterior izquierdo

1. Duración normal del complejo QRS y sin cambios en el segmento ST o la onda T.

2. Desviación del eje a la izquierda entre –30 y –90°.

3. No está presente ninguna otra causa de desviación del eje a la izquierda.

Hemibloqueo posterior izquierdo

1. Duración normal del complejo QRS y sin cambios en el segmento ST o la onda T.

2. Desviación del eje a la derecha.

3. No hay ninguna otra causa de desviación del eje a la derecha.

Combinación del bloqueo de rama derecha y hemibloqueos

El bloqueo de rama derecha y los hemibloqueos pueden presentarse juntos. El término *bloqueo bifascicular* se refiere a la combinación de un bloqueo de rama derecha con hemibloqueo anterior o posterior izquierdo. Los hallazgos del ECG incluyen una combinación de características tanto del hemibloqueo como del bloqueo de rama derecha. Los pacientes con esta combinación tienen un mayor riesgo de evolucionar a un bloqueo cardiaco completo.

Criterios para el bloqueo bifascicular

Las características del bloqueo de rama derecha combinadas con el hemibloqueo anterior izquierdo son las siguientes:

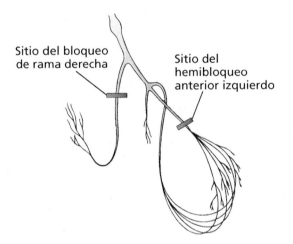

Sitio del bloqueo de rama derecha

Sitio del hemibloqueo anterior izquierdo

Bloqueo de rama derecha

- Complejo QRS más ancho que 0.12 segundos.
- RSR′ en V1 y V2.

Hemibloqueo anterior izquierdo

- Desviación del eje a la izquierda entre –30 y –90°.

Las características del bloqueo de rama derecha combinadas con el hemibloqueo posterior izquierdo son las siguientes:

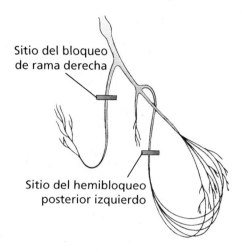

Sitio del bloqueo de rama derecha

Sitio del hemibloqueo posterior izquierdo

Bloqueo de rama derecha

- Complejo QRS más ancho que 0.12 segundos.
- RSR′ en V1 y V2.

Hemibloqueo posterior izquierdo

- Desviación del eje a la derecha.

¿Puede identificar un bloqueo bifascicular en este ECG?

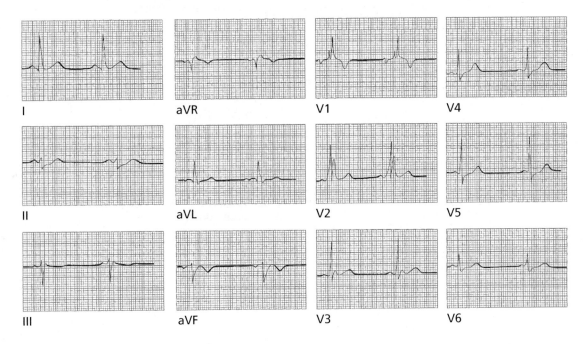

Éste es un ejemplo de bloqueo de rama derecha combinado con un hemibloqueo anterior izquierdo. Note el complejo QRS ensanchado y las orejas de conejo en las derivaciones V1 y V2, características del bloqueo de rama derecha, y la desviación del eje a la izquierda en las derivaciones de las extremidades (el complejo QRS es predominantemente positivo en la derivación I y negativo en las derivaciones aVF y II) que sugiere un hemibloqueo anterior izquierdo.

Bloqueos incompletos

No todos los bloqueos de la conducción cumplen con todos los criterios de los bloqueos de rama o del bloqueo bifascicular. Éstos son muy comunes y por lo general caen en dos categorías:

Un *retraso en la conducción intraventricular inespecífico* se da cuando hay un ensanchamiento del complejo QRS mayor de 0.10 segundos sin cumplir con los criterios habituales para los bloqueos de rama ni para el bloqueo bifascicular.

Un *bloqueo de rama incompleto* se da cuando el trazo del ECG muestra una apariencia de bloqueo de rama izquierda o derecha (p. ej., orejas de conejo en V1 para el bloqueo de rama derecha) pero la duración del complejo QRS está entre 0.10 y 0.12 segundos.

Estos bloqueos de la conducción son ocasionados por los mismos procesos patológicos que causan los demás bloqueos de la conducción.

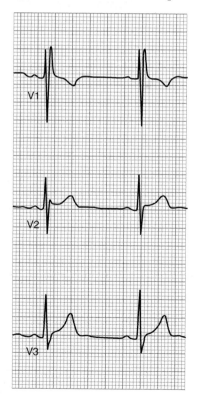

Bloqueo de rama derecha incompleto; el complejo QRS no está ensan-chado más allá de 0.12 segundos, pero nótese la clásica configuración de orejas de conejo en las derivaciones V1 y V2.

El juego definitivo de los bloqueos: combinación de bloqueos AV, bloqueo de rama derecha y hemibloqueos

El bloqueo de rama derecha, los hemibloqueos y los bloqueos bifasciculares pueden darse en combinación con bloqueos AV. (¿Está seguro de que está preparado para esto?) Eche un vistazo al siguiente ECG y vea si puede identificar los diferentes bloqueos de la conducción que están presentes. Un proceso ordenado es esencial.

1. ¿Hay algún bloqueo AV? Observe la relación entre las ondas P y los complejos QRS.

2. ¿Hay algún bloqueo de rama? Busque en las derivaciones precordiales complejos QRS anchos con sus configuraciones distintivas; ¿hay algún cambio en los segmentos ST y en las ondas T?

3. ¿Hay algún hemibloqueo? Busque desviaciones en el eje.

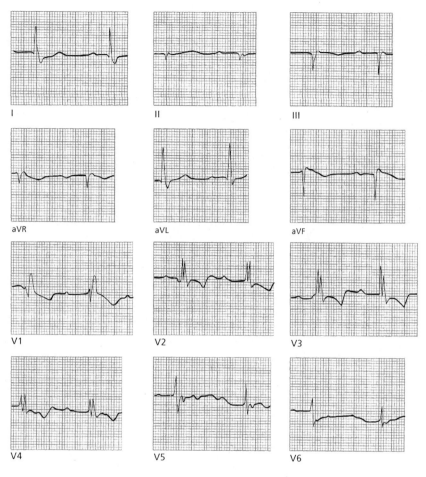

Este ECG muestra:

1. Bloqueo AV de primer grado (el intervalo PR excede los 0.20 segundos).

2. Bloqueo de rama derecha (hay complejos QRS anchos con orejas de conejo en las derivaciones de la V1 a la V4).

3. Hemibloqueo anterior izquierdo (está presente una desviación del eje a la izquierda).

Marcapasos

Muchos marcapasos, tanto temporales como permanentes, se insertan cada año, y en las circunstancias correctas pueden aliviar los síntomas de un gasto cardiaco insuficiente y evitar una muerte súbita por un bloqueo de la conducción completo o por una taquiarritmia. La evidencia clínica respalda su uso en pacientes con:

- Bloqueo AV de tercer grado (completo).
- Bloqueo AV de menor grado o bradicardia (p. ej., síndrome del seno enfermo) si el paciente es sintomático (en especial en la fibrilación atrial).
- Un desarrollo repentino de varias combinaciones de bloqueo AV y bloqueo de rama en pacientes que están teniendo un infarto agudo del miocardio (esta situación por lo regular sólo requiere un marcapasos temporal que puede quitarse después de que se ha resuelto el incidente agudo).
- Taquicardias ventriculares recurrentes de las cuales un marcapasos puede tomar el control y por lo tanto terminarlas.
- Un paciente que tiene una fuerte indicación para la terapia con un bloqueador nodal AV, por ejemplo, una alta carga de CVP, pero que es incapaz de usar estos medicamentos sin desarrollar una bradicardia clínicamente intolerable (disnea, mareos, etc.).

Los marcapasos no son más que una fuente de energía controlada por un microchip y conectada a electrodos. La fuente de energía se suele colocar a nivel subcutáneo y los electrodos se introducen en el atrio derecho y el ventrículo derecho a través de las venas que drenan hacia el corazón. Los marcapasos proporcionan una fuente de estimulación eléctrica alternativa a un corazón cuya propia fuente de electricidad intrínseca (el nódulo sinusal) o cuya capacidad para conducir la corriente eléctrica está dañada.

Mientras que los primeros marcapasos sólo eran capaces de disparar a una única frecuencia predeterminada (*marcapasos de frecuencia fija*) sin importar lo que estaba haciendo el corazón en sí, los marcapasos de hoy en día responden a las necesidades del corazón en cada momento. Son programables en términos de sensibilidad, frecuencia de disparo, periodo refractario, etc. La generación actual de marcapasos puede incluso aumentar la frecuencia cardiaca en respuesta al movimiento o al aumento de la respiración de los pacientes que no pueden aumentar lo suficiente su propia frecuencia cardiaca durante la actividad, ya sea por enfermedad del nódulo sinusal o por efectos de medicamentos.

El marcapasos más popular es un *marcapasos a demanda*. Un marcapasos a demanda dispara sólo cuando la propia frecuencia cardiaca intrínseca del paciente cae por debajo de un umbral. Por ejemplo, un marcapasos a demanda programado a 60 latidos por minuto permanecerá silente mientras que la frecuencia cardiaca del paciente se mantenga por encima de 60 latidos por minuto. Tan pronto haya una pausa entre latidos que se traduzca en una frecuencia por debajo de 60, el marcapasos comenzará a disparar.

Los electrodos del marcapasos pueden colocarse sólo en el atrio o en el ventrículo (marcapasos unicamerales) o, con más frecuencia, en ambas cavidades (marcapasos bicamerales). Los marcapasos bicamerales también se denominan marcapasos secuenciales AV.

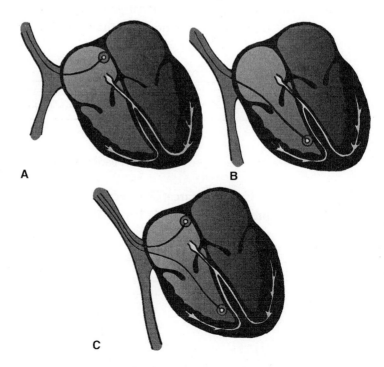

(*A*) Sitio de implantación de un marcapasos atrial. (*B*) Marcapasos ventricular. (*C*) Marcapasos secuencial con electrodos atriales y ventriculares.

Cuando un marcapasos dispara puede observarse en el ECG una pequeña espiga. Con un marcapasos ventricular, el complejo QRS posterior será ancho y aberrante, justo como una CVP. Como los electrodos se localizan en el ventrículo derecho, primero se contraerá el ventrículo derecho y después el ventrículo izquierdo. Esto genera un patrón idéntico al del bloqueo de rama izquierda, con una activación ventricular izquierda retrasada. Puede que se observe o no una onda P retrógrada.

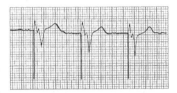

ECG de un paciente con un marcapasos ventricular. La línea descendente aguda es el pico del marcapasos.

Un marcapasos atrial generará una espiga seguida de una onda P, un intervalo PR normal y un complejo QRS normal.

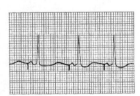

ECG de un paciente con un marcapasos atrial.

Con un marcapasos secuencial, se observaron dos espigas, una precediendo la onda P y una precediendo a un complejo QRS ancho y aberrante.

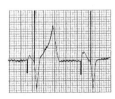

ECG de un paciente con un marcapasos secuencial.

Cuando se utilizan de manera apropiada, los marcapasos salvan vidas. Sin embargo, tienen riesgos. En primer lugar, existe una pequeña posibilidad de infección o hemorragia. En segundo lugar, la espiga del marcapasos en sí misma tiene siempre el potencial de inducir una arritmia grave. Por ejemplo, si un marcapasos ventricular disparara por error durante la delicada fase de repolarización ventricular (¿recuerda el fenómeno de R sobre T? Véase página 159) podría inducirse una taquicardia ventricular. Por fortuna, con los avances en la tecnología de los marcapasos moderna es muy raro que esto ocurra.

Es posible que pacientes con una función ventricular izquierda dañada o insuficiencia cardiaca congestiva no siempre se beneficien de un marcapasos insertado en el ventrículo derecho. De hecho, ese marcapasos podría en realidad precipitar un episodio de insuficiencia cardiaca al suprimir la conducción eléctrica intrínseca efectiva y empeorar la función contráctil. Esto ocurre porque el marcapasos puede crear un bloqueo de rama izquierda al marcar primero el ritmo del ventrículo derecho. La desincronización ventricular resultante (es decir, los ventrículos ya no se están contrayendo al mismo tiempo) puede reducir la función de bombeo del corazón. Para estos pacientes con insuficiencia cardiaca, se puede introducir un tercer electrodo en el seno coronario desde el atrio derecho y pasarlo a las venas laterales del ventrículo izquierdo para aproximarse a la estimulación del ventrículo izquierdo (el marcapasos no se coloca directo en el ventrículo izquierdo por el riesgo de coagulación y posterior embolización).

Los pacientes con una función ventricular significativamente reducida y un bloqueo de rama izquierda nativo pueden beneficiarse también de la implantación de un dispositivo regulador del ritmo con electrodos tanto en el ventrículo derecho como en el izquierdo. Esta *terapia de resincronización cardiaca* (TRC) ha demostrado reducir las tasas de hospitalización y mortalidad en pacientes con insuficiencia cardiaca clase II y clase III (es decir, sintomática pero no grave). La TRC sólo beneficia a pacientes cuya insuficiencia cardiaca se asocia con un complejo QRS ancho (> 0.15 segundos) y disfunción sistólica ventricular izquierda. La estimulación desde los electrodos del ventrículo derecho e izquierdo resincroniza el corazón y puede mejorar la función del ventrículo izquierdo y reducir los síntomas de la insuficiencia cardiaca.

Uno de los últimos avances en tecnología de marcapasos es el marcapasos sin cables, un marcapasos autónomo que se coloca a través de la vena femoral en el ventrículo derecho. Este tipo de marcapasos elimina la necesidad de cables y de incisiones. Hasta ahora sólo puede utilizarse para la estimulación ventricular, pero se ha desarrollado una tecnología que permite la detección y estimulación bicameral.

En algunos pacientes, puede ser difícil observar las espigas del marcapasos en un ECG estándar ya que su amplitud tal vez sea muy pequeña. Si está examinando el ECG de un paciente que no sabe que presenta complejos QRS anchos y desviación del eje a la izquierda, deberá siempre sospechar de la presencia de un marcapasos incluso si no pueden observarse las diminutas espigas del marcapasos. Claro que en la revisión del paciente, si está lúcido, una o dos simples preguntas revelarán la presencia o ausencia de un marcapasos eléctrico.

CASO 6

Sally M. trabaja como voluntaria en su hospital. Un día se le solicita que tome algunas soluciones intravenosas de la farmacia en el sótano del hospital y que las lleve a la unidad de cuidados intensivos (UCI) en el tercer piso. Al mismo tiempo, usted está esperando el elevador en el tercer piso impaciente por ir a la cafetería. Cuando se abren las puertas del elevador, se encuentra a Sally desplomada en el suelo. Un examen rápido de sus signos vitales revela que parece hemodinámicamente estable. Usted toma una camilla que por fortuna estaba estacionada cerca y la lleva rápido a la UCI.

En camino a la unidad, intenta hablar con ella. Está confundida y desorientada, y usted se da cuenta de que tuvo incontinencia. En la UCI se toma este ritmo.

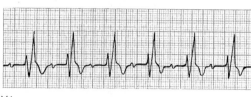

V1

¿Le dice este ritmo lo que le pasó a Sally en el elevador?

En una palabra, no. La tira de ritmo revela una modesta taquicardia sinusal, un bloqueo AV de primer grado y las orejas de conejo, un bloqueo de rama derecha. Nada de esto puede justificar el colapso. Si hubiera encontrado una bradicardia significativa, una arritmia ventricular o un bloqueo cardiaco de mayor grado, ciertamente tendría un motivo para sospechar la presencia de un síncope de Stokes-Adams, esto es, un desmayo repentino provocado por un gasto cardiaco insuficiente. El periodo de desorientación después del colapso no es común del síncope de Stokes-Adams, pero es típico de estado posictal después de una convulsión.

Unos 15 minutos después del colapso, el estado mental de Sally vuelve a ser normal y está ansiosa por volver al trabajo. Usted la convence de que sería buena idea permanecer en la UCI para observación un poco más. Una monitorización cardiaca continua no revela arritmias significativas o bloqueos de la conducción, pero una resonancia magnética (IRM) de su cabeza muestra un probable meningioma. Por lo tanto, es probable que Sally presentara una convulsión a causa de una lesión cerebral (por fortuna no maligna) en expansión. El meningioma se extirpa sin complicaciones y varios meses después ve a Sally de nuevo realizando su trabajo felizmente, un alegre recordatorio para todos de que servir a los demás es la forma más segura de alcanzar una verdadera satisfacción en la vida.

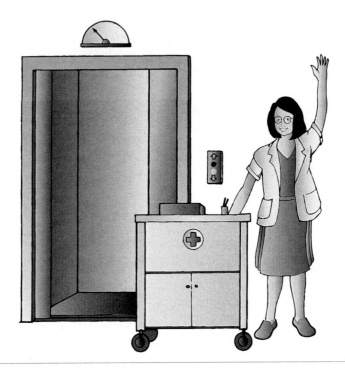

CASO

7

Jamar N., vestido con un magnífico traje de tres piezas hecho a medida y zapatos cosidos a mano cuyo costo podría financiar una clínica médica en el extranjero por 1 mes, es el director ejecutivo de una gran firma de inversiones, una posición que él describe como "más estresante de lo que tú, amigo mío, puedas imaginar jamás". Es un paciente nuevo y le dice que recién ha estado teniendo disnea por esfuerzo pero que no tiene tiempo para "tonterías como un historial y un examen físico". Insiste en que sólo le haga un ECG y le diga si está teniendo un ataque al corazón. Usted respira hondo, trata de no girar los ojos de manera muy evidente y lo engancha a la máquina del ECG. El ECG de 12 derivaciones no muestra ninguna isquemia aguda, pero la derivación V1 muestra esto:

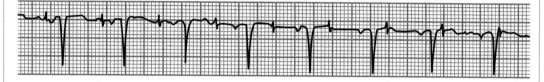

¿Qué es lo que ve, qué infiere y qué hace?

El hallazgo más llamativo es la procesión de espigas de marcapasos que recorren el ECG sin ninguna relación con las ondas P y los complejos QRS. El marcapasos no está logrando captar el corazón. Puede inferir una historia cardiaca que en un primer momento requirió un marcapasos. Dado que la frecuencia y el ritmo parecen estar por lo demás bien mantenidos, no está nada claro que la disnea de este consumado ejecutivo se relacione con una falla del marcapasos o con captar y dirigir el corazón de forma adecuada. Lo que hace es, por supuesto, insistir en realizar una historia detallada y un examen físico para guiar su siguiente movimiento (no se sorprenda cuando descubre que tiene una historia de bloqueo AV de alto grado y un infarto del miocardio previo, datos que se negó a mencionar en la conversación inicial).

CASO 8

Jeong O. es una bioquímica de 60 años de edad que se presenta en su consultorio con fiebre, escalofríos y disuria. Su historia destaca por un reemplazo de la válvula aórtica hace varios años debido a una válvula bicúspide congénita. Usted sospecha urosepsis –confirmada rápido– pero al auscultarla escucha también un fuerte murmullo sistólico y otro diastólico prominente, consistente con estenosis e insuficiencia de la válvula aórtica. Su ECG se muestra abajo, ¿qué observa?

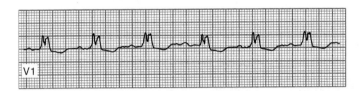

Su ECG muestra un intervalo PR normal y las clásicas orejas de conejo del bloqueo de rama derecha. Por fortuna, tiene un ECG de hace 1 año y su apariencia es idéntica.

Al sospechar endocarditis bacteriana (fiebre, escalofríos y nuevos murmullos cardiacos en alguien con un reemplazo de válvula) usted extrae cultivos sanguíneos y la manda al hospital. Un eco cardiaco revela vegetación de la válvula aórtica y en los cultivos sanguíneos crece *Enterococcus faecium*, un responsable habitual de este escenario. Se inician antibióticos y un ECG tomado 24 horas después tiene esta apariencia, ¿qué observa ahora?

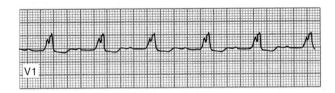

Ahora, su intervalo PR ha aumentado: tiene un bloqueo AV de primer grado. A pesar de que en la mayoría de los escenarios esto es un hallazgo benigno, aquí –en una paciente con endocarditis bacteriana– no lo es, ya que indica la extensión de la infección. Admiradores de la anatomía, noten por favor: la válvula aórtica descansa a la derecha adyacente al haz de His. La infección se ha extendido y ahora está alterando la conducción eléctrica a través del corazón. Este es un mal signo pronóstico y exige una intervención agresiva; en el caso de Jeong, la necesidad de una cirugía urgente para reemplazar la válvula aórtica.

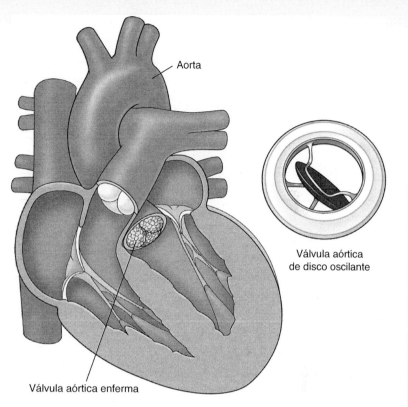

Aorta

Válvula aórtica
de disco oscilante

Válvula aórtica enferma

Gracias a su cuidadosa atención al ECG y al reconocer su progresión sutil hacia un bloqueo AV de primer grado, ¡usted ha contribuido a salvar su vida!

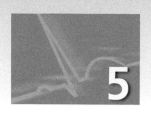

5 Síndromes de preexcitación

En este capítulo aprenderá:

1 Qué sucede cuando la corriente eléctrica se conduce a los ventrículos más rápido de lo normal.

2 Qué es una vía accesoria.

3 Que Wolff-Parkinson-White y Lown-Ganong-Levine no es el nombre de una firma de abogados.

4 Por qué las vías accesorias predisponen a arritmias.

5 Sobre el caso de Alejandro T., una personalidad *preexcitable*.

¿Qué es la preexcitación?

En el capítulo anterior analizamos qué sucede cuando la conducción desde los atrios hacia los ventrículos está retrasada o bloqueada. Este capítulo presenta la otra cara de la moneda: qué sucede cuando la corriente eléctrica se conduce hacia los ventrículos *más rápido de lo normal.*

¿Cómo puede suceder tal cosa?

Con la conducción normal, el principal retraso entre los atrios y los ventrículos se da en el nódulo atrioventricular (AV), donde la onda de despolarización se retiene alrededor de 0.1 segundos, tiempo suficiente para que los atrios se contraigan y vacíen su contenido de sangre circulante hacia los ventrículos. En los *síndromes de preexcitación* hay *vías accesorias* por las cuales la corriente puede evitar el nódulo AV y así llegar a los ventrículos antes de tiempo.

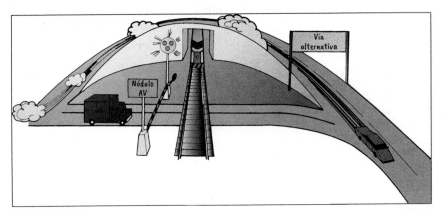

Se han descubierto varias vías accesorias diferentes. Tal vez menos de 1% de las personas posee una de estas vías. Existe una clara preponderancia masculina. Las vías accesorias pueden presentarse en corazones normales sanos como hecho aislado o evidenciarse en conjunto con prolapso de la válvula mitral, miocardiopatías hipertróficas y varias enfermedades congénitas.

El síndrome de preexcitación más importante es *Wolff-Parkinson-White* (*WPW*). Se diagnostica fácil con un ECG. En WPW, las vías de conducción accesorias actúan como cortocircuitos al permitir que la onda de despolarización atrial evite el nódulo AV y active los ventrículos de forma prematura.

Wolff-Parkinson-White

En el síndrome de WPW, la vía de derivación es una vía de conducción aberrante discreta que conecta los atrios y los ventrículos. Puede estar del lado izquierdo (conectando el atrio izquierdo y el ventrículo izquierdo) o del lado derecho (conectando el atrio derecho y el ventrículo derecho).

La despolarización ventricular prematura a través de la vía accesoria provoca que ocurran dos cosas en el ECG:

1. El intervalo PR, que representa el tiempo desde el comienzo de la despolarización atrial hasta el comienzo de la despolarización ventricular, se acorta. El criterio específico para el diagnóstico es un *intervalo PR menor de 0.12 segundos.*

2. El complejo QRS se ensancha a más de 0.1 segundos por la presencia de lo que se denomina una onda delta. Al contrario que el bloqueo de rama, en el cual el complejo QRS se ensancha a causa de una activación ventricular *retrasada*, en el WPW se ensancha por una activación *prematura*. El complejo QRS en el WPW en realidad representa un latido de fusión: la mayor parte del miocardio ventricular se activa mediante las vías de conducción normales, pero una *pequeña región del miocardio se despolariza antes* a través de la vía accesoria. Esta pequeña región del miocardio que se despolariza antes le da al complejo QRS una característica elevación inicial empastada denominada *onda delta*. Es posible que sólo pueda verse una verdadera onda delta en algunas derivaciones, así que haga el ECG completo.

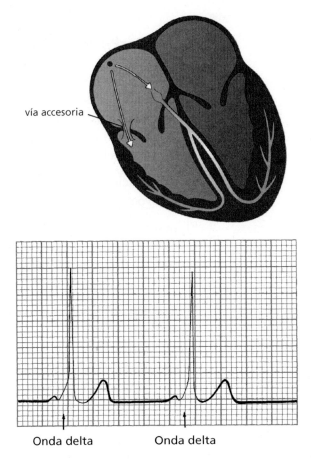

vía accesoria

Onda delta   Onda delta

Wolff-Parkinson-White (WPW). La corriente es retenida por el retraso normal en el nódulo AV, pero avanza sin impedimentos por la vía accesoria. El ECG muestra el intervalo PR corto y la onda delta.

Un intervalo PR corto sin una onda delta

Aún más común que el WPW es la presencia de un intervalo PR corto sin una onda delta que lo acompañe. No se ha identificado ninguna vía anatómica que explique este hallazgo, y tal vez sea el resultado de una variedad de anormalidades estructurales. Algunos pacientes pueden tener una pequeña vía de derivación dentro o muy cerca del nódulo AV. Otros pueden tener simplemente un nódulo AV que conduce más rápido de lo normal.

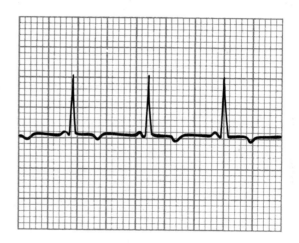

El intervalo PR es corto, pero no hay onda delta.

¿Por qué nos preocupa la preexcitación?

En muchos individuos con WPW, la preexcitación plantea pocos o ningún problema clínico. Sin embargo, la preexcitación predispone a diversas taquiarritmias. Se calcula que entre 50 y 70% de las personas con WPW experimenta al menos una arritmia supraventricular. Estos pacientes pueden desarrollar síntomas como palpitaciones, disnea, etc. La presencia tanto de las anomalías clásicas del electrocardiograma como de los síntomas se denomina *síndrome de WPW*.

Las dos taquiarritmias que se observan con más frecuencia en el WPW son la *taquicardia supraventricular* y la *fibrilación atrial*.

Taquicardia supraventricular en el WPW

En los corazones normales, las taquicardias supraventriculares suelen surgir a través de un mecanismo de reentrada (taquicardia reentrante del nódulo AV [TRNAV], véase la página 139). En el WPW se

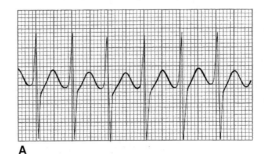

A

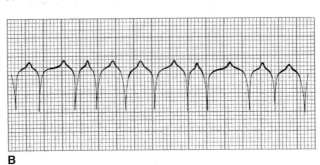

B

(*A*) Taquicardia supraventricular; obsérvese el ritmo regular.
(*B*) Fibrilación atrial con el clásico ritmo irregular.

produce un mecanismo similar. De hecho, la presencia de un haz accesorio –una vía alternativa de conducción– es el sustrato *perfecto* para la reentrada. A continuación se explica cómo funciona.

Hemos visto cómo, en el WPW, un latido normal genera un complejo QRS que es la fusión de dos ondas, una que se conduce a través de la vía accesoria y una a través del nódulo AV y a lo largo de la vía de conducción normal. A pesar de que la vía accesoria suele conducir la corriente más rápido que el nódulo AV, tiende también a tener un periodo refractario más largo una vez despolarizado. ¿Qué ocurre entonces si a un impulso sinusal normal le sigue abruptamente un latido atrial prematuro? Este latido prematuro se conducirá con normalidad a través del nódulo AV, pero la vía accesoria aún puede continuar siendo refractaria, lo que bloquea la conducción a través de la ruta alternativa. La onda de despolarización se moverá entonces a través del nódulo AV y hacia las ramas y el miocardio ventricular. Para cuando se encuentra con la vía accesoria del lado ventricular, es posible que ésta ya no continúe refractaria y la corriente pueda regresar al atrio. Entonces es libre de volver a descender por el nódulo AV y así se establece un mecanismo de reentrada rotatorio autosuficiente. El resultado es una taquicardia supraventricular. El complejo QRS durante la arritmia es estrecho porque la despolarización ventricular se produce a través de las ramas normales.

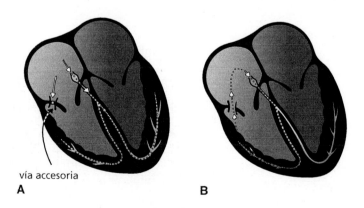

vía accesoria

A **B**

La formación de un circuito de reentrada en el síndrome de WPW. (*A*) Un latido atrial prematuro envía la corriente por las vías de conducción normales, pero no a través del haz de Kent refractario. (*B*) La corriente regresa a través del haz de Kent, el cual ya no es refractario a la conducción, para formar un circuito reentrante completo.

Con menos frecuencia, el mecanismo reentrante circula en el otro sentido, esto es, desciende por la vía accesoria y regresa por el nódulo AV. El resultado, de nuevo, es una taquicardia supraventricular, pero ahora el complejo QRS es ancho y aberrante porque la despolarización ventricular no se produce a lo largo de las ramas normales. Esta arritmia puede ser indistinguible de la taquicardia ventricular en el ECG.

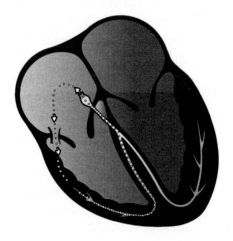

Un segundo tipo de circuito de reentrada en el síndrome de WPW. La corriente se mueve anterógrada por el haz de Kent y después retrógrada a través del nódulo AV, y establece un circuito rotatorio independiente.

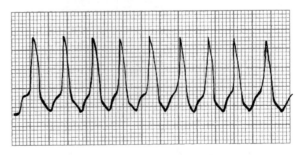

Taquicardia supraventricular de complejo ancho en WPW.

Recordemos de nuevo que la forma "habitual" de taquicardia supraventricular en los corazones normales suele estar causada por un bucle de reentrada en el nódulo AV y se denomina TRNAV. En este caso, en el WPW, debido a que el bucle de reentrada es recíproco entre los atrios y los ventrículos, la arritmia se denomina con mayor precisión **taquicardia recíproca AV (TRAV)**. ¿Recuerda en el Capítulo 3 (página 138) que mencionamos por primera vez esta arritmia como una de las causas de una taquicardia supraventricular sostenida, y que se discutiría más adelante? Pues bien, ¡aquí está!

Cuando la taquicardia activa los ventrículos de forma anterógrada a través del nódulo AV, generando un complejo QRS estrecho, la arritmia se subclasifica como **taquicardia ortodrómica** (el prefijo *orto* transmite el significado de correcto u ortodoxo). Taquicardias recíprocas que activan los ventrículos a través de la vía accesoria, generando un complejo QRS amplio, se subclasifica como **taquicardia antidrómica**.

En 10 a 15% de los pacientes con WPW hay más de una vía accesoria, lo que permite la formación de múltiples bucles de reentrada a medida que la corriente sube y baja por las diferentes vías accesorias y el nódulo AV.

Entonces, ¿qué hacer si un paciente hemodinámicamente inestable –cuya historia no conoce y del que no hay un ECG de referencia– se presenta en la sala de urgencias con una taquicardia de complejo QRS ancho, y las diversas técnicas que comentamos en la página 167 no le ayudan a distinguir la taquicardia ventricular de una taquicardia supraventricular de complejo ancho? Tal vez su paciente tenga WPW, o tal vez no. No puede confiar en la búsqueda de ondas delta; casi nunca las verá en pacientes con WPW mientras experimentan una arritmia supraventricular hasta que se restablece el ritmo sinusal normal. La respuesta es la siguiente: asuma que el paciente tiene taquicardia ventricular y proceda a tratarla en consecuencia. La taquicardia ventricular es mucho más común y puede ser letal.

Fibrilación atrial en el WPW

La fibrilación atrial, la otra arritmia que suele observarse en el WPW, puede ser en particular devastadora. La vía accesoria puede actuar como un conducto libre para la caótica actividad atrial. Sin el nódulo AV funcionando como barrera entre los atrios y los ventrículos, ¡las frecuencias ventriculares pueden aumentar hasta 300 latidos por minuto! La frecuencia precisa dependerá del periodo refractario de la vía accesoria. Los complejos QRS suelen mostrar una morfología variable, ya que algunos se desencadenan mediante la conducción normal a través del nodo AV y otros mediante la conducción a través de la vía accesoria. Otras pueden representar latidos de fusión alimentados por el nodo AV y la vía accesoria al mismo tiempo. Esta fibrilación atrial alta es conocida por inducir fibrilación ventricular, debido a la falta de filtrado normal por parte del nodo AV y a la rápida respuesta ventricular. Por fortuna, esta forma de fibrilación atrial letal es rara en el WPW, pero debe considerarse una posibilidad diagnóstica en pacientes que han sido reanimados de un episodio de muerte súbita o síncope y se descubre que presentan preexcitación en sus cardiogramas.

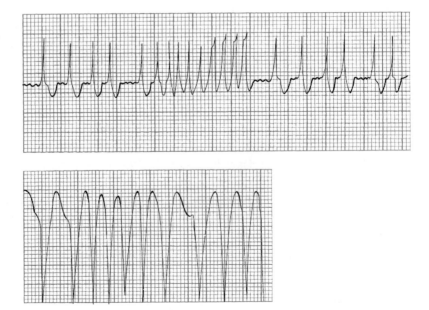

Dos ejemplos de fibrilación atrial en el síndrome de WPW. La frecuencia ventricular es extremadamente rápida.

El mapeo de las vías accesorias en pacientes con WPW se puede realizar con un estudio electrofisiológico (EPS) y se ha convertido en una rutina en pacientes sintomáticos, por ejemplo, aquellos con historia de síncope o que tienen arritmias documentadas. Durante el procedimiento de mapeo, la vía accesoria puede ser eliminada, resolviendo así el problema.

Los pacientes con WPW tienen mayor riesgo de muerte súbita pero muy rara vez ésta es la característica inicial, dando tiempo a una intervención clínica exitosa antes de que pueda ocurrir un episodio de muerte súbita. Hoy en día, la prognosis general para los pacientes con WPW es excelente.

Los pacientes con un intervalo PR corto sin onda delta también pueden tener un mayor riesgo de taquiarritmias. Sin embargo, el riesgo parece ser extremadamente pequeño, y no hay pruebas de que estos pacientes tengan un mayor riesgo de muerte cardiaca súbita. Se dice que los pacientes con un intervalo PR corto sin ondas delta y que han tenido al menos una taquiarritmia tienen el síndrome de Lown-Ganong-Levine.

Si se lleva una lección a casa de este capítulo, es ésta: siempre buscar un intervalo PR corto y una onda delta en el ECG de cualquier paciente que se presente con una historia que sugiera una taquiarritmia, por ejemplo, palpitaciones o síncope. Y mire las 12 derivaciones; es posible que sólo vea ondas delta claras en algunas de ellas.

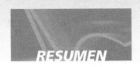

RESUMEN

Preexcitación

El diagnóstico de preexcitación se realiza buscando un intervalo PR corto.

Criterios para WPW

1. Intervalo PR menor de 0.12 segundos.

2. Complejos QRS anchos.

3. Se observan ondas delta en algunas derivaciones.

Las arritmias pueden incluir las siguientes:

1. Taquicardia AV recíproca: los complejos QRS estrechos (taquicardia ortodrómica) son más frecuentes que los anchos (taquicardia antidrómica).

2. La fibrilación atrial puede ser muy rápida y rara vez puede dar lugar a fibrilación ventricular.

Diagnóstico diferencial de las taquicardias de complejo ancho

1. Taquicardia ventricular

2. Una taquicardia supraventricular con conducción aberrante (p. ej., taquicardia supraventricular con bloqueo de rama subyacente); a menudo está relacionada con la frecuencia, apareciendo sólo con frecuencias cardiacas rápidas

3. Taquicardia AV recíproca (taquicardia antidrómica) en un paciente con preexcitación (p. ej., WPW)

4. Ritmos con marcapasos

Cuando vea lo que parece ser una taquicardia de complejo ancho y no ha realizado usted mismo el ECG –por ejemplo, si está viendo el trazo en un monitor del hospital– asegúrese de que no está viendo un artefacto causado por la actividad del paciente; podría ser causado por algo tan simple como que el paciente se cepille los dientes.

Dado que la presencia de una vía accesoria en el WPW altera los vectores del flujo de corriente al menos en algún grado, el eje y la amplitud no pueden determinarse con ninguna precisión y, por consiguiente, cualquier intento de establecer la presencia de hipertrofia ventricular o bloqueo de rama será poco fiable.

9

Alejandro T., un joven ingeniero bioquímico, es llevado al servicio de urgencias por su esposa. Durante la cena se sintió mareado y con náusea.

En el servicio de urgencias, Alejandro niega sentir dolor en el pecho o falta de aliento.

El estudiante de medicina que lo revisa primero ha visto a los pacientes suficientes para sentirse demasiado confiado en sus capacidades diagnósticas. Cansado y sobrecargado de trabajo, escucha la historia de Alejandro y está listo para mandarlo a casa con un diagnóstico de intoxicación alimentaria cuando una astuta enfermera se toma la molestia de tomarle el pulso a Alejandro y descubre que es extremadamente rápido. Un ECG revela lo siguiente:

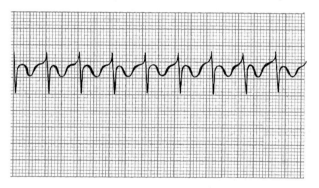

Angustiado por su descuido, el estudiante de medicina se pone él mismo algo pálido. El doctor del servicio de urgencias se hace cargo; siente el pulso rápido y regular del paciente, observa la tira de ritmo y de inmediato ordena una cardioversión eléctrica. La taquicardia se detiene al instante y el nuevo ritmo tiene este aspecto:

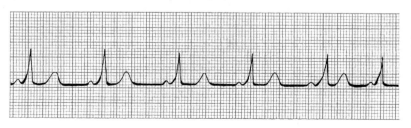

¿Puede igualar la gran perspicacia del doctor del servicio de urgencias con su propia erudición y averiguar exactamente qué ha pasado?

¡Seguro que puede! Alejandro tiene WPW. Esto es muy evidente en el segundo ECG, el cual revela un intervalo PR corto, onda delta y complejo QRS prolongado característicos. La tira inicial muestra el complejo QRS estrecho típico de estas personas. La taquicardia rápida era la responsable de los síntomas de Alejandro, no su codorniz mal cocinada.

Éste fue el primer ataque de Alejandro y como la mayoría de los pacientes con WPW sólo sufren episodios de taquicardia poco frecuentes, en este momento no está indicada una terapia antiarrítmica crónica.

Respecto a qué fue del estudiante de medicina, aprendió de esta experiencia, llegó a ser un ejemplo de meticulosidad y eficiencia, y eventualmente se graduó como primero de su clase. Además, nunca olvidó la primera regla de la medicina: **siempre tome los signos vitales**. Hay una buena razón por la que se llaman "vitales".

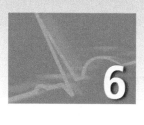

6 Isquemia e infarto del miocardio

En este capítulo aprenderá:

1 Las tres cosas principales que pueden ocurrir en el ECG durante un infarto del miocardio (picos e inversión de la onda T, elevación o depresión del segmento ST y aparición de nuevas ondas Q).

2 Cómo distinguir las ondas Q normales de las ondas Q del infarto.

3 Cómo puede el ECG localizar un infarto en una región concreta del corazón.

4 La diferencia entre los distintos síndromes coronarios agudos, en particular los infartos del miocardio con elevación del segmento ST (IMEST) y los infartos del miocardio sin elevación del segmento ST (no-IMEST).

5 El valor de la prueba de esfuerzo en el diagnóstico de la enfermedad arterial coronaria.

6 Sobre los casos de Joan L., una mujer con un infarto agudo del miocardio y una serie de complicaciones que requieren su atención urgente, y Saúl S., que se siente bien, pero ¿qué es lo que vemos en su ECG?

Angina estable y síndromes coronarios agudos

Empecemos por definir algunos términos clave:

La *angina* es el síntoma clásico de la isquemia cardiaca. Los pacientes suelen describirla como un dolor o presión torácica difusa que puede irradiarse al cuello, los brazos o la espalda y puede ir acompañada de disnea, náusea, vómito, mareo o diaforesis (sudoración). Algunos pacientes con isquemia cardiaca pueden no presentar ningún síntoma relacionado con el tórax, en especial mujeres, personas con diabetes y adultos mayores.

La fisiopatología subyacente en la mayoría de los pacientes es el estrechamiento progresivo de las arterias coronarias por ateroesclerosis, que impide el flujo sanguíneo al músculo cardiaco (otras causas menos comunes de angina son, entre otras, estenosis aórtica y miocardiopatía hipertrófica). Con el esfuerzo físico, el limitado flujo de sangre es inadecuado para satisfacer las mayores demandas del corazón. Aunque hay variabilidad entre los pacientes, la obstrucción de alrededor de 70% del lumen suele ser suficiente para provocar una angina de esfuerzo. Los pacientes cuyo malestar torácico se produce sólo con un determinado nivel de esfuerzo (p. ej., subir escaleras) y se alivia con el reposo tienen lo que se denomina *angina estable*. Estos pacientes no tienen riesgo inmediato de presentar un infarto del miocardio.

El término *síndrome coronario agudo* se utiliza para describir situaciones urgentes en las que el flujo de sangre al corazón se ve comprometido de forma aguda. Los síndromes coronarios agudos suelen estar causados por la rotura o erosión aguda de una placa ateroesclerótica, que a su vez provoca la formación de un trombo en la arteria coronaria, lo que limita aún más el flujo sanguíneo o lo bloquea por completo. El resultado puede ser lo que se llama *angina inestable* o *infarto del miocardio* (también conocido como ataque al corazón).

Es importante saber que el tamaño de la placa es menos importante en la génesis del síndrome coronario agudo que la *vulnerabilidad* de la placa a la rotura o la erosión. El tamaño de la cubierta fibrosa (si es delgada es peligrosa), la extensión del núcleo lipídico (si es grande es peligrosa) y la presencia de células inflamatorias dentro de la placa pueden predisponer a una placa inestable con la consiguiente rotura. Incluso las placas pequeñas pueden volverse inestables, romperse y provocar un infarto del miocardio (véase la figura de la pág. 242). ¿Por qué es importante? Porque ni las pruebas de esfuerzo ni los cateterismos cardiacos estándar pueden indicar si una placa es estable o inestable, lo que limita su utilidad para predecir el riesgo de infarto de un paciente.

Los pacientes con *angina inestable* experimentan el mismo tipo de síntomas que los de la angina estable, pero pueden aparecer con mucho menos esfuerzo, o incluso sin él, y sus síntomas suelen ser más graves y durar más tiempo. Muchos de estos pacientes tienen un historial de angina estable, y un cambio en su patrón típico de síntomas o la nueva aparición de síntomas en reposo es lo que los marca como inestables.

Los *infartos del miocardio* se presentan en dos variedades básicas. Si el flujo sanguíneo a través de una arteria coronaria se ocluye por completo, el resultado puede ser lo que se llama *infarto del miocardio con elevación del segmento ST o IMEST*. Como puede sospechar por su nombre, su rasgo más característico es la elevación del segmento del ST en el ECG. Un IMEST es una verdadera emergencia, ya que el músculo cardiaco no tiene suministro de sangre.

Sin embargo, si el flujo sanguíneo se reduce, pero no se bloquea por completo, el resultado puede ser una angina inestable o un *infarto del miocardio sin elevación del segmento ST (no-IMEST o IMSEST)*. En los infartos del miocardio sin segmento ST y en la angina inestable, los segmentos ST no se elevan, pueden permanecer normales, pero lo más frecuente es que estén deprimidos (en el sentido morfológico, no emocional).

Entonces, ¿qué ocurre con estos segmentos del ST? Está claro que son una característica diagnóstica clave en el diagnóstico de cardiopatía isquémica, y en este capítulo dedicaremos mucho tiempo a ellos. Por lo tanto, ahora es un buen momento para preguntarse por qué a veces se elevan y a veces se deprimen en respuesta al deterioro del flujo sanguíneo. La respuesta es compleja y no se comprende del todo, pero sabemos que la privación del flujo sanguíneo y del oxígeno en el miocardio altera las propiedades eléctricas de las células miocárdicas, lo que provoca gradientes de voltaje entre el miocardio normal y el isquémico. Estos gradientes crean corrientes de lesión dentro del tejido cardiaco, y son éstas las que parecen mover los segmentos del ST en un sentido u otro.

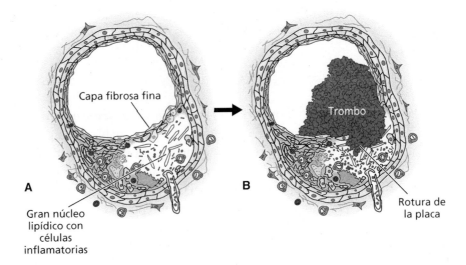

La figura (*A*) muestra el lumen de una arteria coronaria con una placa vulnerable que tiene una fina capa fibrosa y un grueso núcleo lipídico inflamatorio; la figura (*B*) muestra la formación de un trombo en el lugar de la rotura de la placa, que puede provocar un infarto del miocardio.

No todos los infartos del miocardio se producen por la obstrucción de una de las arterias coronarias. Algunos se producen cuando la demanda de oxígeno del miocardio supera la capacidad del organismo para suministrar la sangre necesaria. Estos pacientes pueden tener o no una enfermedad coronaria obstructiva. Entre las causas se encuentran las taquicardias extremas y la hipotensión grave debida a la pérdida de sangre (choque). El ECG no puede distinguir entre las distintas causas de infarto, aunque los cambios en el ECG –así como los síntomas del paciente– suelen ser menos dramáticos cuando la causa principal no es la oclusión de la arteria coronaria.

Cómo diagnosticar un infarto del miocardio

El diagnóstico de un infarto del miocardio consta de tres componentes: 1) historia y exploración física, 2) determinaciones de enzimas cardiacas y 3) el ECG.

Historia y examen físico

Cuando un paciente presenta las características típicas del infarto –la aparición repentina de dolor torácico retroesternal prolongado y aplastante que se irradia a la mandíbula, los hombros o el brazo izquierdo, asociado con náusea, diaforesis y dificultad para respirar– puede haber pocas dudas sobre el diagnóstico. Sin embargo, muchos pacientes tal vez no presenten todos estos síntomas, o sus síntomas pueden ser atípicos, descritos en cambio como ardor, nudo en la garganta o sensación de opresión en el cuello. Como se ha mencionado antes, algunos pacientes sólo refieren náusea, falta de aire u otros síntomas alejados del pecho, como dolor abdominal. Y se calcula que hasta un tercio de los infartos del miocardio es "silencioso", es decir, no se asocia con ninguna manifestación clínica. Cuando la angina de pecho está presente, su gravedad no es un indicador preciso de la probabilidad de un infarto del miocardio ni del tamaño del mismo.

La nitroglicerina sublingual, un nitrato que actúa como vasodilatador, se utiliza para tratar a los pacientes con síntomas de isquemia, y aún es un componente muy importante en el tratamiento. Los síntomas de un paciente suelen desaparecer rápido con un solo comprimido sublingual. Sin embargo, la respuesta a la nitroglicerina es un indicador muy deficiente de la causa de los síntomas de un paciente, ya que los pacientes con otras afecciones, como espasmo esofágico, pueden responder a la nitroglicerina igual que los que presentan isquemia cardiaca. Por lo tanto, aunque la nitroglicerina sublingual es una excelente intervención *terapéutica*, es una herramienta de *diagnóstico* deficiente.

Enzimas cardiacas

Las células miocárdicas moribundas filtran su contenido interno al torrente sanguíneo. En el pasado, los niveles elevados de *creatina cinasa* (CK) en sangre, en particular la isoenzima MB, fueron de los primeros en utilizarse como herramienta de diagnóstico del infarto. En la actualidad, los niveles elevados de las enzimas de troponina cardiaca ocupan el papel principal en el diagnóstico de laboratorio del infarto del miocardio. Las determinaciones de las enzimas de troponina son el análisis de sangre de referencia para ayudar a descartar o a confirmar un infarto del miocardio. Los niveles de troponina aumentan antes que los de la isoenzima CK-MB (en 2-3 horas) y pueden permanecer elevados durante varios días. Los niveles de CK no suelen aumentar hasta 6 horas después de un infarto y vuelven a la normalidad en 48 horas.

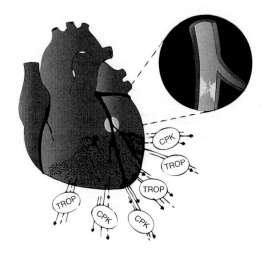

Se liberan enzimas intracelulares al morir las células miocárdicas después de una oclusión coronaria completa que resulta en un infarto agudo.

Aunque las pruebas de troponinas cardiacas han aumentado nuestra capacidad para diagnosticar un infarto del miocardio, no han suplantado en absoluto al ECG como una herramienta igual de valiosa. En los entornos de emergencia, si el ECG muestra cambios de un infarto del miocardio en un paciente con una historia consistente, nadie espera a que los niveles de enzimas vuelvan a aparecer: ¡el paciente se va al laboratorio de cateterismo!

Además, las troponinas cardiacas pueden elevarse en condiciones distintas de un infarto, por ejemplo, con una embolia pulmonar, sepsis, insuficiencia respiratoria y deterioro renal. También pueden elevarse por otros trastornos asociados con la lesión miocárdica, como insuficiencia cardiaca congestiva, miocarditis o pericarditis. Por lo tanto, aunque los niveles normales de troponina hacen muy improbable que el paciente esté presentando un infarto del miocardio, los falsos positivos no son raros. Según donde se defina el punto de corte, algunos pacientes con un nivel elevado de troponina resultarán tener algo distinto a un infarto del miocardio.

El ECG

En la mayoría de los infartos, el ECG revelará el diagnóstico correcto. Los cambios electrocardiográficos característicos acompañan a un infarto del miocardio, y los primeros cambios se producen casi al mismo tiempo que el inicio del compromiso miocárdico. Debe realizarse de inmediato un ECG a cualquier persona en la que se sospeche remotamente un infarto. Sin embargo, el ECG inicial puede no ser siempre diagnóstico, y la evolución de los cambios electrocardiográficos varía de una persona a otra; por lo tanto, es importante obtener cardiogramas seriados.

Si sospecha que un paciente está en las primeras fases de un infarto del miocardio, pero el ECG no es concluyente, repita el ECG. La mayoría de las guías sugiere realizar el segundo ECG entre 15 y 30 minutos después del primero, e incluso realizar un tercero o cuarto si es necesario. Hasta 20% de los IMEST se diagnostica sólo con la repetición del ECG.

Infartos del miocardio con elevación del segmento ST

Durante un IMEST agudo, el ECG evoluciona a través de tres etapas:

1. Pico de la onda T seguido de inversión de la onda T (*A* y *B*, abajo)

2. Elevación del segmento ST (*C*)

3. Aparición de nuevas ondas Q (*D*)

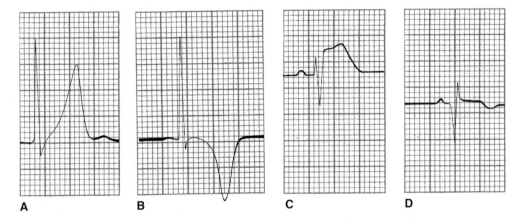

A   **B**   **C**   **D**

(*A*) Pico de la onda T, (*B*) inversión de la onda T, (*C*) elevación del segmento ST y (*D*) formación de una nueva onda Q.

> Una advertencia antes de continuar: aunque el ECG suele evolucionar a través de estas tres etapas durante un IMEST agudo, no siempre lo hace, y cualquiera de estos cambios puede estar presente sin ninguno de los otros. Así, por ejemplo, no es nada raro ver una elevación del segmento ST sin inversión de la onda T. No obstante, si aprende a reconocer cada uno de estos tres cambios y mantiene alta la sospecha de infarto del miocardio, casi nunca se equivocará.

La onda T

Con el inicio del infarto, las ondas T se vuelven altas, casi igualando o incluso superando la altura de los complejos QRS en la misma derivación. Este fenómeno se denomina *"peaking"*. Estas ondas T acuminadas suelen denominarse *ondas T hiperagudas*. Poco después, por lo regular unas horas más tarde, las ondas T se invierten; es decir, las ondas T positivas acuminadas se convierten en negativas.

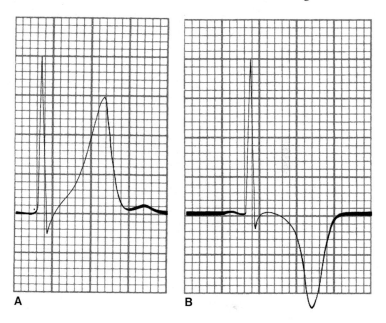

(*A*) Pico de la onda T en un paciente con infarto agudo. (*B*) La misma derivación en un paciente 2 horas después muestra inversión de la onda T.

Estos cambios en las ondas T reflejan *isquemia* miocárdica, falta de flujo sanguíneo adecuado al miocardio.

La isquemia es potencialmente reversible: si se restablece el flujo sanguíneo o se reducen las demandas de oxígeno del corazón, las ondas T volverán a la normalidad. Por otro lado, si se ha producido una muerte real de las células del miocardio (un verdadero infarto), la inversión de la onda T puede persistir durante meses o años.

La inversión de la onda T por sí misma no es diagnóstica de infarto del miocardio. Es un hallazgo muy inespecífico. Hay muchas cosas que provocan la inversión de la onda T; por ejemplo, ya hemos visto que tanto el bloqueo de rama como la hipertrofia ventricular con anomalías de repolarización se asocian con la inversión de la onda T. La hiperventilación, que es una respuesta común y comprensible al hecho de estar conectado a una máquina de ECG y de que personas con bata blanca le digan que están preocupadas por su corazón, puede ser suficiente para invertir las ondas T.

Una característica útil para el diagnóstico es que las ondas T de la isquemia miocárdica se invierten *simétricamente*, mientras que en la mayoría de las demás circunstancias son asimétricas, con una suave pendiente descendente y una rápida pendiente ascendente.

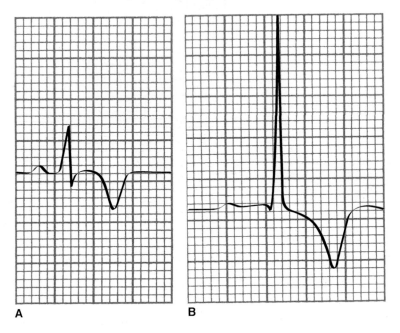

A   B

(*A*) La inversión de la onda T simétrica en un paciente con isquemia.
(*B*) Un ejemplo de inversión asimétrica de la onda T en un paciente con hipertrofia ventricular izquierda y anomalías de repolarización.

En los pacientes cuyas ondas T ya están invertidas, la isquemia puede hacer que vuelvan a la normalidad, un fenómeno denominado *seudonormalización*. El reconocimiento de la seudonormalización requiere la comparación del ECG actual con un trazado anterior.

Es normal ver ondas T invertidas en las derivaciones V1, V2 y V3 en niños y adultos jóvenes perfectamente sanos; estas ondas T pueden permanecer invertidas en la edad adulta, un hallazgo denominado *patrón de onda T juvenil persistente*, que se observa con mayor frecuencia en atletas afroamericanos. Una onda T invertida aislada en la derivación III es también una variante normal común que se observa en muchos individuos. Y, por supuesto, las ondas T invertidas son de esperar (¡y normales!) en la derivación aVR, ese extremo del lado derecho.

El segmento ST

La elevación del segmento ST es el segundo cambio que se produce de forma aguda en la evolución de un IMEST.

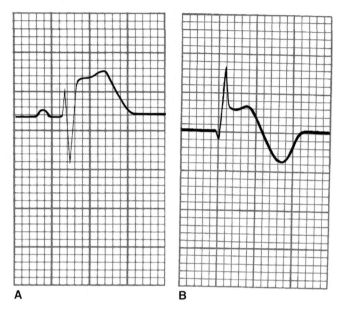

A **B**

Dos ejemplos de elevación del segmento ST durante un IMEST agudo: (*A*) sin inversión de la onda T y (*B*) con inversión de la onda T.

La elevación del segmento ST suele significar una *lesión* miocárdica. La lesión probablemente refleja un grado de daño celular superior al de una isquemia, pero también es en potencia reversible y, en algunos casos, los segmentos del ST vuelven rápido a la normalidad incluso sin tratamiento. *Sin embargo, en la mayoría de los casos, la elevación del segmento ST es un signo fiable de que se ha producido un verdadero infarto y de que el cuadro electrocardiográfico completo del infarto evolucionará a menos que haya una intervención terapéutica inmediata y agresiva.*

Una pregunta lógica es: ¿la elevación del segmento ST en relación con qué? En otras palabras, ¿cuál es la línea de base de referencia? Hay dos candidatos obvios: el segmento TP y el segmento PR. Y la mejor respuesta es el segmento TP. La razón es que el segmento PR puede estar deprimido en pacientes con pericarditis, una condición que puede imitar clínicamente a la isquemia (y de la que se hablará en el próximo capítulo). Un segmento PR deprimido hará que el segmento ST parezca artificialmente elevado, así que, para estar seguro, utilice el segmento TP como referencia.

Incluso en el contexto de un verdadero infarto, los segmentos del ST suelen volver a la línea de base en pocas horas. La elevación persistente del segmento ST indica la formación de un *aneurisma ventricular*, un debilitamiento y abombamiento de la pared ventricular.

Al igual que la inversión de la onda T, la elevación del segmento ST puede observarse en otras condiciones además de un infarto del miocardio en evolución; las más comunes se analizan y resumen en el Capítulo 7. Existe incluso un tipo muy común de elevación del segmento ST que se observa en corazones normales. Este fenómeno se conoce como *elevación del punto J*. El *punto J*, o *punto de unión*, es el lugar donde el segmento ST se separa del complejo QRS. Insistamos de nuevo en este punto: la elevación del punto J es muy, muy común, así que preste mucha atención a lo que sigue.

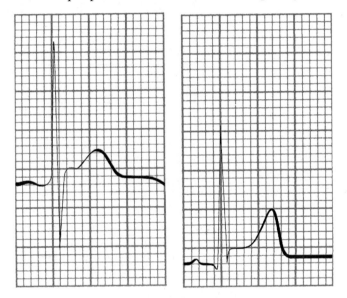

Dos ejemplos de elevación del punto J, el segundo muestra la muesca de la repolarización temprana (véase la discusión más adelante).

La elevación del punto J se observa a menudo en individuos jóvenes y sanos, en especial en las derivaciones V1, V2 y V3. A veces, junto con un punto J elevado, se observa una pequeña muesca o desviación en la pendiente descendente de la onda R, y esta combinación de hallazgos se denomina *repolarización temprana*. La elevación del punto J por sí misma no parece tener ningún significado patológico y no conlleva ningún riesgo para el paciente. Sin embargo, se está debatiendo si la repolarización temprana, en especial cuando se observa en las derivaciones inferiores, puede aumentar ligeramente (muy ligeramente) el riesgo de taquicardia ventricular.

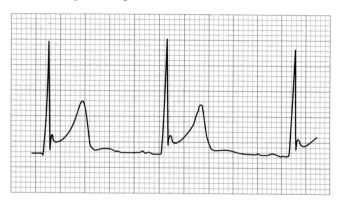

Repolarización temprana. Note la elevación del punto J y la muesca en la parte terminal de la onda R.

¿Cómo puede distinguirse la elevación del segmento ST de la lesión miocárdica de la elevación del punto J? En la lesión miocárdica, el segmento ST elevado tiene una configuración distintiva. Está inclinado hacia arriba –imagine un ceño fruncido– y tiende a fusionarse de forma imperceptible con la onda T. En la elevación del punto J, el segmento ST se inclina hacia abajo –imagine una sonrisa– y la onda T mantiene su forma de onda independiente.

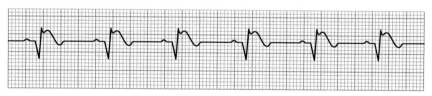

Elevación del segmento ST durante un IMEST. Note cómo el segmento ST y la onda T se funden entre sí sin una demarcación clara entre ellos; es imposible saber dónde termina el segmento ST y dónde empieza la onda T.

El grado de elevación del segmento ST es otra característica útil para distinguir un IMEST de una repolarización temprana benigna. Se han ideado criterios específicos para ayudar a distinguir la elevación del ST de la verdadera isquemia cardiaca de la elevación del punto J. La tabla siguiente resume los criterios para el diagnóstico de un IMEST que están mejor respaldados por la evidencia:

Los siguientes criterios favorecen el diagnóstico de IMEST frente a la elevación del punto J/repolarización temprana benigna

Derivaciones con elevación del ST	Hombres de más de 40 años	Hombres menores de 40 años	Mujeres de todas las edades
Derivaciones V2 o V3	> 2.5 mm EST	> 2.0 mm EST	> 1.5 mm EST
Todas las demás derivaciones	> 1.0 mm EST	> 1.0 mm EST	> 1.0 mm EST

Además, la elevación del ST debe estar presente en al menos dos derivaciones contiguas (es decir, no se limita a una sola derivación, sino que está presente en al menos dos derivaciones que cubren la misma región del corazón, como dos derivaciones inferiores o dos anteriores).

No está de más insistir en lo siguiente: estos criterios son guías, no axiomas esculpidos en granito. **Si ve una elevación del segmento ST que no cumple estos criterios, pero el contexto clínico es preocupante para un infarto del miocardio en evolución, no pierda el tiempo en dudar sobre las sutilezas electrocardiográficas: ¡consiga que su paciente reciba la atención urgente que necesita cuanto antes!**

Un par de pasos sencillos más pueden ayudarle a decidir qué hacer cuando no esté seguro de si la elevación del segmento ST en el ECG de un paciente es preocupante:

1. Si tiene acceso a un ECG anterior, compare el antiguo con el nuevo; si la elevación del ST es nueva, lo más probable es que se trate de un síndrome coronario agudo.

2. Ya se ha mencionado este punto, pero vale la pena repetirlo: si el paciente está estable y se encuentra en un entorno monitorizado en el que se disponga de atención de urgencia, obtenga ECG seriados. Cualquier aumento de la elevación del segmento ST en los 15 a 60 minutos siguientes es indicativo de isquemia cardiaca. La elevación del punto J/los cambios de repolarización temprana benignos no evolucionarán.

Ondas Q

La aparición de nuevas ondas Q indica que se ha producido muerte celular miocárdica irreversible. La presencia de ondas Q es diagnóstica de infarto del miocardio.

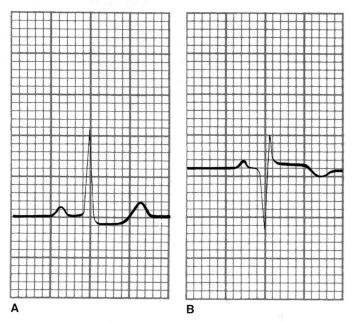

A **B**

(*A*) Derivación III en un paciente sano. (*B*) La misma derivación en el mismo paciente 2 semanas después de presentar un IMEST inferior. Obsérvese la onda Q profunda.

Las ondas Q suelen aparecer varias horas después del inicio de un IMEST, pero en algunos pacientes pueden tardar varios días en evolucionar. Por lo regular, el segmento ST ya volvió a la línea de base en el momento en que aparecen las ondas Q. Las ondas Q suelen persistir durante toda la vida del paciente.

Por qué se forman las ondas Q

La génesis de las ondas Q como signo de infarto es fácil de entender. Cuando una región del miocardio muere, se vuelve eléctricamente silenciosa, ya no es capaz de conducir una corriente eléctrica. En consecuencia, todas las fuerzas eléctricas del corazón se dirigen fuera de la zona del infarto. Por lo tanto, un electrodo situado sobre el infarto registrará una desviación negativa profunda, una onda Q.

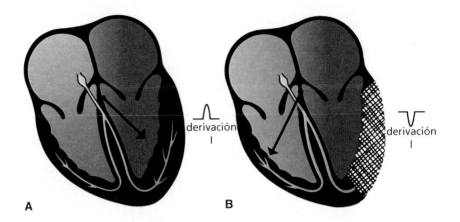

A **B**

(*A*) Despolarización ventricular izquierda normal; la *flecha* muestra el eje eléctrico. Note la onda R alta en la derivación I. (*B*) La pared lateral del ventrículo izquierdo se ha infartado y, como resultado, ahora es eléctricamente silente. El eje eléctrico, por lo tanto, gira hacia la derecha, alejándose de la derivación I, la cual muestra ahora una deflexión negativa (onda Q).

Cambios recíprocos

Otras derivaciones, más distantes del sitio del infarto, verán un aparente *aumento* de las fuerzas eléctricas que se mueven hacia ellas. Éstas registrarán ondas R altas.

Estos cambios opuestos que se observan en las derivaciones distantes se denominan *cambios recíprocos*. El concepto de reciprocidad aplica no sólo a las ondas Q sino también a los cambios del segmento ST y de la onda T. De esta manera, una derivación lejana al infarto puede registrar una *depresión* del segmento ST.

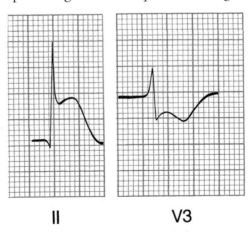

II **V3**

Cambios recíprocos del segmento ST y de la onda T en un infarto inferior. La elevación aguda del ST y el pico de la onda T en la derivación II tienen como eco la depresión del ST y la inversión de la onda T en la derivación V3.

Cuando se observan cambios recíprocos, el diagnóstico de un IMEST es mucho más probable. La elevación del punto J/repolarización temprana benigna no se acompaña de cambios recíprocos. Sin embargo, no es necesario ver cambios recíprocos para diagnosticar un IMEST. Mientras que prácticamente todos (no todos, pero sí la mayoría) los infartos que afectan a la superficie inferior del corazón se acompañan de cambios recíprocos en las derivaciones que recubren zonas distantes del corazón, hasta 30% de los infartos que afectan a la superficie anterior del corazón no presenta cambios recíprocos.

Ondas Q normales y patológicas

Algunas ondas Q son perfectamente normales. Como ya se comentó en el Capítulo 1, a menudo pueden verse pequeñas ondas Q en las derivaciones laterales izquierdas (I, aVL, V5 y V6). Estas ondas Q son causadas por la despolarización temprana izquierda-derecha del septo interventricular. Las ondas Q, de buen tamaño, también se ven con frecuencia en la derivación III y, cuando están presentes en esa derivación, pero en ninguna otra inferior, son una variante normal.

Las ondas Q patológicas que indican un infarto son más *amplias* y *profundas*. A menudo se denominan *ondas Q significativas*. Los criterios de significación son los siguientes:

1. La onda Q debe tener una duración superior a 0.04 segundos.

2. La profundidad de la onda Q debe ser al menos 25% de la altura de la onda R en el mismo complejo QRS.

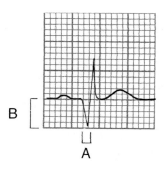

Ejemplo de una onda Q significativa. Su anchura (*A*) supera los 0.04 segundos y su profundidad (*B*) supera un tercio de aquella de la onda R.

> **Nota:** como la derivación aVR ocupa una posición única en el plano frontal, por lo regular tiene una onda Q muy profunda. La derivación aVR no debe tenerse en cuenta al utilizar las ondas Q para buscar un posible infarto.

Las ondas Q patológicas casi nunca están aisladas en una sola derivación, sino que están presentes en dos o más derivaciones contiguas, es decir, derivaciones que miran a la misma región geográfica del corazón, como las derivaciones inferiores consideradas como un grupo, las anteriores o las laterales izquierdas. Como ya se ha dicho, las ondas Q profundas aisladas en la derivación III son una variante normal en particular común que casi nunca significa un infarto del miocardio. Si recuerda este último punto, le ahorrará muchos *disgustos* innecesarios en el futuro.

Cuando vea ondas Q significativas que cumplan los criterios anteriores en el ECG de un paciente *sin motivos para sospechar de un infarto del miocardio*, mírelo más de cerca. Se sorprenderá de la frecuencia con la que detectará pequeñas ondas R que preceden a las ondas negativas, de modo que lo que a primera vista parecen ondas Q son en realidad ondas S y, por lo tanto, no son motivo de preocupación.

¿Son significativas las siguientes ondas Q?

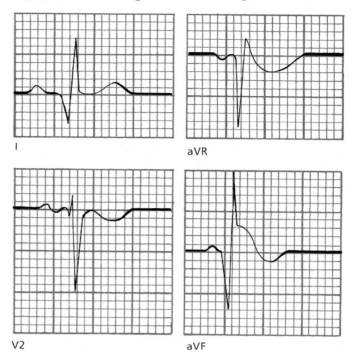

Respuestas: las ondas Q en las derivaciones I y aVF son significativas. La onda Q en la derivación V2 es demasiado superficial y estrecha para calificarla (no confunda la pequeña onda Q con la gran onda S). La onda Q en la derivación aVR es inmensa, pero las ondas Q en aVR ¡nunca son significativas!

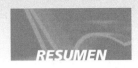

RESUMEN   Los cambios en el ECG de un IMEST en evolución

1. De forma aguda, la onda T alcanza un pico y luego se invierte. Los cambios en la onda T reflejan la isquemia miocárdica. Si se produce un verdadero infarto, la onda T puede permanecer invertida durante meses o años.

2. De forma aguda, el segmento ST se eleva y se fusiona con la onda T. La elevación del segmento ST refleja una lesión miocárdica. Si se produce un infarto, el segmento ST suele volver a la línea base en pocas horas.

3. Las nuevas ondas Q aparecen entre horas y días. Significan un infarto del miocardio. En la mayoría de los casos, persisten durante toda la vida del paciente.

Diagnosticar un IMEST en una fase temprana de su evolución es una de las cosas más importantes que se pueden hacer. Se dispone de un tratamiento que, administrado en las primeras horas de la aparición del evento, puede evitar que se complete el infarto y mejorar la supervivencia. Los *agentes trombolíticos* pueden destruir un coágulo dentro de las arterias coronarias y restablecer el flujo sanguíneo antes de que se produzca la muerte del miocardio. En los hospitales con capacidad de cateterismo y angioplastia, la angioplastia de emergencia en las primeras horas –idealmente en los primeros 90 minutos– del inicio del infarto ofrece una supervivencia superior a la de la trombólisis sola, tanto de forma aguda como en el seguimiento a largo plazo.

Una vez realizada con éxito la angioplastia, la colocación de *stents* recubiertos con fármacos antiproliferativos para evitar la reoclusión (que suele producirse como resultado de la proliferación celular) en el lugar de la lesión original previene la restenosis. La administración de un doble tratamiento antiplaquetario oral y de anticoagulantes intravenosos (p. ej., bivalirudina) ha mejorado aún más los resultados de los pacientes.

Sea cual sea la intervención elegida, la clave del éxito de la terapia es el tiempo: hay que intervenir rápido. El personal sanitario alerta e informado salva cada día la vida de los pacientes. El reconocimiento de los cambios agudos de un infarto del miocardio amenazado o en evolución en el ECG es una habilidad diagnóstica crítica.

Localización del infarto

La región del miocardio que sufre el infarto depende de qué arteria coronaria se ocluye y el alcance del flujo sanguíneo colateral. Existen dos sistemas principales de suministro de sangre al miocardio, uno que abastece el lado derecho del corazón y otro que abastece el lado izquierdo.

La *arteria coronaria derecha* circula entre el atrio derecho y el ventrículo derecho y después gira hacia la superficie posterior del corazón. En la mayoría de las personas origina una rama descendente que abastece el nódulo atrioventricular (AV).

La *arteria coronaria izquierda* se divide en *arteria descendente anterior izquierda* y *arteria circunfleja izquierda*. La arteria descendente anterior izquierda abastece la pared anterior del corazón y la mayor parte del septo interventricular. La arteria circunfleja circula entre el atrio izquierdo y el ventrículo izquierdo y abastece la pared lateral del ventrículo izquierdo. En alrededor de 10% de la población, ésta produce la rama que abastece el nódulo AV.

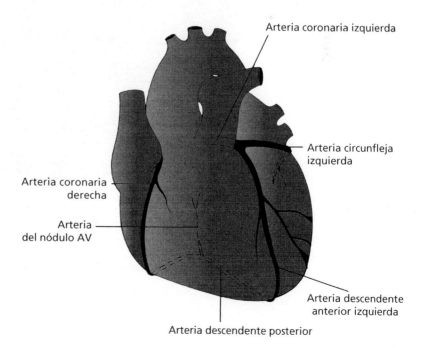

Las principales arterias coronarias.

La localización de un infarto es importante porque las implicaciones pronósticas y terapéuticas están en parte determinadas por el área del corazón afectada.

Los infartos pueden agruparse en varias categorías anatómicas generales. Estas categorías incluyen los infartos *inferior, lateral, anterior* y *posterior.* También pueden observarse combinaciones, como el infarto *anterolateral* o *posteroinferior.*

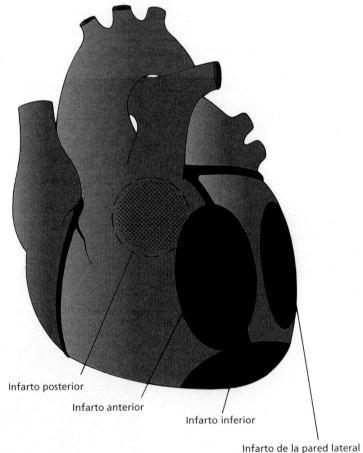

Infarto posterior

Infarto anterior

Infarto inferior

Infarto de la pared lateral

Los cuatro sitios anatómicos básicos del infarto del miocardio.

Casi todos los infartos del miocardio involucran el ventrículo izquierdo. Esto no debería sorprender ya que el ventrículo izquierdo es la cavidad con más músculo y está llamada a hacer la mayor parte del trabajo. Por este motivo es la más vulnerable ante un flujo sanguíneo comprometido.

Los cambios electrocardiográficos característicos del infarto se presentan sólo en las derivaciones que reposan sobre o cerca del sitio del infarto:

1. El *infarto inferior* afecta a la superficie diafragmática del corazón. Suele estar causado por la oclusión de la *arteria coronaria derecha* o de su rama descendente posterior. Los cambios electrocardiográficos característicos del infarto pueden verse en las derivaciones inferiores II, III y aVF.

2. El *infarto lateral* afecta a la pared lateral izquierda del corazón. La mayoría de las veces se debe a la oclusión de la *arteria circunfleja izquierda*. Se producen cambios en las derivaciones laterales izquierdas I, aVL, V5 y V6.

3. El *infarto anterior* afecta a la superficie anterior del ventrículo izquierdo y suele estar causado por la oclusión de la *arteria descendente anterior*. Cualquiera de las derivaciones precordiales (V1 a V6) puede mostrar cambios. La oclusión del *tronco principal izquierdo* suele causar un *infarto anterolateral* extenso con cambios en las derivaciones precordiales más las derivaciones I y aVL.

4. El *infarto posterior* afecta a la superficie posterior del corazón y suele estar causado por la oclusión de la *arteria coronaria derecha*. Los infartos posteriores rara vez se producen de forma aislada, sino que suelen acompañar a un infarto inferior o, con menor frecuencia, a un infarto lateral. No hay derivaciones que recubran directamente la pared posterior. Por lo tanto, el diagnóstico debe hacerse buscando cambios recíprocos en las derivaciones anteriores, por ejemplo, una onda R alta en las derivaciones V1, V2 o V3.

Una nota de precaución: la anatomía coronaria puede variar de forma notable entre los individuos, y el vaso preciso implicado puede no ser siempre el que se predice a partir del ECG.

Infartos inferiores

El infarto inferior suele ser consecuencia de la oclusión de la arteria coronaria derecha o de su rama descendente posterior. Los cambios se producen en las derivaciones II, III y aVF. Pueden observarse cambios recíprocos en las derivaciones anterior y lateral izquierda.

Sorprendentemente, la inversión de la onda T en la derivación aVL, una derivación lateral, es un cambio muy común durante un infarto inferior. Se trata de un cambio recíproco, y puede ser el primer signo de un infarto inferior, apareciendo antes de la elevación del segmento ST inferior y la inversión de la onda T que asociamos con un infarto inferior agudo. Los ECG seriados mostrarán pronto –por lo regular en cuestión de minutos– los cambios inferiores esperados.

Aunque en la mayoría de los infartos las ondas Q significativas persisten durante toda la vida del paciente, esto no es necesariamente cierto en infartos inferiores. Al cabo de medio año, hasta 50% de estos pacientes perderá los criterios de ondas Q significativas. Por lo tanto, la presencia de pequeñas ondas Q inferiores puede sugerir un infarto inferior antiguo. Sin embargo, hay que recordar que una onda Q en una sola derivación inferior, especialmente en la derivación III, también puede verse en corazones normales. La historia clínica del paciente debe ser su guía.

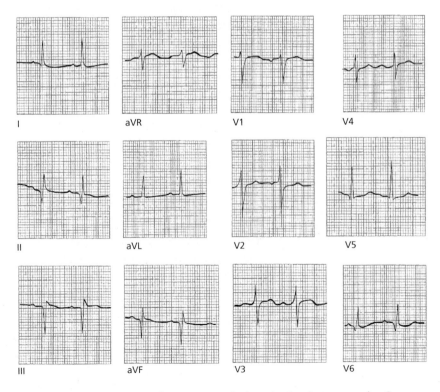

Un infarto inferior completamente evolucionado. Se observan ondas Q profundas en las derivaciones II, III y aVF.

Infarto lateral

El infarto lateral puede ser consecuencia de la oclusión de la arteria circunfleja izquierda. Se observan cambios en las derivaciones I, aVL, V5 y V6. Se observan cambios recíprocos en las derivaciones inferiores.

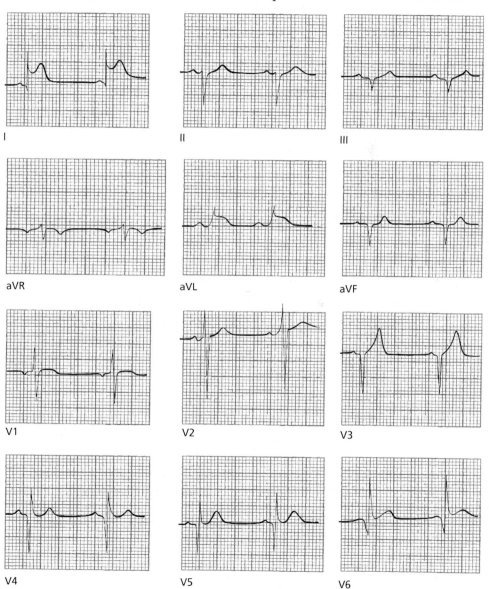

Un infarto agudo de la pared lateral. Se observa elevación del ST en las derivaciones I, aVL, V5 y V6. Note también las ondas Q profundas en las derivaciones II, III y aVF, que significan un infarto inferior previo. ¿Notó también las ondas Q profundas en las derivaciones V3 a V6? Éstas son el resultado de otro infarto que ocurrió hace años, que afectó la porción anterior del ventrículo izquierdo.

Infartos anteriores

El infarto anterior suele ser el resultado de la oclusión de la arteria descendente anterior izquierda. Los cambios se observan en las derivaciones precordiales (V1 a V6). Si se ocluye el tronco principal izquierda, puede producirse un infarto anterolateral, con cambios en las derivaciones precordiales y en las derivaciones I y aVL. Los cambios recíprocos, cuando están presentes, se observan en la parte inferior.

La pérdida de fuerzas eléctricas anteriores en el IMEST anterior no siempre se asocia con la formación de ondas Q. En algunos pacientes puede haber sólo una pérdida o disminución del patrón normal de progresión de la onda R precordial. Como ya sabe, en circunstancias normales, las derivaciones precordiales muestran un aumento progresivo de la altura de cada onda R sucesiva al mirar desde la derivación V1 a la V5. En los corazones normales, la amplitud de las ondas R debería aumentar al menos 1 mm por derivación a medida que se avanza de V1 a V4 (y a menudo a V5); la amplitud de la onda R debería superar normalmente a la de la onda S en la derivación V4. Este patrón puede desaparecer con el infarto anterior, y el resultado se denomina *pobre progresión de la onda R*. Un criterio sencillo para el diagnóstico de una pobre progresión de la onda R es que la onda R en la derivación V3 no sea mayor de 3 mm. Incluso en ausencia de ondas Q significativas, una pobre progresión de la onda R puede significar un infarto anterior.

La pobre progresión de la onda R no es específica para el diagnóstico de infarto anterior. También puede observarse con hipertrofia ventricular derecha o izquierda, con bloqueo fascicular anterior izquierdo, en pacientes con enfermedad pulmonar crónica, en pacientes con obesidad, adultos mayores y –quizá lo más frecuente– con una colocación incorrecta de las derivaciones en la pared torácica. Incluso puede ser una variante normal.

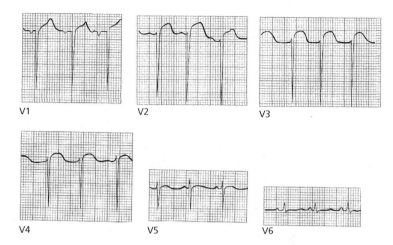

Un infarto anterior con pobre progresión de la onda R a través del precordio.

Los IMEST anteriores pueden tener consecuencias clínicas devastadoras, ya que pueden comprometer la mayor parte del miocardio del ventrículo izquierdo. Reconocerlos a tiempo es fundamental para sus pacientes. Por lo tanto, es importante señalar dos tipos especiales de anomalías de la onda T que pueden anunciar la oclusión de la arteria descendente anterior y un infarto del miocardio anterior:

1. Ondas T de Winter: en un paciente con dolor torácico, la depresión del ST ascendente que da lugar a ondas T altas, simétricas e hiperagudas en las derivaciones precordiales puede ser el primer signo de un infarto anterior. Estas ondas T altas se denominan ondas T de Winter y deben considerarse tan preocupantes para la oclusión de la arteria coronaria descendente anterior como la elevación del segmento ST. Cerca de 2% de las oclusiones agudas de la arteria descendente anterior izquierda se presenta con ondas T de Winter y no con elevación del segmento ST.

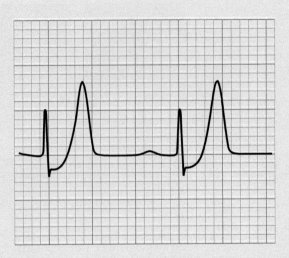

Ondas T de Winter

2. Ondas Wellens: las ondas T profundamente invertidas o bifásicas en las derivaciones V2, V3 y a veces V4 predicen una oclusión proximal de la arteria descendente anterior izquierda y son motivo de preocupación. Ésta es una situación más subaguda que la más aguda asociada con las ondas T de Winter. Cuando se observan ondas T bifásicas en las derivaciones V2, V3 o V4, un indicio de que pueden ser ondas de Wellens es que la porción vertical de la onda T se produce primero, seguida de la inversión de la porción terminal. Puede haber o no elevación del segmento ST.

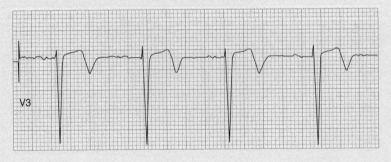

Ondas de Wellens

Infarto posterior

El infarto posterior suele ser resultado de una oclusión de la arteria coronaria derecha, la misma arteria responsable de la mayoría de los infartos inferiores. Por lo tanto, como se ha mencionado antes, el infarto posterior rara vez se produce de forma aislada, sino que suele acompañar a los infartos inferiores, y a veces a los laterales. De los distintos tipos de infarto del miocardio, éste es el que más a menudo se diagnostica de modo erróneo sobre todo en aquellos casos poco frecuentes en los que se produce de forma aislada (como mucho 10% de todos los infartos posteriores). Como ninguna de las derivaciones convencionales recubre la pared posterior, el diagnóstico requiere encontrar cambios recíprocos en las derivaciones anteriores. En otras palabras, como no podemos buscar la elevación del segmento ST y las ondas Q en las derivaciones posteriores inexistentes, tenemos que buscar la *depresión del segmento ST* y las *ondas R altas* en las derivaciones anteriores, en especial en la derivación V1. Los infartos posteriores son las imágenes especulares de los infartos anteriores en el ECG.

El complejo QRS normal en la derivación V1 consiste en una onda R pequeña y una onda S profunda; por lo tanto, la presencia de una onda R alta, en particular con depresión del segmento ST acompañante, debe ser fácil de detectar. En el contexto clínico adecuado, la presencia de una onda R de mayor amplitud que la correspondiente onda S en la derivación V1 es altamente sugestiva de un infarto posterior.

Debido a que en la mayoría de los infartos posteriores también se observan evidencias de un infarto inferior, el cuadro completo del ECG suele mostrar evidencias claras de elevación del ST inferior.

Hay otra forma de reconocer un infarto posterior. Es muy sencillo colocar electrodos en la espalda del paciente para ver bien las fuerzas eléctricas posteriores. Cuando se hace esto (y, por desfortuna, sólo se hace en raras ocasiones), la capacidad del ECG para diagnosticar un infarto del miocardio posterior aumenta de forma considerable. Estos ECG denominados de 15 derivaciones, que incluyen tres derivaciones V colocadas en la parte posterior (V7, V8 y V9), a menudo pueden detectar la elevación del segmento ST en pacientes con sospecha de IMEST posterior en los que el ECG estándar de 12 derivaciones no es diagnóstico.

Una advertencia antes de dejar el tema de los infartos posteriores. Recuerde que la presencia de una onda R grande que excede la amplitud de la onda S que la acompaña en la derivación V1 es también un criterio para el diagnóstico de hipertrofia ventricular derecha. El diagnóstico de hipertrofia ventricular derecha, sin embargo, también requiere la presencia de desviación del eje derecho, que no está presente en el infarto posterior.

Infartos del ventrículo derecho

Dado que el ventrículo izquierdo es mucho más potente que el derecho, exige mucho más de su suministro de sangre y, por lo tanto, es mucho más susceptible de presentar un infarto cuando su flujo de sangre se ve comprometido. Sin embargo, los infartos del ventrículo derecho se producen, prácticamente siempre acompañando a los infartos inferiores. Lo que se suele ver son los cambios esperados de un infarto inferior (es decir, elevación del ST y demás en las derivaciones II, III y aVF) junto con cambios en la onda T y elevación del segmento ST en la derivación anterior más a la derecha, V1. Si también hay elevación del ST en la derivación V2, será de menor magnitud que la de V1, y a menudo V2 mostrará depresión del ST. En las derivaciones de las extremidades, un indicio de que un infarto inferior se acompaña de un IMEST del ventrículo derecho es que la elevación del ST en la derivación III es mayor que la de la derivación II (¿por qué?, porque la derivación III se encuentra muy a la derecha de la derivación II).

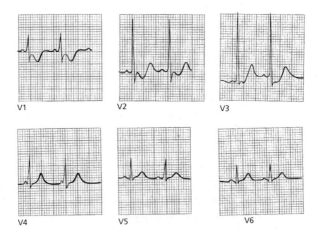

Un infarto posterior. En la derivación V1, la onda R es mayor que la onda S. También hay depresión del ST e inversión de la onda T en las derivaciones V1 y V2.

Otra forma de reconocer un infarto del ventrículo derecho es colocar electrodos sobre la pared torácica derecha, como se muestra en la imagen siguiente. Dado que estos electrodos se superponen al corazón derecho, pueden mostrar los rasgos característicos del infarto.

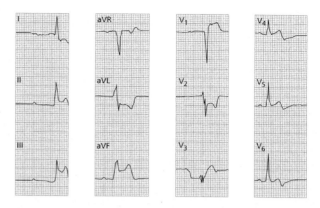

Un IMEST inferior en evolución con un IMEST del ventrículo derecho. Note los cambios inferiores, con la elevación del ST mayor en la derivación III que en la II, además de la elevación del ST en la derivación V1 y la depresión del ST en la derivación V2.

¿Tiene alguna importancia clínica que un infarto de la pared inferior del ventrículo izquierdo se acompañe o no de un infarto del ventrículo derecho? Sí, en efecto, la tiene. Los pacientes con infartos del ventrículo derecho son "sensibles a la precarga", es decir, requieren volúmenes elevados de líquidos para mantener un gasto cardiaco y una presión arterial adecuados, y pueden volverse extremadamente hipotensos si se les trata con nitratos, como la nitroglicerina, que son vasodilatadores.

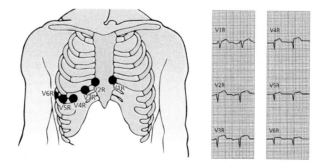

La figura de la *izquierda* muestra la alineación correcta de las derivaciones del ventrículo derecho. El trazo de la *derecha* muestra el ECG resultante en un paciente con un IMEST ventricular derecho; la elevación del segmento ST es más notable en las derivaciones V3R a V6R.

¿Dónde está el infarto? ¿Es agudo?

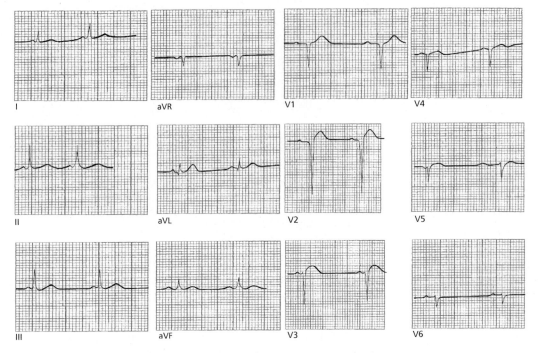

Éste es un ejemplo de infarto anterior. Hay elevación del segmento ST en las derivaciones V2 y V3, así como una pobre progresión de la onda R.

¿Dónde está el infarto? ¿Es agudo?

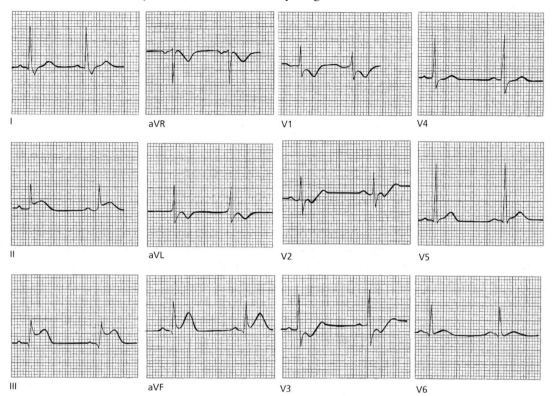

Este trazo muestra un infarto agudo posterior e inferior (¿recuerda que dijimos que la mayoría de los infartos posteriores se acompaña de evidencia de infarto inferior?). La elevación del segmento ST puede verse en las derivaciones II, III y aVF, lo que indica un infarto inferior agudo. También hay evidencia de afectación de la pared posterior, con una onda R alta, depresión del segmento ST e inversión de la onda T en la derivación V1.

Infartos del miocardio sin elevación del segmento ST

No todos los infartos del miocardio se asocian con una elevación del segmento ST. Estos infartos, o infartos sin elevación del segmento ST, tampoco ocasionan la evolución de ondas Q profundas. La mayoría de las veces están causados por una trombosis no oclusiva de una arteria coronaria principal o por la oclusión completa de una pequeña ramificación de una de las arterias coronarias principales. A diferencia de los IMEST, estos infartos afectan a menos del grosor total del músculo cardiaco. A diferencia de los IMEST, no pueden localizarse en una región concreta del corazón abastecida por un único vaso coronario. **Los únicos cambios en el ECG que se observan en los no-IMEST son la inversión de la onda T y la depresión del segmento ST (*no la elevación*).**

Los no-IMEST son en realidad más frecuentes que los IMEST. Se comportan de forma muy parecida a los infartos pequeños e incompletos y tienen una tasa de mortalidad inicial más baja, pero un mayor riesgo de infarto y mortalidad que los IMEST. De inicio se tratan médicamente, pero los cardiólogos suelen adoptar una postura agresiva con estos pacientes, en particular con los que tienen un riesgo elevado de presentar un nuevo infarto y causar la muerte, y a menudo los envían para que se les realice una angiografía coronaria y se proceda a la revascularización de inmediato.

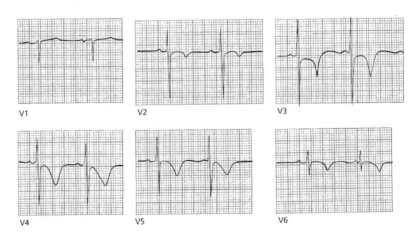

Un no-IMEST. La depresión del segmento ST es más prominente en las derivaciones V2, V3 y V4, y la inversión de la onda T puede verse en las derivaciones V2 a V6. Este paciente nunca evolucionó con ondas Q, pero sus enzimas cardiacas se dispararon, lo que confirma la ocurrencia de un verdadero infarto.

Miocardiopatía de takotsubo

La miocardiopatía de takotsubo es una afección que se asemeja mucho a un IMEST agudo en el ECG, con inversiones de la onda T y elevaciones del segmento ST. Hasta 2% de los pacientes, en su mayoría mujeres en la posmenopausia sometidas a estrés psicológico extremo (como la muerte de un ser querido o ver a su nieto jugar un partido de futbol con mucha tensión), que presentan lo que parece ser un infarto agudo en su ECG, resulta tener este síndrome. Los cambios en el ECG reflejan un abombamiento del ventrículo izquierdo, por lo que la afección también se ha denominado *síndrome de abombamiento apical*. Adquirió el nombre de "takotsubo" porque el abombamiento del ventrículo recordó a uno de los investigadores originales la forma de una trampa para pulpos, cuyo término japonés es takotsubo.

Dado que la causa suele ser el estrés psicológico o emocional, otro nombre para éste es *síndrome del corazón roto*.* El mecanismo patológico no se conoce del todo. Una de las principales teorías postula un estado de estimulación excesiva de las catecolaminas. Puede haber o no ateroesclerosis subyacente, pero en cualquier caso, no es responsable del síndrome. En la mayoría de los pacientes, las arterias coronarias parecen perfectamente normales. Dado que la miocardiopatía de takotsubo también se ha encontrado con mayor frecuencia en personas con migrañas y síndrome de Raynaud, la disfunción vasomotora generalizada puede desempeñar un papel en su génesis.

Los niveles de troponina pueden ser elevados, aunque rara vez tan altos como en un infarto agudo, y no hay evidencia de enfermedad arterial coronaria subyacente significativa si el paciente es llevado al laboratorio de cateterismo. Hasta 50% de estos pacientes puede desarrollar una insuficiencia cardiaca transitoria y rara vez entran en choque. Los pacientes suelen mejorar durante varias semanas, pero pueden producirse recidivas.

No existen criterios electrocardiográficos que puedan distinguir de forma fiable la miocardiopatía de takotsubo de un IMEST causado por la oclusión de las arterias coronarias. La distinción se realiza en el laboratorio de cateterismo; los pacientes con miocardiopatía de

---

*En realidad, los desencadenantes físicos, como la insuficiencia respiratoria aguda o la cirugía, son precipitantes más comunes que el estrés emocional.

takotsubo no mostrarán las arterias coronarias ocluidas que se observan en un IMEST.

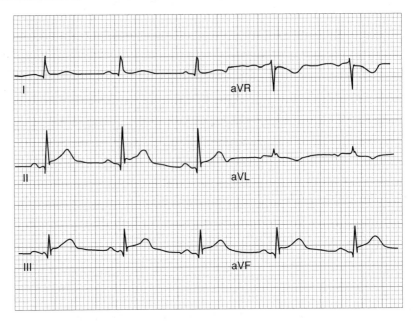

Derivaciones de las extremidades en un paciente con miocardiopatía de takotsubo. La elevación del segmento ST se parece en todo a un típico IMEST de pared inferior.

La miocardiopatía de takotsubo es uno de los diversos trastornos que se han agrupado bajo el epígrafe infarto del miocardio con arterias coronarias normales (MINOCA [por sus siglas en inglés]; sí, ¡sabía que tenía que haber un acrónimo!). Además de la miocardiopatía de takotsubo, otras causas son la enfermedad arterial coronaria de pequeños vasos, el vasoespasmo coronario, la disección espontánea de la arteria coronaria y la miocarditis.

Angina sin infarto

Durante un ataque de angina, los ECG de los pacientes con angina estable e inestable pueden mostrar inversión de la onda T y a menudo depresión del segmento ST. Entre los ataques, el ECG suele ser normal.

Debido a que los ECG de los pacientes con IMEST también suelen mostrar estos cambios, ¿cómo se puede determinar si un paciente presenta un ataque anginoso sin infarto o está en proceso de evolución de un no-IMEST? La respuesta es sencilla: medir las enzimas cardiacas. Si están significativamente elevadas, el paciente está presentando un no-IMEST; si son normales, el infarto es muy poco probable.

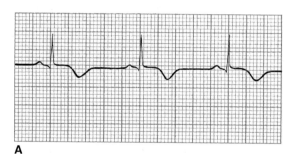

A

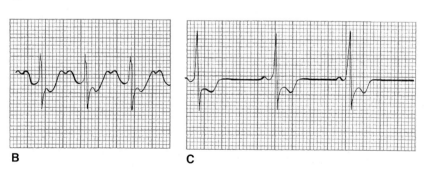

B   **C**

Tres ejemplos de las alteraciones del ECG que pueden acompañar a la angina de pecho sin infarto: (*A*) inversión de la onda T, (*B*) depresión del segmento ST y (*C*) depresión del segmento ST con inversión de la onda T (el segmento ST y las ondas T se funden a la perfección).

Angina de Prinzmetal

Hay un tipo de angina que se asocia con la *elevación* del segmento ST (sí, nada es tan fácil como parece). Mientras que la angina típica suele producirse con el esfuerzo y es el resultado de una enfermedad cardiovascular ateroesclerótica progresiva, la angina de Prinzmetal puede producirse en cualquier momento y es el resultado de un espasmo de las arterias coronarias en ausencia de una enfermedad coronaria significativa. Presumiblemente, la elevación del segmento ST refleja una lesión transmural reversible. Los contornos de los segmentos del ST a menudo no tienen el aspecto redondeado y abovedado de un verdadero infarto, y los segmentos del ST vuelven con rapidez a la línea de base cuando el paciente recibe medicación antianginosa (p. ej., nitroglicerina).

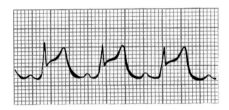

Angina de Prinzmetal, con elevación del segmento ST.

Clasificación de los diferentes síndromes isquémicos

¿Le cuesta recordar lo que los distintos síntomas y síndromes isquémicos hacen en el ECG? Los cambios en la onda T no son especialmente útiles, ya que la isquemia de cualquier tipo puede causar inversión de la onda T. La clave es centrarse en los segmentos ST y medir las enzimas cardiacas. La evolución o no de las ondas Q no suele ser útil en el contexto agudo. La siguiente tabla le ayudará a poner en orden sus ideas:

Síntoma o síndrome	Cambios en el segmento ST	Enzimas cardiacas
Angina estable sin infarto	Depresión ST	Normal[a]
Angina inestable sin infarto	Depresión ST	Normal[a]
IMEST	Elevación del ST	Elevado
No-IMEST	Depresión ST	Elevado
Miocardiopatía de takotsubo	Elevación del ST	Elevado[b]
Angina de Prinzmetal	Elevación del ST	Normal

[a]La angina estable y la inestable se distinguen por la historia clínica, como se ha descrito antes.

[b]Los pacientes suelen tener que someterse a un cateterismo cardiaco para distinguirlo del infarto.

Reconocer los segmentos elevados del ST es fundamental para diagnosticar rápidamente un IMEST, pero es importante recordar que —como mencionamos al hablar de la elevación del punto J y la repolarización temprana— hay otras cosas que pueden elevar el segmento ST. El contexto clínico siempre es útil para clasificarlos, pero hay características que acompañan al ECG que también pueden ser útiles (p. ej., la presencia de cambios recíprocos). Se discutirán muchas de estas otras entidades de confusión en el próximo capítulo, así que no se preocupe si no reconoce todo lo que hay en esta lista. Por ahora, sólo eche un buen vistazo para que pueda empezar a meterse en la cabeza este diagnóstico diferencial:

Causas de la elevación del segmento ST

- Un IMEST en evolución
- Angina de Prinzmetal
- Elevación del punto J/repolarización temprana
- Miocardiopatía de takotsubo
- Pericarditis aguda
- Miocarditis aguda
- Embolia pulmonar
- Patrón de Brugada
- Hipotermia (ondas de Osborne)
- Aneurisma ventricular
- Catástrofes del SNC
- Poscardioversión
- Bloqueo de rama izquierda
- Hipertrofia ventricular izquierda
- Ritmos de marcapasos

También hay varias causas de depresión del segmento ST, pero le alegrará saber que no son tantas:

Causas de la depresión del segmento ST

- Angina estable e inestable sin infarto
- No-IMEST
- Taquicardias supraventriculares: la depresión del ST en este contexto no implica una enfermedad isquémica coexistente
- Suele verse en las derivaciones V1-V3 con bloqueo de rama derecha
- Hipopotasemia

Limitaciones del ECG en el diagnóstico de un infarto

Ya que el cuadro electrocardiográfico de un infarto del miocardio en evolución suele incluir cambios en la onda T, el segmento ST y, en ocasiones, la formación de la onda Q, cualquier enfermedad cardiaca subyacente que enmascare estos efectos distorsionando la onda T, el segmento ST y el complejo QRS dificultará en gran medida el diagnóstico electrocardiográfico de un infarto. Ya se ha hablado de varias de estas entidades, como el Wolff-Parkinson-White (WPW), la hipertrofia ventricular izquierda y el bloqueo de rama izquierda, todos los cuales pueden distorsionar el ECG de manera que hacen que el reconocimiento de un infarto según los criterios que se acaban de comentar sea bastante problemático. El bloqueo de rama derecha es menos preocupante porque la mayoría de los infartos afecta al ventrículo izquierdo.

Se han ideado y probado varios criterios y algoritmos para ayudar a la evaluación del infarto del miocardio en pacientes con bloqueo de rama izquierda en el ECG. Nos estamos adentrando un poco, pero si le interesa, éstos son los puntos críticos: en un paciente con bloqueo de rama izquierda, la presencia de 1) una elevación del segmento ST de al menos 1 mm en cualquier derivación con una onda R predominante *o* 2) una depresión del segmento ST de al menos 1 mm en las derivaciones V1-V3 si hay ondas S profundas es muy indicativa de un infarto en evolución.

Un punto importante que no debe pasar por alto: la aparición de un nuevo bloqueo de rama izquierda puede significar un infarto y debe tratarse con la misma atención urgente que un IMEST.

En los pacientes con WPW, las ondas delta suelen ser negativas en las derivaciones inferiores (II, III y aVF). Por lo tanto, este patrón se denomina a menudo *patrón de seudoinfarto* porque las ondas delta pueden parecerse a las ondas Q. El intervalo PR corto es la única pista que queda para distinguir el WPW de un infarto en el ECG.

Pruebas de esfuerzo

La prueba de esfuerzo es un método no invasivo para evaluar la presencia y la gravedad de la enfermedad arterial coronaria. No es en absoluto impecable (abundan los resultados falsos positivos y falsos negativos), pero puede ser útil en pacientes que tienen o se sospecha que tienen ateroesclerosis subyacente para ayudar a determinar si sus corazones, cuando se estresan, muestran evidencia de un flujo sanguíneo inadecuado a partes de su miocardio.

La prueba de esfuerzo suele realizarse haciendo que el paciente se desplace en una cinta de correr, aunque se han utilizado bicicletas fijas con la misma eficacia. El paciente se conecta a un monitor de ECG y se controla una tira de ritmo durante toda la prueba. Se toma un ECG completo de 12 derivaciones más o menos cada minuto y en el momento álgido del ejercicio. Cada pocos minutos, se aumenta la velocidad y el ángulo de inclinación de la cinta de correr hasta que 1) el paciente no pueda continuar por cualquier motivo; 2) se alcance la frecuencia cardiaca máxima del paciente; 3) aparezcan síntomas, como dolor en el pecho, o 4) se observen cambios significativos en el ECG.

La fisiología de la prueba de esfuerzo es sencilla. El protocolo de ejercicio graduado provoca un aumento seguro y gradual de la frecuencia cardiaca y la presión arterial sistólica del paciente.

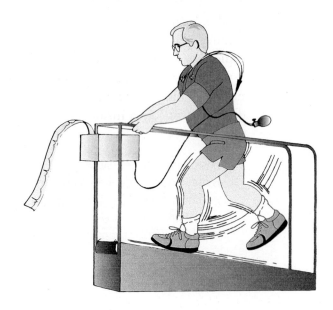

El producto de la presión arterial del paciente multiplicado por la frecuencia cardiaca, denominado *doble producto*, es una buena medida del consumo de oxígeno del miocardio. Si la demanda cardiaca de oxígeno supera el consumo, pueden producirse cambios electrocardiográficos e incluso síntomas de isquemia miocárdica.

La enfermedad coronaria significativa de una o varias arterias coronarias limita el flujo sanguíneo al miocardio y, por lo tanto, el consumo de oxígeno. Aunque el ECG en reposo de un paciente puede ser normal, el aumento de las exigencias del ejercicio puede poner de manifiesto la existencia de una enfermedad coronaria subclínica.

Con una prueba positiva de enfermedad arterial coronaria, el ECG revelará una *depresión del segmento ST*. Los cambios en la onda T son demasiado inespecíficos para tener algún significado en este contexto.

Existe una gran cantidad de literatura que analiza con precisión lo que constituye una depresión significativa del segmento ST durante una prueba de esfuerzo. En general, se reconoce que una depresión del segmento ST > 1 mm que sea horizontal o descendente y que persista durante más de 0.08 segundos después del punto J es sugestiva de enfermedad arterial coronaria. Si se utiliza una depresión de 2 mm como criterio, el número de resultados falsos positivos se reduce de manera considerable, pero el número de resultados falsos negativos aumenta. En ocasiones, la depresión del segmento ST tipo ascendente pueden significar enfermedad arterial coronaria, pero el número de resultados falsos positivos es muy elevado.

Quizá se pregunte: ¿qué pasa si veo una elevación del segmento ST durante una prueba de esfuerzo? Por fortuna, esto es muy raro, ya que indica la alta probabilidad de una placa inestable y un infarto inminente. Si ve una elevación del segmento ST en cualquier derivación que no sea aVR durante una prueba de esfuerzo, ¡lleve a su paciente directo al laboratorio de cateterismo!

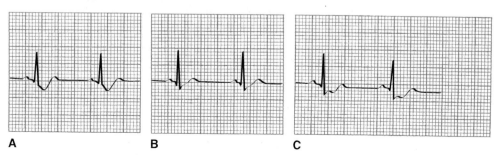

A **B** **C**

El segmento ST durante una prueba de esfuerzo. (*A*) Depresión del ST descendente. (*B*) Depresión del ST ascendente. (*C*) Depresión horizontal del ST. Sólo *A* y *C* son altamente sugestivos de enfermedad arterial coronaria.

Cuanto antes se produzca la depresión del segmento ST en la prueba –en particular, si los cambios persisten durante varios minutos en el periodo de recuperación–, mayor será la probabilidad de que exista una enfermedad arterial coronaria y la posibilidad de que la arteria coronaria principal izquierda o varias arterias coronarias estén afectadas. Por otro lado, la rápida resolución de los cambios del segmento ST al finalizar la prueba es un indicador pronóstico esperanzador. La aparición de síntomas (p. ej., dolor torácico o mareos) y el descenso de la presión arterial son signos de mal pronóstico, por lo que la prueba debe interrumpirse de inmediato e iniciarse un estudio adicional.

La incidencia de resultados falsos positivos y falsos negativos depende de la población de pacientes a los que se les realiza la prueba. Una prueba positiva en un individuo joven y sano sin síntomas y sin factores de riesgo de enfermedad arterial coronaria es probablemente una prueba falsa. En cambio, un resultado positivo en un adulto mayor con dolor torácico, un infarto previo e hipertensión es mucho más probable que sea un resultado positivo verdadero. En ningún caso un resultado negativo de la prueba excluye de forma absoluta la posibilidad de una enfermedad coronaria obstructiva.

Quizá recuerde también que las placas pequeñas pueden ser más inestables y susceptibles de romperse que las grandes. En realidad, muchas de estas placas no son técnicamente "pequeñas", sino que crecen en la pared del vaso sanguíneo en lugar de salir a la luz y, por lo tanto, no ocluyen en gran medida el flujo sanguíneo. Las pruebas de esfuerzo sólo detectan las placas que ocluyen al menos 70% del lumen, es decir, las que son lo bastante grandes para obstruir de forma significativa el flujo sanguíneo. Los pacientes en los que se "descarta" una enfermedad coronaria significativa mediante la prueba de esfuerzo pueden seguir en riesgo, y ésta es tal vez la principal razón que limita su utilidad. Por lo tanto, una prueba de esfuerzo negativa en alguien con antecedentes preocupantes de enfermedad arterial coronaria obliga a realizar pruebas adicionales. Una opción es la angiotomografía coronaria, que permite visualizar mejor la placa en su totalidad, al menos en las grandes arterias coronarias.

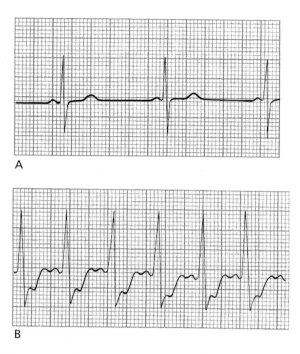

(*A*) ECG en reposo de un paciente. (*B*) La misma derivación en el mismo paciente a los 12 minutos de una prueba de esfuerzo. Note la prominente depresión del segmento ST asociada con el aumento de la frecuencia cardiaca.

Las indicaciones para las pruebas de esfuerzo pueden ser las siguientes:

1. El diagnóstico diferencial del malestar torácico en alguien cuyo ECG de referencia es normal.

2. La evaluación de un paciente que ha presentado recientemente un infarto, con el fin de valorar su pronóstico y la necesidad de realizar más pruebas invasivas, como el cateterismo cardiaco.

3. La evaluación de pacientes mayores de 40 años que tienen factores de riesgo de enfermedad arterial coronaria, en particular la diabetes mellitus, la enfermedad vascular periférica, una historia de un infarto del miocardio anterior o una historia familiar de enfermedad cardiaca prematura.

4. Sospecha de isquemia silenciosa, como en los pacientes sin molestias en el pecho pero que refieren falta de aire, fatiga o palpitaciones con el esfuerzo.

Las contraindicaciones para la prueba de esfuerzo incluyen cualquier enfermedad sistémica aguda, estenosis aórtica grave, insuficiencia cardiaca congestiva descompensada, hipertensión grave, angina de pecho en reposo y la presencia de una arritmia significativa.

La mortalidad del procedimiento es muy baja, pero siempre debe haber un equipo de reanimación disponible.

Tanto la sensibilidad como la especificidad de la prueba de esfuerzo pueden aumentarse mediante 1) la realización de un **ecocardiograma** antes y después del procedimiento, en busca de cambios en el movimiento de la pared inducidos por el ejercicio que puedan significar que el miocardio está en peligro, o 2) la inyección al paciente de **agentes de imagen radiactivos** durante la prueba y la posterior grabación de imágenes del corazón. En este último procedimiento, denominado **gammagrafía miocárdica**, el miocardio extrae el radiofarmaco de la circulación coronaria, pero las regiones con flujo sanguíneo comprometido no podrán extraer el radiofarmaco. Las imágenes se obtienen en reposo y durante el esfuerzo. En una prueba normal, la gammagrafía miocárdica revelará una captación uniforme del isótopo por parte del ventrículo izquierdo tanto en reposo como en esfuerzo, pero en un paciente con estenosis coronaria puede producirse un gran defecto de perfusión durante el esfuerzo.

En pacientes que no pueden hacer ejercicio, existen alternativas a la prueba de esfuerzo tradicional. Entre ellas se encuentran la **prueba de estrés con adenosina y la prueba de estrés con dobutamina**.

La adenosina, administrada por vía intravenosa, produce vasodilatación coronaria transitoria, lo que aumenta el flujo sanguíneo coronario hasta 400%. Sin embargo, los vasos con estenosis significativas ya están vasodilatados al máximo en reposo y no pueden expandirse más, por lo que el territorio del corazón que irrigan no mostrará un aumento del flujo coronario. Normalmente, no hay cambios en el ECG de diagnóstico durante esta prueba.

La prueba de estrés con dobutamina imita el estrés del ejercicio en el corazón. La dobutamina es un agente similar a la adrenalina que se administra en dosis incrementales durante varios minutos. En los pacientes con enfermedad arterial coronaria, pueden observarse cambios en el ECG similares a los inducidos por el ejercicio, y se notarán anomalías transitorias del movimiento de la pared en un ecocardiograma adjunto.

La prueba de esfuerzo no es la única forma no invasiva de evaluar la circulación coronaria y la extensión de la ateroesclerosis subyacente. *La prueba de calcio en las arterias coronarias utiliza un escáner de TC rápido* del corazón. Puede proporcionar una medida de la carga ateroesclerótica global del paciente, pero no predice de forma fiable el grado de obstrucción en un lugar concreto. Es más útil para ayudar a establecer el riesgo de un futuro evento coronario y guiar la toma de decisiones sobre el inicio de la terapia preventiva (p. ej., si el paciente debe ser tratado con una estatina para reducir los niveles de colesterol LDL). La *angiografía por TC*, ya mencionada, y la *angiografía por IRM*, que pueden identificar vasos coronarios estenosados sin la invasión del cateterismo cardiaco, también se utilizan cada vez más.

CASO 10

Joan L. es una ejecutiva de 62 años. Está en un importante viaje de negocios y pasa la noche en un hotel del centro. A la mañana siguiente, se despierta con dificultad para respirar y una fuerte presión en el pecho que se irradia a la mandíbula y brazo izquierdo. Se levanta de la cama y toma Pepto-Bismol, pero el dolor no desaparece. Se siente mareada y con náusea, se sienta y llama a la recepción. Sus síntomas son transmitidos por teléfono al médico que cubre el hotel, que de inmediato pide una ambulancia para llevarla al servicio de urgencias local. Llega allí 2 horas después de la aparición de los síntomas, que no han disminuido a pesar de las tres pastillas de nitroglicerina sublingual que le dieron durante el trayecto en ambulancia.

En el servicio de urgencias, un ECG de 12 derivaciones revela lo siguiente:¿tiene un infarto? Si es así, ¿puede decir si es agudo y qué región del corazón está afectada?

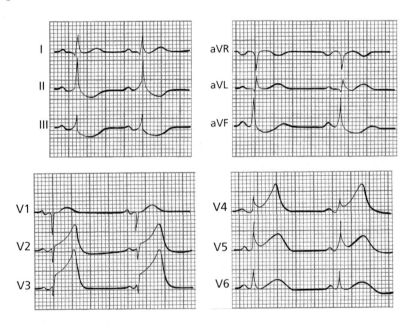

El ECG muestra una elevación del segmento ST en las derivaciones V2 a V5. No hay ondas Q. Joan está en la agonía de un IMEST anterior agudo.

La pronta llegada de Joan al servicio de urgencias, los segmentos ST elevados y la ausencia de ondas Q en el ECG significan que es una excelente candidata para el tratamiento trombolítico o la angioplastia coronaria inmediata. Desafortunadamente, cuenta que hace sólo 1 mes presentó un ictus hemorrágico leve que le dejó cierta debilidad en el brazo y la pierna izquierdos, lo que hace que los riesgos del tratamiento trombolítico sean prohibitivos. Además, en este pequeño hospital comunitario no se puede realizar una angioplastia inmediata y el gran centro médico más cercano está a varias horas de distancia. Por lo tanto, haciendo lo mejor que pueden en estas circunstancias, el personal médico hace que Joan ingrese en la unidad de cuidados cardiacos (UCC) para ser monitorizada. El dolor se controla con morfina y nitroglicerina intravenosa. También se le administra aspirina, pero se le retiran otros anticoagulantes debido a su historial de ictus. Su primer nivel de troponina resulta elevado.

A última hora de la primera noche de su estancia en el hospital, una de las enfermeras nota unos latidos peculiares en su ECG:

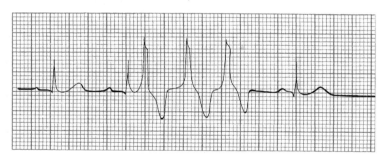

¿Qué son?

El ritmo sinusal normal de la paciente se ve interrumpido por
una serie de tres contracciones ventriculares prematuras (CVP)
consecutivas. En el contexto de un infarto agudo, esto puede ser
preocupante. Sus médicos deciden empezar a administrarle un
betabloqueador para reducir la estimulación simpática de su corazón.

A la mañana siguiente, el ECG de Joan tiene este aspecto. ¿Qué ha
cambiado?

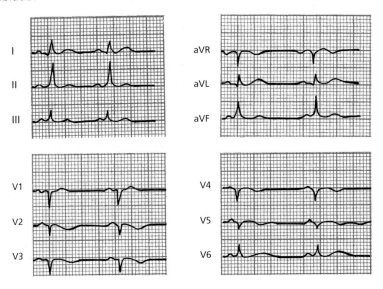

El ECG de Joan muestra que se ha suprimido toda la ectopia
ventricular. También muestra nuevas ondas Q en las derivaciones
anteriores, consistentes con la evolución completa de un infarto
anterior.

A última hora de la tarde, Joan vuelve a sentir dolor torácico. Se repite el ECG. ¿Qué ha cambiado?

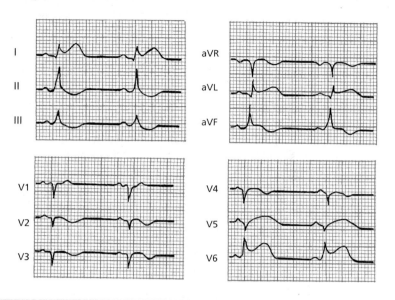

El infarto de Joan se está extendiendo. Se observan nuevas elevaciones del ST en las derivaciones laterales izquierdas.

Unas horas más tarde, refiere mareo y se realiza otro ECG. ¿Qué se ve ahora?

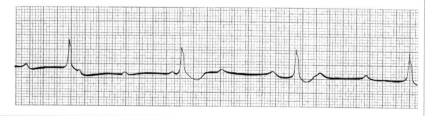

Joan ha entrado en un bloqueo AV de tercer grado. Durante un infarto del miocardio pueden producirse graves bloqueos de conducción. Su mareo se debe a un gasto cardiaco inadecuado ante un ritmo de escape ventricular de ~ 35 latidos por minuto. La inserción de un marcapasos es obligatoria.

Se le coloca un marcapasos sin dificultad y Joan no presenta más complicaciones durante su estancia en el hospital. Una semana después, ambulatoria y sin dolor, es dada de alta. La mañana después de regresar a casa vuelve a despertarse con disnea y es llevada al servicio de urgencias. Ahí se descubre que tiene insuficiencia cardiaca congestiva. Un ecocardiograma cardiaco revela una función ventricular izquierda marcadamente disminuida como resultado de su infarto masivo del miocardio. Se la trata en el hospital y es dada de alta en 3 días. No se desarrollan más problemas y es capaz de regresar a su vida normal en casa y en el trabajo.

Este caso es un ejemplo común del tipo de cosas que se pueden ver una y otra vez en los hospitales de todo el país. Destaca la importancia del ECG en el diagnóstico y el tratamiento de los pacientes con infartos agudos del miocardio. En el caso de Joan, un ECG confirmó la sospecha inicial de que tenía un infarto. En la UCC, la vigilancia electrocardiográfica permitió diagnosticar un nuevo infarto y las alteraciones del ritmo y de la conducción que lo acompañaban, y guio las principales decisiones terapéuticas. Por último, debemos destacar que, aunque Joan fue tratada con éxito en su pequeño hospital local, siempre que sea posible los pacientes deben atenderse en hospitales con acceso a un laboratorio de cateterismo.

CASO

11

Sam S., un florista de 45 años, le es referido para una evaluación preoperatoria antes de una colecistectomía electiva. En su historia médica no hay nada remarcable y su examen físico es normal. No toma ninguna medicación. El cirujano ha solicitado un ECG preoperatorio y estudios de laboratorio. Usted pasa al siguiente paciente y el técnico de su consultorio le saca sangre y toma el ECG antes de dejar que el paciente se vaya a casa.

Ese mismo día, antes de salir de la consulta, comprueba su ECG. Veamos sólo las derivaciones precordiales. ¿Qué observa?

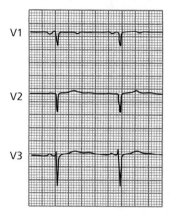
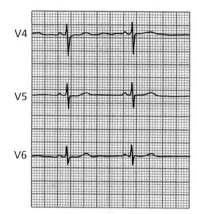

Note la onda Q (en realidad una onda QS) en la derivación V2 y la escasa progresión de la onda R. Parece que Sam puede haber tenido un infarto del miocardio anterior en el pasado.

Llama a Sam a su floristería (también sale tarde del trabajo, como usted), y le asegura que está bien y que nunca ha experimentado un momento de dolor torácico en su vida. Sin embargo, usted está preocupado y le pide que vuelva al día siguiente. Lo hace y repite el ECG, pero esta vez lo realiza usted mismo. ¿Qué ve ahora?

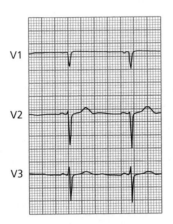
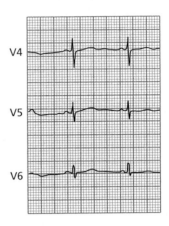

Suspira de alivio; la onda Q ha desaparecido mágicamente; lo que primero parecía una onda Q en la derivación V2 resulta ser una pequeña onda R seguida de una onda S profunda, ¡un complejo QRS normal! O *quizás no tan mágicamente*. Como sospechaba, el primer ECG fue un error, en este caso un error común de colocación de derivaciones. Colocar las derivaciones V1 y V2 demasiado arriba en la pared torácica (hacia la cabeza) es común y puede causar precisamente este tipo de confusión. Con este error en la colocación de los cables, la vista del corazón puede alterarse lo suficiente como para que, durante la fase inicial de la despolarización ventricular, la corriente parezca alejarse de los electrodos, generando ondas Q. En manos de alguien menos astuto, este error podría haber tenido importantes repercusiones, provocando un retraso en la cirugía del paciente y la realización de pruebas innecesarias (p. ej., una prueba de esfuerzo o incluso un cateterismo cardiaco).

Final feliz: a Sam le extirparon la vesícula sin complicaciones y ha vuelto al trabajo sintiéndose bien.

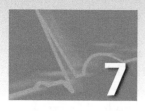

7 Toques finales

En este capítulo aprenderá:

1 Que el ECG puede cambiar y ayudar a diagnosticar una notable variedad de otros trastornos cardiacos y no cardiacos. Se revisarán los más importantes, así como otros escenarios en los que el papel del ECG es quizá más controvertido:

A. Alteraciones electrolíticas, especialmente anomalías en los niveles de potasio y calcio

B. Hipotermia

C. Efectos de digitálicos, tanto terapéuticos como tóxicos

D. Medicamentos que prolongan el intervalo QT, y un útil manual sobre el intervalo QT en general

E. Otros trastornos cardiacos: pericarditis, miocardiopatía, miocarditis y defecto septal atrial

F. Trastornos pulmonares

G. Enfermedad del sistema nervioso central

H. Trastornos del sueño

I. Muerte súbita cardiaca en personas sin enfermedad arterial coronaria

J. El corazón del atleta: ¿cuáles son los hallazgos normales del ECG y cuáles son motivo de preocupación?

K. Revisión de los jóvenes atletas antes de practicar deporte: ¿debe hacerse un ECG?

L. El papel del ECG en la evaluación preoperatoria

2 Sobre los casos de Amos T., cuyo ECG resulta ser la clave para desentrañar una afección no cardiaca emergente y potencialmente mortal, y de Ursula U., a quien unos medicamentos muy comunes casi la matan.

Muchos medicamentos, alteraciones electrolíticas y una multitud de trastornos cardiacos y no cardiacos pueden alterar de forma sustancial el patrón normal del ECG. No siempre es obvio *por qué* el ECG es tan sensible a un conjunto tan difuso de cosas, pero lo es, y usted debe conocerlas.

En algunos de estos casos, el ECG puede ser el indicador más sensible de una catástrofe inminente o, al menos, el primer y mejor indicio de que puede estar ocurriendo algo grave. Muchas de estas afecciones también formarán parte de su diagnóstico diferencial cuando se enfrenten a anomalías específicas en el ECG, muchas de las cuales ya hemos comentado. Así que, teniendo en cuenta todo esto, es necesario que conozca este material. La recompensa para usted –y en especial para sus pacientes– puede ser enorme.

Se concluirá este capítulo explorando los pros y los contras de la obtención de un ECG rutinario de 12 derivaciones antes de la participación deportiva y antes de la cirugía. Las guías siguen evolucionando, pero está surgiendo un consenso general.

Alteraciones electrolíticas

Las alteraciones de los niveles séricos de potasio y calcio, tanto demasiado altos como demasiado bajos, son frecuentes y pueden alterar profundamente el ECG.

Hiperpotasemia

La hiperpotasemia es el gran imitador. Puede hacer casi cualquier cosa en el ECG. Esto no debe sorprenderle, ya que el potasio es muy importante para la actividad eléctrica de todas las células del corazón.

En su presentación más clásica –pero no la única–, la hiperpotasemia produce una evolución progresiva de cambios en el ECG que puede culminar en fibrilación ventricular y muerte. *La presencia de cambios electrocardiográficos mide mejor la toxicidad por potasio clínicamente significativa que los niveles séricos de potasio.*

A medida que el potasio empieza a aumentar, las ondas T de todo el ECG de 12 derivaciones comienzan a alcanzar un pico. Este efecto puede confundirse fácilmente con las ondas T máximas de un infarto del miocardio agudo. Una de las diferencias es que los cambios en un infarto se limitan a las derivaciones que recubren la zona del infarto, mientras que en la hiperpotasemia los cambios son difusos y se observan en la mayoría de las derivaciones, si no en todas.

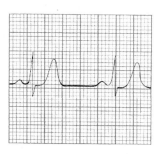

Las ondas T simétricas y puntiagudas de la hiperpotasemia.

Con aumento adicional del potasio sérico, el intervalo PR se prolonga, y la onda P se aplana gradualmente y luego desaparece.

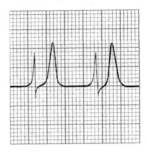

A medida que el nivel de potasio aumenta, las ondas P dejan de ser visibles. Las ondas T son aún más puntiagudas.

Por último, el complejo QRS se ensancha hasta fusionarse con la onda T, formando un patrón de onda sinusoidal. Ya se han visto varias causas de un complejo QRS ensanchado, así que, para ayudarle a clasificarlas, aquí tiene una perla del ECG: la presencia de un *eje hacia la derecha* (un complejo QRS negativo en la derivación I, un QRS positivo en la aVF) puede ser una pista importante de que los complejos QRS anchos son el resultado de la hiperpotasemia (véase el cuadro siguiente).

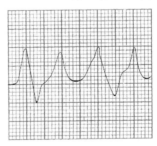

La hiperpotasemia progresiva conduce al clásico patrón de onda sinusoidal. Los complejos QRS ensanchados y las ondas T en pico son casi indistinguibles.

La hiperpotasemia es sólo una de las causas de la *desviación del eje derecho*; hemos visto varias más. Aquí, están en una lista práctica que debería ser útil cada vez que vea la desviación del eje derecho y esté reflexionando sobre las posibilidades de diagnóstico:
- Hipertrofia ventricular derecha (capítulo 2)
- Bloqueo fascicular posterior izquierdo (capítulo 4)

- Enfermedad pulmonar crónica y aguda (véase más adelante en este capítulo)
- Hiperpotasemia
- Ectopía ventricular/taquicardia ventricular (el eje puede ser hacia la derecha según el lugar de origen de la arritmia)
- Un antiguo infarto del miocardio lateral (ya sabe por qué: las fuerzas eléctricas se alejan de la pared lateral izquierda y, por lo tanto, apuntan hacia la derecha)
- Ciertos fármacos, especialmente los bloqueadores de los canales de sodio (que se mencionan más adelante en este capítulo)
- Derivaciones mal colocadas (desafortunadamente, demasiado comunes)
- Dextrocardia con *situs inversus*

También pueden aparecer bloqueos de la conducción –bloqueos AV de alto grado y bloqueos de rama– a medida que aumenta el potasio sérico. A la larga, puede producirse una asistolia o fibrilación ventricular.

Es importante señalar que, aunque los cambios clásicos del ECG suelen producirse en el orden descrito a medida que aumenta el potasio sérico, no *siempre* lo hacen. La progresión a la fibrilación ventricular puede ocurrir con una brusquedad devastadora. **Cualquier cambio en el ECG debido a la hiperpotasemia requiere atención clínica inmediata.**

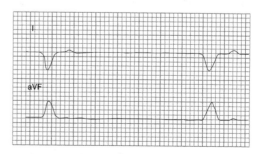

Derivaciones I y aVF en un paciente con hiperpotasemia. Los complejos QRS son amplios y hay un eje hacia la derecha. El ritmo es de escape lento de la unión.

Hipopotasemia

Con la hipopotasemia, el ECG puede ser de nuevo una mejor medida de la toxicidad grave que el nivel de potasio sérico. Se pueden observar varios cambios, que se producen sin ningún orden en particular:

* Depresión del segmento ST
* Aplanamiento de la onda T con prolongación del intervalo QT
* Aparición de una onda U

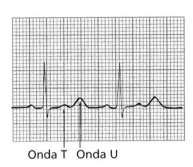

Onda T Onda U

Hipopotasemia. Las ondas U son aún más prominentes que las ondas T. También puede observarse una ligera depresión del segmento ST.

Todavía no se ha hablado de las ondas U. La corta pero implacable progresión alfabética de las ondas del ECG nos depara una sorpresa adicional. El término *onda U* se da a una onda que aparece después de la onda T en el ciclo cardiaco. Pueden ser normales o patológicas. Una onda U suele tener el mismo eje que la onda T y verse mejor en las derivaciones V2 y V3. Su significado fisiológico exacto no se conoce del todo. Las ondas U pueden ser a veces sorprendentemente difíciles de reconocer; a primera vista, se puede pensar que se está ante una onda T bifásica. Aunque las ondas U son el rasgo más característico de la hipopotasemia, no son diagnósticas en sí mismas. Otras afecciones producen ondas U prominentes (p. ej., enfermedades del sistema nervioso central y algunos fármacos antiarrítmicos), y las ondas U pueden verse a veces en pacientes con corazones normales y niveles séricos de potasio normales, en especial cuando la frecuencia cardiaca cae por debajo de 60-65 latidos por minuto.

En raras ocasiones, la hipopotasemia grave puede causar elevación del segmento ST. Siempre que vea una elevación o depresión del segmento ST en un ECG, su primer instinto debe ser sospechar alguna forma de isquemia cardiaca, pero mantenga siempre la hipopotasemia en su diagnóstico diferencial.

La hipopotasemia grave también puede provocar una prolongación del intervalo QT, así como taquiarritmias supraventriculares y ventriculares.

Alteraciones del calcio

Las alteraciones del calcio sérico afectan principalmente al intervalo QT.

La hipopotasemia lo prolonga; la hiperpotasemia lo acorta. ¿Recuerda una arritmia potencialmente letal asociada con un intervalo QT prolongado?

La *torsade de pointes*, una variante de la taquicardia ventricular, puede ocurrir en pacientes con intervalos QT prolongados.

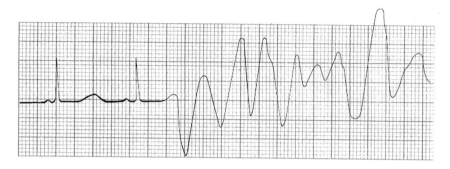

Hipopotasemia. El intervalo QT se prolonga. Una contracción ventricular prematura (PVC) cae sobre la onda T prolongada y desencadena una carrera de *torsade de pointes*.

Otros trastornos electrolíticos también pueden prolongar el intervalo QT. Entre ellos se encuentran la hipopotasemia (apenas analizada) y la hipomagnesemia. Todavía no hemos terminado con el intervalo QT; siga con nosotros.

Hipotermia

No diagnostique la hipotermia con un ECG, hágalo con un termómetro. Pero los cambios en el ECG asociados con una temperatura corporal muy baja pueden imitar otras afecciones cardiacas, por lo que es importante reconocerlos.

Cuando la temperatura corporal desciende por debajo de lo normal, se producen varios cambios en el ECG:

1. Todo se ralentiza. La bradicardia sinusal es común, y todos los segmentos e intervalos –PR, QRS, QT, etc.– se prolongan.

2. Puede observarse un tipo de elevación del segmento ST característico y prácticamente diagnóstico. Consiste en un ascenso abrupto justo en el punto J y, a continuación, un descenso igual de repentino hasta la línea de base. La configuración resultante se denomina *onda J* u *onda de Osborn*. Las ondas J desaparecen al recalentarse el paciente. La elevación del segmento ST puede ser bastante dramática, como se muestra a continuación, y a veces puede confundirse con un síndrome coronario agudo.

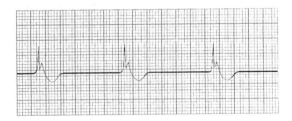

Hipotermia. Las ondas de Osborn son muy prominentes.

3. Pueden aparecer varias arritmias, no sólo bradicardia sinusal, sino también un ritmo de unión lento o una fibrilación atrial lenta.

4. Un artefacto de temblor muscular debido a escalofríos puede complicar el trazo. Un artefacto similar puede observarse en pacientes con enfermedad de Parkinson. Como se muestra a continuación, el artefacto de temblor muscular puede simular una fibrilación o aleteo atrial.

Los temblores se producen a diferentes frecuencias. Mientras que el temblor de la hipotermia puede producirse en casi cualquier frecuencia, el temblor de la enfermedad de Parkinson puede confundirse fácilmente con aleteo atrial, ya que ambos tienden a ciclar a unos 5 Hz, o 300 veces por minuto.

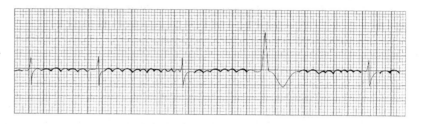

El artefacto por temblores musculares se parece al aleteo atrial.

Medicamentos

Digitálicos

Ya no se usan mucho los digitálicos, pero los libros de ECG adoran este material porque puede hacer muchas cosas interesantes en el ECG. Continuaremos con esa gloriosa tradición. Hay dos categorías distintas de alteraciones electrocardiográficas causadas por los digitálicos: las que se asocian con niveles sanguíneos *terapéuticos* del fármaco y las que se observan con niveles sanguíneos *tóxicos*.

Cambios ECG asociados con niveles sanguíneos terapéuticos

Los niveles terapéuticos de digitálicos producen cambios característicos en el segmento ST y la onda T. Estos cambios se conocen como *efecto digitálico* y consisten en una depresión del segmento ST con aplanamiento o inversión de la onda T. Los segmentos ST deprimidos tienen una pendiente descendente muy gradual, emergiendo casi de modo imperceptible de la onda R precedente. Este aspecto distintivo suele permitir diferenciar el efecto digitálico de la depresión del segmento ST más simétrica de la isquemia; la diferenciación de la hipertrofia ventricular con anomalías de la repolarización puede ser a veces más problemática, sobre todo porque los digitálicos se siguen utilizando en pacientes con insuficiencia cardiaca congestiva que suelen tener hipertrofia ventricular izquierda.

El efecto digitálico suele ser más prominente en las derivaciones con ondas R altas. *Recuerde*: el efecto digitálico es normal y predecible y no requiere la interrupción del fármaco.

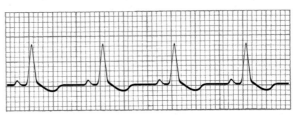

El efecto digitálico, con depresión asimétrica del segmento ST.

Cambios ECG asociados con niveles sanguíneos tóxicos

Las *manifestaciones tóxicas* de los digitálicos, por otro lado, pueden requerir una intervención clínica. La intoxicación por digitálicos puede provocar bloqueos de la conducción y taquiarritmias, solas o combinadas.

Supresión del nódulo sinusal

Incluso con niveles sanguíneos terapéuticos de digitálicos, el nódulo sinusal puede verse ralentizado, especialmente en pacientes con el síndrome del seno enfermo (página 184). Con niveles sanguíneos tóxicos, puede producirse un bloqueo de la salida del seno o una supresión completa del nódulo sinusal.

Bloqueos de conducción

Los digitálicos ralentizan la conducción a través del nódulo AV y, por lo tanto, pueden provocar un bloqueo AV de primer, segundo e incluso tercer grado.

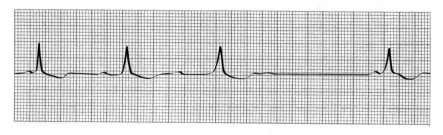

Bloqueo AV de segundo grado (Wenckebach) de tipo Mobitz I causado por intoxicación por digitálicos.

La capacidad de los digitálicos para ralentizar la conducción AV puede ser útil en el tratamiento de las taquicardias supraventriculares. Por ejemplo, los digitálicos pueden ralentizar la frecuencia ventricular en pacientes con fibrilación atrial; sin embargo, la capacidad de los digitálicos para ralentizar la frecuencia cardiaca, que se observa mejor cuando los pacientes están sentados o recostados tranquilamente para su registro en el ECG, se suele perder durante el esfuerzo. Los betabloqueadores, como el atenolol o metoprolol, tienen un efecto similar sobre la conducción AV y pueden controlar mejor la frecuencia cuando hay un aumento del tono adrenérgico (p. ej., durante el ejercicio o el estrés).

Taquiarritmias

Debido a que los digitálicos mejoran el automatismo de todas las células conductoras cardiacas, al actuar más como marcapasos no hay taquiarritmia que los digitálicos no puedan provocar. La taquicardia atrial paroxística (TAP) y las contracciones ventriculares prematuras son las más comunes, los ritmos de unión son bastante comunes, y el aleteo atrial y la fibrilación son los menos comunes.

Combinaciones

La combinación de TAP con bloqueo AV de segundo grado es
la alteración del ritmo más característica de la intoxicación por
digitálicos. El bloqueo de conducción suele ser de 2:1, pero puede
variar de forma imprevisible. Los digitálicos son la causa más común,
pero no la única, de la TAP con bloqueo.

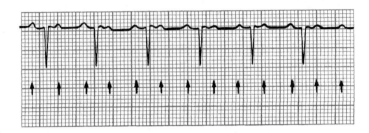

TAP con bloqueo 2:1. Las *flechas* señalan cada onda P.

Bloqueadores de los canales de sodio

Los canales iónicos de sodio son importantes en la conducción
nerviosa, por lo que cualquier cosa que interfiera en su función
puede alterar el ECG. Los bloqueadores de los canales de sodio
más utilizados son los antidepresivos tricíclicos (p. ej., amitriptilina
y nortriptilina), pero muchos agentes antiarrítmicos (p. ej.,
sotalol, amiodarona, dofetilida y dronedarona), la cocaína y la
hiperpotasemia también pueden bloquear los canales de sodio. Los
hallazgos del ECG pueden incluir una taquicardia, un complejo QRS
ancho, un eje derecho, un intervalo QT largo y –aquí hay uno que
tal vez no esperaba– una onda R alta en las derivaciones más a la
derecha (aVR y V1).

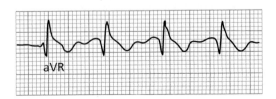

La derivación aVR en un paciente con sobredosis de amitriptilina. La
derivación aVR suele tener una deflexión negativa profunda, mientras
que aquí se puede ver la onda R alta. Note también el complejo QRS
ensanchado y el intervalo QT prolongado.

El pobre protagonista aVR ha recibido poca atención en este libro hasta ahora. No es de extrañar: se encuentra muy a la derecha, lejos de donde sucede la mayor parte de la acción. Sin embargo, hay circunstancias en las que puede ser útil. Por ejemplo, se puede observar una elevación del segmento ST en la derivación aVR cuando el corazón derecho está afectado por una isquemia global (como un gran infarto debido a la obstrucción del tronco coronario principal izquierdo) o por una embolia pulmonar masiva. Los bloqueadores de los canales de sodio también pueden hacer esto, además de producir una onda R alta, al igual que la hipopotasemia grave aVR y V1.

Medicamentos que prolongan el intervalo QT

Ya se ha visto que la hipocalcemia, la hipomagnesemia y la hipopotasemia grave pueden prolongar el intervalo QT. Muchos medicamentos también pueden prolongar el intervalo QT y aumentar el riesgo de una taquiarritmia ventricular grave. Como se ha mencionado antes, los fármacos que bloquean los canales de sodio pueden prolongar el intervalo QT, incluidos varios antidepresivos y muchos agentes antiarrítmicos. Los agentes antiarrítmicos se utilizan para tratar las arritmias, pero al aumentar el intervalo QT pueden incrementar paradójicamente el riesgo de taquiarritmias ventriculares graves. El intervalo QT debe controlarse con cuidado en todos los pacientes que toman cualquiera de estos medicamentos, en especial si se utiliza más de uno al mismo tiempo, y el fármaco o fármacos deben suspenderse si se produce una prolongación sustancial.

También otros fármacos de uso común prolongan el intervalo QT. Para la mayoría de ellos, en especial en dosis convencionales, el riesgo de una arritmia en potencia mortal es muy pequeño. Entre ellos se encuentran los siguientes:

- Antibióticos: macrólidos (p. ej., eritromicina, claritromicina, azitromicina) y fluoroquinolonas (p. ej., levofloxacino y ciprofloxacino)

- Antifúngicos (p. ej., ketoconazol)

- Antihistamínicos no sedantes (p. ej., astemizol, terfenadina)

- Agentes psicotrópicos: antipsicóticos (p. ej., haloperidol, fenotiazinas), inhibidores selectivos de la recaptación de serotonina (p. ej., citalopram, fluoxetina) y metadona

- Algunos medicamentos gastrointestinales, agentes antineoplásicos y diuréticos (estos últimos por causar hipopotasemia o hipomagnesemia)

El riesgo de *torsade de pointes* aumenta en los pacientes que toman más de uno de estos fármacos. También aumenta cuando su metabolismo se ve comprometido, lo que causa niveles sanguíneos más elevados. El jugo de toronja (pomelo), por ejemplo, inhibe la actividad del sistema enzimático del citocromo P-450, responsable del metabolismo de muchos de estos fármacos, y los niveles séricos resultantes más elevados del fármaco pueden provocar una prolongación del QT.

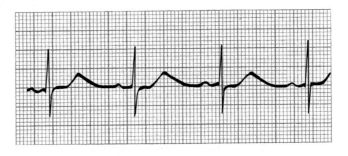

El intervalo QT prolongado en este trazo obligó a reducir la dosis de sotalol del paciente.

Más información sobre el intervalo QT

Se han identificado varios *trastornos hereditarios de la repolarización cardiaca* asociados con intervalos QT largos y se han vinculado con anomalías cromosómicas específicas. La causa en casi la mitad de los individuos genotipados es una de las diversas mutaciones en un gen que codifica las subunidades formadoras de poros de los canales de membrana que generan una corriente lenta de K^+ que es sensible a los adrenérgicos. Todos los individuos de estas familias deben ser examinados para detectar la presencia del defecto genético con ECG de reposo y de esfuerzo. Si se detecta la anomalía, se recomiendan fármacos betabloqueadores y, en ocasiones, desfibriladores implantables, ya que el riesgo de muerte súbita por una arritmia letal aumenta de modo considerable, en especial cuando el paciente se encuentra en la infancia o en los primeros años de la edad adulta. Estos pacientes también deben restringir la práctica de deportes de competición (aunque puede fomentarse el ejercicio modesto sin "ráfagas de adrenalina" y guiarse por los resultados de una prueba de esfuerzo), y nunca deben tomar algún fármaco que pueda prolongar el intervalo QT.

Cómo medir el intervalo QT con precisión

Dado que el intervalo QT varía con la frecuencia cardiaca, se utiliza un *intervalo QT corregido*, o QTc, para evaluar la prolongación absoluta del QT. El QTc ajusta las diferencias en la frecuencia cardiaca al dividir el intervalo QT entre la raíz cuadrada del intervalo R-R, es decir, la raíz cuadrada de un ciclo cardiaco:

$$QTc = \frac{QT}{\sqrt{RR}}$$

El QTc no debe superar los 500 ms durante el tratamiento con cualquier medicamento que pueda prolongar el intervalo QT (550 ms si hay un bloqueo de rama subyacente); el cumplimiento de esta regla reducirá el riesgo de arritmias ventriculares. Esta sencilla fórmula para determinar el QTc es más precisa en frecuencias cardiacas entre 50 y 120 latidos por minuto; en los extremos de la frecuencia cardiaca, su utilidad es limitada.

Causas de un intervalo QTc prolongado

Hipocalcemia	Medicamentos (ya
Hipomagnesemia	comentados)
Hipopotasemia (grave)	Hipotermia
Trastornos congénitos	Isquemia cardiaca

¿Puede el intervalo QT ser demasiado corto? La respuesta es sí. Un intervalo QT corto se define por lo general –no todo el mundo está de acuerdo con esta cifra precisa– como un intervalo QT < 360 ms. El síndrome de QT corto congénito es mucho menos frecuente que su compatriota más largo. Puede ser causado por cualquier número de "canalopatías" heredadas. La mayoría de los pacientes no parece tener complicaciones, pero existe mayor riesgo de arritmias atriales y ventriculares. El diagnóstico diferencial de un intervalo QT corto incluye la hiperpotasemia y la hipercalcemia.

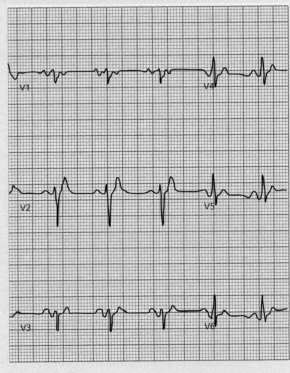

Un ejemplo de intervalo QT corto

Otros trastornos cardiacos

Pericarditis

La pericarditis aguda –inflamación del revestimiento exterior del corazón– puede causar elevación del segmento ST y aplanamiento o inversión de la onda T. Estos cambios pueden confundirse con facilidad con un infarto en evolución, al igual que el cuadro clínico. Algunas características del ECG pueden ser útiles para diferenciar la pericarditis del infarto:

1. Las alteraciones del segmento ST y de la onda T en la pericarditis tienden a ser difusas, y afectan más derivaciones que el efecto localizado del infarto. El segmento ST suele ser cóncavo hacia arriba (en forma de silla de montar), a diferencia de la elevación del ST que se observa en un infarto. En los IMEST, también se observa una depresión recíproca del ST; esto no se ve en la pericarditis. Y una última indicación: si la elevación del segmento ST es mayor en la derivación III que en la II, probablemente se trate de un IMEST y no de una pericarditis aguda.

2. En la pericarditis, la inversión de la onda T se produce sólo *después* de que los segmentos del ST han vuelto a la línea de base. En el infarto, la inversión de la onda T suele preceder a la normalización de los segmentos del ST.

3. En la pericarditis no hay formación de ondas Q.

El intervalo PR suele estar deprimido, por lo general en muchas derivaciones (aparte de aVR). Sin embargo, no hay que confiar demasiado en este criterio. No es específico de la pericarditis y a veces puede observarse en un IMEST. Sólo una vez que se haya convencido de que su paciente no tiene un IMEST debe recurrir al intervalo PR para determinar si su paciente puede tener pericarditis.

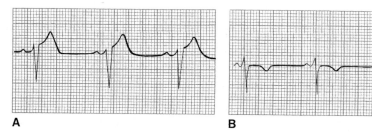

A   **B**

(*A*) La derivación V3 muestra la elevación del segmento ST de la pericarditis aguda. (*B*) La misma derivación varios días después muestra que los segmentos del ST han vuelto a la línea de base y las ondas T se han invertido. No hay ondas Q.

Otro indicio de la presencia de pericarditis es lo que se ha denominado *signo de Spodick*. Se trata de un descenso del segmento TP, que se extiende desde el final de la onda T hasta el inicio de la onda P. Si se observa este signo en un paciente del que se sospecha que puede tener una pericarditis aguda y se ha descartado prácticamente un IMEST, es probable que el paciente tenga pericarditis.

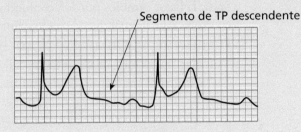

Segmento de TP descendente

Signo de Spodick

El ECG es sólo una parte del rompecabezas a la hora de diferenciar el dolor torácico de la pericarditis del dolor torácico de la isquemia cardiaca. Es esencial reconocer la presentación clínica de la pericarditis. Si su paciente es un adulto joven sin factores de riesgo de cardiopatía isquémica, entonces es más probable que se trate de una pericarditis, pero tenga cuidado: recuerde que cada año se diagnostican más de 100 000 infartos del miocardio en Estados Unidos en pacientes de entre 29 y 44 años.

A diferencia de la angina de pecho, el dolor de la pericarditis aguda suele ser agudo, se exacerba con la inspiración y la tos, y se siente de forma difusa en toda la pared torácica anterior, irradiándose a menudo a la parte superior de la espalda. El dolor suele remitir cuando el paciente se sienta inclinado hacia delante. En la exploración, puede oírse un roce pericárdico sobre el borde esternal izquierdo.

Algunos pacientes con pericarditis desarrollan *derrame pericárdico*. También existen otras numerosas causas, como traumatismos torácicos, enfermedades malignas, enfermedades autoinmunes, insuficiencia renal e hipotiroidismo. La formación de un derrame pericárdico importante amortigua la salida eléctrica del corazón, lo que provoca un bajo voltaje en todas las derivaciones. Los cambios del segmento ST y de la onda T de la pericarditis pueden ser aún evidentes.

¿Cómo se define el bajo voltaje? A estas alturas, esto no debería sorprender, pero existen criterios. Los más sensibles son 1) la suma del voltaje total del QRS en las derivaciones I, II y III es < 15 mm o 2) la suma del voltaje total del QRS en las derivaciones V1, V2 y V3 es < 30 mm. Los criterios más específicos son 1) el voltaje del QRS en todas las derivaciones de las extremidades es < 5 mm o 2) el voltaje del QRS en todas las derivaciones precordiales es < 10 mm.

Un derrame pericárdico no es la única causa de bajo voltaje. Cualquier cosa que amortigüe la capacidad de los electrodos de superficie para detectar la electricidad generada por el corazón puede ser responsable, como los pulmones expandidos y llenos de aire de una enfermedad pulmonar crónica; un neumotórax; un gran derrame pleural, o la marcada adiposidad de alguien con obesidad. Asimismo, cualquier cosa que reduzca la capacidad del corazón para generar un voltaje normal puede ser la culpable, por ejemplo, las enfermedades infiltrativas del corazón (como la amiloidosis), el hipotiroidismo grave y la miocardiopatía terminal causada por múltiples infartos.

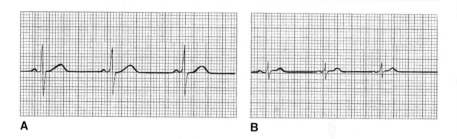

A **B**

Derivación I antes (*A*) y después (*B*) del desarrollo de un derrame pericárdico. La disminución del voltaje es el único cambio significativo.

Si el derrame es lo suficientemente grande, el corazón puede girar libremente dentro del saco lleno de líquido. Esto produce el fenómeno de *alternancia eléctrica* en el que el eje eléctrico del corazón varía con cada latido. Esto puede afectar no sólo al eje del complejo QRS, sino también al de las ondas P y T. La variación del eje se reconoce con mayor facilidad en el ECG por la variación de la amplitud de cada onda de un latido a otro.

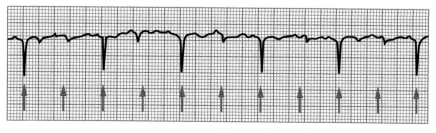

Alternancia eléctrica. Las *flechas* señalan cada complejo QRS.

Miocardiopatía hipertrófica obstructiva

Ya se ha hablado de la miocardiopatía hipertrófica obstructiva, también conocida como estenosis subaórtica hipertrófica idiopática, en el caso de Tom L. (página 104). Algunos pacientes con miocardiopatía hipertrófica obstructiva tienen ECG normales, pero la hipertrofia ventricular izquierda y la desviación del eje izquierdo son comunes. También pueden observarse ondas Q profundas, estrechas y en forma de daga a nivel lateral e inferior. Éstas no representan un infarto.

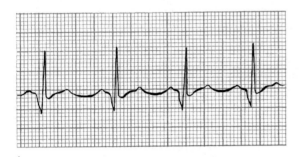

I

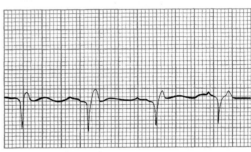

II

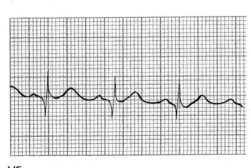

V5

Miocardiopatía hipertrófica obstructiva. Las ondas Q profundas pueden verse en las derivaciones laterales e inferiores.

Miocarditis

Cualquier proceso inflamatorio difuso que afecte al miocardio puede producir una serie de cambios en el ECG. Los más comunes son los bloqueos de la conducción, especialmente los bloqueos de rama y los hemibloqueos.

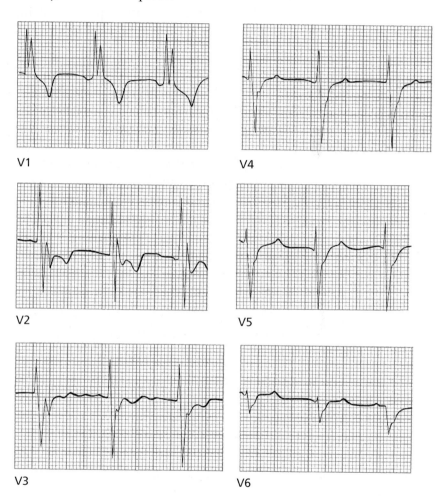

V1

V4

V2

V5

V3

V6

Bloqueo de rama derecha en un paciente con miocarditis activa tras una infección viral.

Comunicación interatrial

La comunicación interatrial (CIA) es una pequeña abertura entre los atrios izquierdo y derecho. Suele diagnosticarse por primera vez en la edad adulta. Los síntomas surgen de la derivación prolongada de sangre del atrio izquierdo de alta presión al atrio derecho, y suelen incluir fatiga y dificultad para respirar. Las complicaciones implican arritmias atriales, hipertensión pulmonar y embolización paradójica, en la que un émbolo procedente de una trombosis venosa profunda en las extremidades viaja al corazón, se desvía al lado izquierdo del corazón a través de la CIA y entra en la circulación sistémica, donde puede causar un ictus. El cierre de la CIA está indicado en pacientes con síntomas o evidencias de agrandamiento del corazón derecho.

El ECG puede ser normal. Sin embargo, con el agrandamiento del atrio y el ventrículo derechos, puede observarse un bloqueo AV de primer grado, taquiarritmias atriales, bloqueo incompleto de rama derecha y, con la CIA secundaria más común, desviación del eje derecho (puede verse desviación del eje izquierdo con una CIA *ostium primum*). No obstante, el hallazgo más característico es lo que se ha denominado *patrón de crochet*, una pequeña muesca en los complejos QRS en las derivaciones inferiores. Puede producirse al principio o al final del complejo QRS. Curiosamente, el tamaño de la muesca es proporcional al tamaño de la CIA y al tamaño de la derivación. El crochet también puede observarse en pacientes con un foramen oval permeable y, a veces, en corazones perfectamente normales.

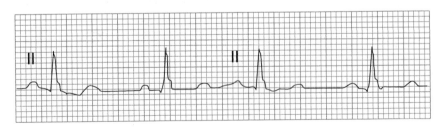

La pequeña muesca en la porción terminal de estos complejos QRS es el patrón de crochet de una comunicación interatrial.

Trastornos pulmonares

Enfermedad pulmonar obstructiva crónica

El ECG de un paciente con enfisema de larga duración puede mostrar un bajo voltaje, una desviación del eje derecho y una pobre progresión de la onda R en las derivaciones precordiales. El bajo voltaje es causado por los efectos de amortiguación del gran volumen residual de aire atrapado en los pulmones. La desviación del eje derecho se debe a que los pulmones expandidos obligan al corazón a adoptar una posición vertical o incluso orientada hacia la derecha, así como a la hipertrofia por sobrecarga de presión derivada de la hipertensión pulmonar.

La enfermedad pulmonar obstructiva crónica (EPOC) puede causar un *cor pulmonale* crónico y a una insuficiencia cardiaca congestiva derecha. El ECG puede mostrar entonces un agrandamiento del atrio derecho (*P pulmonale*) y una hipertrofia del ventrículo derecho con anomalías de la repolarización.

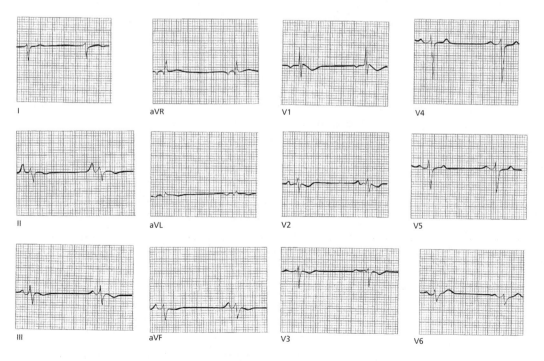

Enfermedad pulmonar obstructiva crónica. Note el bajo voltaje, la desviación extrema del eje derecho, el agrandamiento del atrio derecho (en la derivación II) y los criterios precordiales de hipertrofia ventricular derecha.

Embolia pulmonar aguda

Una embolia pulmonar masiva y repentina puede alterar de manera profunda el ECG. Los hallazgos pueden incluir lo siguiente:

1. Un patrón de hipertrofia ventricular derecha con cambios de repolarización, al parecer debido a la dilatación del ventrículo derecho, aunque el ventrículo derecho tarda en agrandarse, por lo que los criterios de hipertrofia ventricular derecha pueden no verse de forma aguda.

2. Bloqueo de rama derecha.

3. Una gran onda S en la derivación I y una onda Q profunda en la derivación III. Esto se denomina *patrón S1Q3*. La onda T en la derivación III también puede estar invertida (patrón S1Q3T3). A diferencia de un infarto inferior, en el que las ondas Q suelen verse en al menos dos de las derivaciones inferiores, las ondas Q en un émbolo pulmonar agudo se limitan generalmente a la derivación III. Nota: aunque éste es el hallazgo clásico del ECG de la embolia pulmonar, sólo está presente en una minoría de pacientes.

4. Puede observarse inversión de la onda T en las derivaciones precordiales derechas.

5. Se pueden producir varias arritmias; las más comunes son la taquicardia sinusal y la fibrilación atrial.

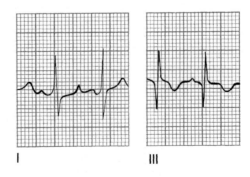

El patrón S1Q3T3 de un émbolo pulmonar masivo.

El ECG en una embolia pulmonar no masiva es normal en la mayoría de los pacientes, o puede mostrar sólo una taquicardia sinusal.

Enfermedades del sistema nervioso central

Las catástrofes del sistema nervioso central (SNC), como una hemorragia subaracnoidea o un infarto cerebral, pueden producir una inversión difusa de la onda T y ondas U prominentes. Por lo regular, las ondas T son muy profundas y muy anchas, y su contorno suele ser simétrico (a diferencia de las ondas T invertidas asimétricas de repolarización secundaria asociadas con la hipertrofia ventricular). También se suele observar bradicardia sinusal. Se cree que estos cambios se deben a la afectación del sistema nervioso autónomo.

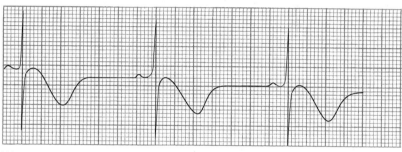

V4

Ondas T anchas y profundamente invertidas en la derivación V4 en un paciente con una hemorragia del sistema nervioso central.

Trastornos del sueño

Muchos de nosotros estamos cansados durante el día, y la mayoría de las veces la causa es sencilla: simplemente no dormimos lo suficiente. Sin embargo, algunas personas con somnolencia diurna tienen uno de los diversos trastornos del sueño, como apnea del sueño o síndrome de las piernas inquietas.

Los pacientes con apnea del sueño tienen un mayor riesgo de arritmias atriales y ventriculares (es una de las principales causas de fibrilación atrial) y de bloqueo cardiaco, así como de angina nocturna, infarto del miocardio, hipertensión sistémica y pulmonar e insuficiencia cardiaca derecha. La interrupción del sueño provoca una hipoxia transitoria y una alteración de la función autonómica que probablemente subyacen a estos problemas.

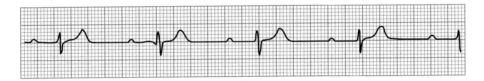

Parte de una tira de ritmo obtenida durante el sueño en un paciente con apnea del sueño. Note la bradicardia sinusal (~ 50 latidos por minuto) y el bloqueo AV de primer grado (intervalo PR prolongado).

El compañero de dormitorio del paciente suele ser el primero en sospechar el trastorno y referirá los incesantes ronquidos del paciente. La mayoría de las personas que roncan no tiene apnea del sueño; quienes la presentan suelen mostrar periodos de apnea de varios segundos (que suelen ocurrir muchas veces por hora) interrumpidos por estallidos de excitación acompañados de fuertes ronquidos y, a veces, de una respiración frenética.

El diagnóstico se realiza mediante la monitorización del sueño del paciente, ya sea en casa o en un laboratorio del sueño. El tratamiento de elección para las personas con obesidad, que tienen riesgo mucho mayor de presentar apnea del sueño, es la pérdida de peso. Si esto falla, y para todos los demás, la presión positiva continua en las vías respiratorias (CPAP) o diversos aparatos orales o procedimientos quirúrgicos de las vías aéreas superiores pueden ser eficaces y reducir los riesgos de arritmias, cardiopatía isquémica e hipertensión.

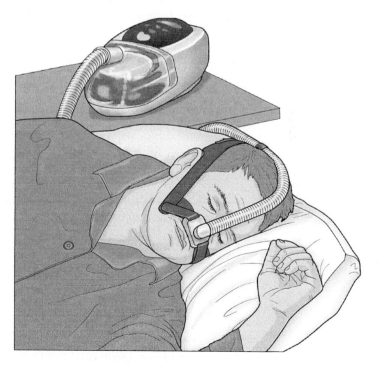

Un paciente con apnea del sueño duerme de manera plácida (¡y profunda!) con su aparato de CPAP.

Muerte súbita cardiaca

La causa más común de la muerte súbita cardiaca es, con mucho, la ateroesclerosis subyacente (enfermedad arterial coronaria) que desencadena un infarto o una arritmia. Sin embargo, también hay muchas otras causas, algunas de las cuales hemos comentado. Entre ellas se encuentran las siguientes:

- *Miocardiopatía hipertrófica*
- *Síndrome de intervalo QT largo*, adquirido o congénito (y muy rara vez, síndrome de QT corto)
- *Síndrome de Wolff-Parkinson-White*
- *Miocarditis viral*
- *Enfermedades infiltrativas del miocardio* (p. ej., amiloidosis y sarcoidosis)
- *Enfermedad cardiaca valvular*
- *Abuso de drogas* (especialmente estimulantes como cocaína y anfetaminas)
- *Commotio cordis*, en la que una fuerza contundente en el pecho provoca una fibrilación ventricular
- *Origen anómalo de las arterias coronarias*, en el que la constricción de una arteria coronaria por el tejido circundante –agravada por el aumento de las contracciones miocárdicas del ejercicio– puede causar fibrilación ventricular
- *Síndrome de Brugada*
- *Miocardiopatía arritmogénica del ventrículo derecho*

El **patrón de Brugada** (se denomina **síndrome de Brugada** cuando los cambios en el ECG van acompañados de síntomas) se produce en corazones estructuralmente normales y, en este sentido, se asemeja a los síndromes de QT largo. Se hereda como un rasgo autosómico dominante, pero es mucho más frecuente en los hombres (en especial entre los 20 y 30 años) que en las mujeres. La causa en algunos pacientes es una mutación genética que afecta a los canales de sodio dependientes de voltaje durante la repolarización. El patrón de

Brugada puede identificarse por un conjunto específico de anomalías en el ECG: 1) un patrón parecido al bloqueo de rama derecha con una pendiente descendente lenta y prolongada del componente R′ del complejo QRS, 2) inversión de la onda T en las derivaciones V1 o V2, y 3) elevación del segmento ST en las derivaciones V1, V2 y V3. La elevación del segmento ST es a menudo cóncava y desciende hacia una onda T invertida, un patrón denominado *coving*.

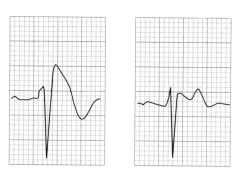

Dos ejemplos de patrón de Brugada en la derivación V1. Note el aspecto de la rama derecha del haz y la onda T invertida en V1. La elevación del segmento ST puede aparecer en forma de arco (primera figura) o en forma de silla de montar (segunda figura).

La importancia del patrón de Brugada radica en su propensión a causar arritmias ventriculares que pueden provocar muerte súbita. La más típica de estas arritmias es una taquicardia ventricular polimórfica rápida que se parece a *torsade de pointes*. La muerte súbita es más probable que ocurra durante el sueño o cuando el paciente tiene fiebre. Los desfibriladores cardiacos implantables son un componente crítico del tratamiento. Todos los miembros de la familia de un paciente afectado deben ser examinados para detectar esta enfermedad.

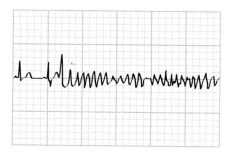

Taquicardia ventricular polimorfa con complejos QRS inusualmente estrechos en un paciente con síndrome de Brugada.

La **miocardiopatía arritmogénica del ventrículo derecho (MAVD)** es un trastorno hereditario caracterizado por la infiltración fibrofatética del miocardio del ventrículo derecho. Se ha reconocido cada vez más como una causa importante de arritmias ventriculares y muerte súbita. Las mutaciones genéticas que causan la MAVD afectan a las proteínas desmosómicas que intervienen en la adhesión de célula a célula y, por lo tanto, comprometen el flujo de corriente eléctrica entre las células. El rasgo más común en el ECG es la inversión de la onda T en las derivaciones V1 a V3, pero este hallazgo, como la mayoría de las cosas relacionadas con la onda T, no es muy específico. El rasgo más característico del ECG –aunque sólo está presente en 30% de los pacientes con esta enfermedad– es una pequeña desviación positiva al final del complejo QRS denominada onda épsilon (¿por qué? Parece la letra griega épsilon –ε– acostada de lado).

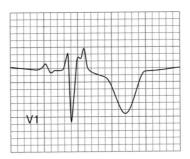

La onda épsilon es la pequeña muesca en la parte terminal del complejo QRS en la derivación V1.

El ECG es una herramienta fundamental para evaluar a cualquier persona joven tras un episodio inexplicable de paro cardiaco repentino (del que, por supuesto, fue reanimado con éxito) o pérdida de conocimiento (síncope). Es posible que tenga suerte y capte una arritmia subyacente, pero incluso si el ECG muestra un ritmo sinusal normal, puede ver indicios de una afección cardiaca congénita, inducida por fármacos o de otro tipo que predisponga a una arritmia potencialmente letal. Las afecciones congénitas predisponentes más comunes que puede ver en el ECG son la miocardiopatía hipertrófica, el síndrome de QT largo, Wolff-Parkinson-White, el patrón de Brugada y la miocardiopatía arritmogénica del ventrículo derecho.

El corazón del atleta

Los corredores de maratón y otros atletas que realizan entrenamientos de resistencia que exigen una capacidad aeróbica máxima pueden desarrollar alteraciones en sus ECG bastante desconcertantes si no se está familiarizado con ellas, pero que en realidad son benignas. Estos cambios pueden ser los siguientes:

1. Una bradicardia sinusal en reposo, a veces incluso por debajo de 30 latidos por minuto. Más que un motivo de preocupación, esta bradicardia sinusal profunda es un testimonio de la eficacia de su sistema cardiovascular.

2. Cambios inespecíficos del segmento ST y de la onda T. Por lo regular, consisten en una elevación del segmento ST en las derivaciones precordiales con aplanamiento o inversión de la onda T. La inversión de la onda T en las derivaciones V1 a V4 es especialmente común en los atletas afroamericanos autoidentificados.

3. Criterios de hipertrofia ventricular izquierda y a veces de hipertrofia ventricular derecha.

4. Bloqueo incompleto de rama derecha.

5. Varias arritmias, incluidos ritmos de unión y un marcapasos atrial migratorio.

6. Bloqueo AV de primer grado o de Wenckebach.

7. Un complejo QRS con muescas en la derivación V1.

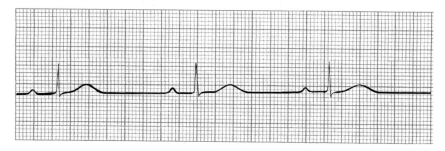

Bradicardia sinusal y bloqueo AV de primer grado en un triatleta.

Ninguna de estas condiciones es causa de preocupación ni requiere tratamiento. Más de un atleta de resistencia, sometido a un ECG rutinario, ha sido ingresado en la unidad de cuidados cardiacos por no conocer estos cambios.

Evaluación de preparación para los atletas

Durante el ejercicio, los atletas tienen mayor riesgo de muerte súbita en comparación con las poblaciones de edad similar de los no atletas. Por fortuna, el número de casos de muerte súbita en atletas jóvenes es muy bajo, y se calcula que es de 1 de cada 50 000 a 300 000 atletas. Las causas más comunes son los trastornos del músculo cardiaco y las arritmias ventriculares repentinas. Esto plantea la pregunta obvia: ¿deben los jóvenes atletas someterse a pruebas de detección de anomalías congénitas del corazón antes de practicar deporte?

Se trata de un área muy controvertida, cargada de acalorados debates y desacuerdos. En el caso de personas jóvenes con síntomas preocupantes —mareos, síncopes, dolor torácico, disnea y palpitaciones— o con antecedentes familiares de cardiopatías congénitas, es conveniente realizar una evaluación completa con anamnesis, exploración física, ECG y pruebas adicionales (p. ej., ecocardiograma, prueba de esfuerzo o monitor ambulatorio). Pero la mayoría de los atletas jóvenes no tiene antecedentes familiares de problemas y se siente bien. En estos jóvenes hay pocas pruebas de que el cribado previo a la participación suponga una gran diferencia. Los falsos positivos son frecuentes; por ejemplo, un pequeño porcentaje de atletas jóvenes tendrá al menos una anomalía en su ECG, como inversiones de onda T no específicas, bloqueo AV de primer grado o elevación del punto J. La presencia de una anomalía, aunque sea insignificante, puede dar lugar a pruebas costosas e innecesarias, a la ansiedad del paciente y de sus familiares y a la descalificación inútil de otras actividades deportivas. Sin embargo, se ha descubierto que la mayoría de los falsos positivos proviene de ECG leídos e interpretados por personal sanitario con una formación inadecuada, ¡un problema que usted ha resuelto con la lectura de este libro!

Entre los resultados que exigen una mayor evaluación se encuentran los siguientes:

- Inversión de la onda T más allá de la derivación V2 en atletas caucásicos o más allá de la V4 en atletas afroamericanos o caribeños

- Inversión de la onda T en las derivaciones laterales

- Depresión del segmento ST en cualquier derivación

- Cualquiera de los hallazgos descritos en la sección anterior sobre la muerte súbita cardiaca, como la evidencia de miocardiopatía hipertrófica, síndrome de QT largo, síndrome de Wolff-Parkinson-White, patrón de Brugada o miocardiopatía arritmogénica del ventrículo derecho

La evaluación comienza con una cuidadosa anamnesis, antecedentes familiares, exploración física y ecocardiograma, y puede incluir pruebas genéticas y una resonancia magnética cardiaca, que puede detectar algunas anomalías que el ecocardiograma tal vez pase por alto.

La evaluación preoperatoria

El riesgo global de una intervención quirúrgica depende del procedimiento concreto, del tipo de anestesia, de la experiencia del cirujano y del personal del hospital, y del estado de salud general del paciente. La mayor parte de las complicaciones perioperatorias graves es de naturaleza cardiaca o pulmonar; las primeras incluyen episodios isquémicos y arritmias. En un esfuerzo por reducir los riesgos, muchos cirujanos solicitan evaluaciones preoperatorias al médico de cabecera del paciente. Sin embargo, para la mayoría de los pacientes hay pocas pruebas que respalden esta práctica.

Todos los pacientes, por muy tenue que sea su estado cardiaco, pueden someterse a procedimientos quirúrgicos de bajo riesgo (p. ej., cirugía de cataratas, cirugía dermatológica y procedimientos ambulatorios como muchos artroscópicos) sin ninguna evaluación. En el otro extremo, los pacientes que requieren una intervención quirúrgica urgente deben pasar directo al quirófano sin ninguna pausa para la evaluación preoperatoria.

Sin embargo, ¿qué ocurre con los pacientes que pueden tener uno o más factores de riesgo de presentar una complicación cardiaca (p. ej., antecedentes de cardiopatía isquémica o diabetes) que se someten a una intervención de riesgo intermedio (p. ej., cirugía abdominal) o alto (cirugía cardiaca o vascular)? En general, se recomienda un ECG de 12 derivaciones para 1) cualquier persona que se someta a una intervención quirúrgica de riesgo intermedio o alto, 2) que tenga algún factor de riesgo cardiaco subyacente significativo o 3) que tenga antecedentes de enfermedad arterial coronaria, arritmia u otro trastorno cardiovascular subyacente. Una prueba de esfuerzo puede ser apropiada para los pacientes de alto riesgo que se someten a procedimientos de alto riesgo, pero sólo si la prueba llevará a un cambio en el tratamiento. ¿Quién se considera de alto riesgo? Los pacientes con capacidad funcional limitada (< 4 METS, que es el umbral para subir un tramo de escaleras o realizar tareas domésticas enérgicas) o que tienen múltiples factores de riesgo cardiovascular. Sin embargo, para todos los demás, no se ha demostrado que la información obtenida de las pruebas de esfuerzo conduzca a intervenciones preoperatorias que mejoren los resultados quirúrgicos.

Recuerde que ningún paciente tiene riesgo quirúrgico cero. Por lo tanto, nunca es apropiado "dar el visto bueno" a un paciente para la cirugía; en su lugar, se debe afirmar que, con base en cualquier evaluación que se haya realizado, *no hay contraindicaciones para el procedimiento planificado y el estado cardiovascular está optimizado* (lo que significa que la presión arterial, el estado respiratorio y la frecuencia y el ritmo cardiacos están lo más estabilizados posible).

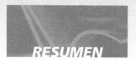

Condiciones diversas

Alteraciones electrolíticas

- *Hiperpotasemia*: el gran imitador. Evolución de 1) los picos de ondas T, 2) prolongación del PR y aplanamiento de la onda P, y 3) QRS ensanchamiento. Por último, los complejos QRS y las ondas T se fusionan para formar una onda sinusoidal, y puede desarrollarse una fibrilación ventricular.

- *Hipopotasemia*: depresión del ST, aplanamiento de la onda T, ondas U. Cuando el intervalo QT es grave y prolongado.

- *Hipocalcemia*: prolongación del intervalo QT.

- *Hipercalcemia*: acortamiento del intervalo QT.

Diagnóstico diferencial de un intervalo QT prolongado

- Hipocalcemia

- Hipomagnesemia

- Hipopotasemia severa

- Trastornos cardiacos congénitos

- Muchos medicamentos (ver página 313)

- Hipotermia

Diagnóstico diferencial de un intervalo QT acortado

- Hipercalcemia

- Hiperpotasemia

- Trastornos cardiacos congénitos

Hipotermia

- Ondas de Osborn, intervalos prolongados, bradicardia sinusal, ritmos de unión lentos y fibrilación atrial lenta. Cuidado con el artefacto del temblor muscular.

Fármacos

- *Digitálicos*: los *niveles terapéuticos* se asocian con cambios en el segmento ST y en la onda T en derivaciones con ondas R altas; los *niveles tóxicos* se asocian con taquiarritmias y bloqueos de conducción; lo más característico es la TAP con bloqueo.

- *Agentes antiarrítmicos (y otros numerosos fármacos)*: prolongación del intervalo QT.

Otros trastornos cardiacos

- *Pericarditis*: cambios difusos del segmento ST y de la onda T, depresión del PR. Un derrame grande puede causar bajo voltaje y alternancias eléctricas.

- *Miocardiopatía hipertrófica*: hipertrofia ventricular, desviación del eje izquierdo, ondas Q inferiores y laterales.

- *Miocarditis*: bloqueos de conducción.

- *Comunicación interatrial*: bloqueo AV de primer grado, taquiarritmias atriales, bloqueo incompleto de rama derecha, desviación del eje derecho, crochet del complejo QRS.

Trastornos pulmonares

- *EPOC*: bajo voltaje, desviación del eje derecho y pobre progresión de la onda R. El *cor pulmonale* crónico puede producir *P pulmonale* e hipertrofia ventricular derecha con anomalías de repolarización.

- *Embolia pulmonar aguda*: hipertrofia ventricular derecha con anomalías de repolarización, bloqueo de rama derecha, S1Q3 o S1Q3T3. La taquicardia sinusal y la fibrilación atrial son las arritmias más frecuentes.

Enfermedad del SNC

- Inversión difusa de la onda T, con ondas T típicamente anchas y profundas; ondas U

Trastornos del sueño

- La apnea del sueño predispone a arritmias (en especial fibrilación atrial), bloqueo cardiaco, cardiopatía isquémica, hipertensión sistémica y pulmonar e insuficiencia cardiaca derecha.

Causas de paro cardiaco súbito o muerte

- Enfermedad arterial coronaria
- Miocardiopatía hipertrófica
- Síndrome de QT largo
- Síndrome de Wolff-Parkinson-White
- Pericarditis/miocarditis viral
- Enfermedades infiltrativas del miocardio
- Enfermedad cardiaca valvular
- Abuso de drogas (especialmente estimulantes)
- Traumatismos (*commotio cordis*)
- Origen anómalo de las arterias coronarias
- Síndrome de Brugada: patrón de rama derecha con elevación del ST en V1-V3
- Miocardiopatía arritmogénica del ventrículo derecho: puede verse una onda épsilon en la porción terminal del QRS

El corazón del atleta

- Los hallazgos no patológicos pueden incluir bradicardia sinusal, ritmos de unión y un marcapasos atrial migratorio, cambios inespecíficos del segmento ST y de la onda T, hipertrofia ventricular izquierda y derecha, bloqueo incompleto de rama derecha, bloqueo AV de primer grado o de Wenckebach y un complejo QRS con muescas en la derivación V1.

Examen de preparación para los atletas

Hallazgos que requieren una mayor evaluación:

- Inversión de la onda T más allá de la derivación V2 en atletas caucásicos o más allá de la V4 en atletas afroamericanos o caribeños
- Inversión de la onda T en las derivaciones laterales
- Depresión del segmento ST en cualquier derivación
- Evidencia de una afección cardiaca congénita como la miocardiopatía hipertrófica, el síndrome de QT largo, el síndrome de Wolff-Parkinson-White, el síndrome de Brugada o la miocardiopatía arritmogénica del ventrículo derecho

CASO **12**

Amos T., un estudiante de posgrado de 25 años, es llevado en ambulancia al servicio de urgencias, agarrándose el pecho y con un aspecto nada bueno. Los signos vitales muestran una presión arterial de 90/40 mm Hg y un pulso irregular. Su tira de ritmo tiene el siguiente aspecto.

¿Reconoce la arritmia?

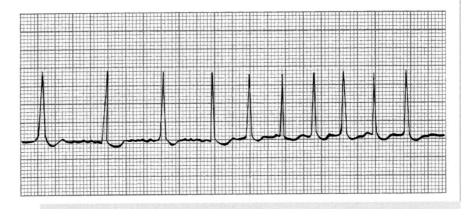

El paciente se encuentra en fibrilación atrial. No hay ondas P, la línea de base es ondulada y los complejos QRS aparecen de forma irregular y son estrechos.

Se toman las medidas adecuadas y Amos recupera el ritmo sinusal, aunque su frecuencia aún es rápida, de unos 100 latidos por minuto. Su presión arterial sube a 130/60 mm Hg. A pesar de la conversión exitosa de su ritmo, todavía refiere fuerte dolor en el pecho y falta de aire. El médico de urgencias quiere enviarlo al laboratorio de cateterismo para evaluar si se trata de un síndrome coronario agudo, pero usted insiste en que se le haga primero un buen ECG de 12 derivaciones, una petición que no está fuera de lugar porque, salvo la taquicardia, sus signos vitales son estables. Se obtiene el ECG que se muestra en la página siguiente.

¿Está de acuerdo con la evaluación del médico de urgencias?

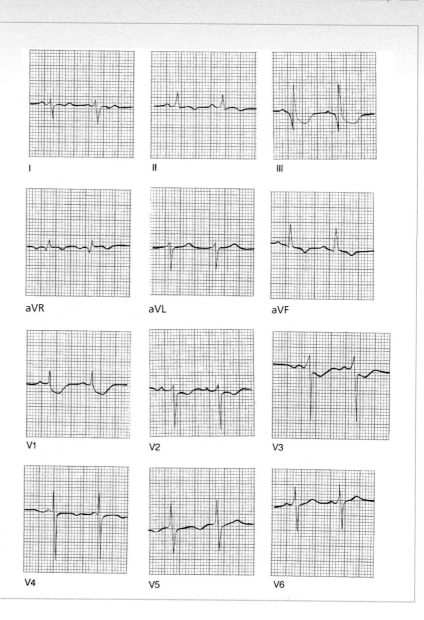

Por supuesto que no. Espero que se haya dado cuenta de algunas de las siguientes características:

1. El paciente tiene ahora una frecuencia de 100 latidos por minuto.
2. Existe un patrón de hipertrofia ventricular derecha con anomalías de repolarización.
3. Se observa una onda Q profunda en la derivación III junto con una onda T invertida, y hay una onda S profunda en la derivación I, la clásica S1Q3T3 de un émbolo pulmonar agudo.

¿Empieza ahora a saltar y gritar que el paciente tiene una embolia pulmonar aguda? No. Usted empieza a saltar y gritar que el paciente puede tener una embolia pulmonar. Estos hallazgos del ECG son sugestivos, pero difícilmente concluyentes. Usted ha hecho bien su trabajo con sólo plantear la cuestión; ahora se pueden tomar las medidas diagnósticas adecuadas.

Amos recibe heparina a la espera de que le hagan una TC torácica. Ésta se realiza en 1 hora y se confirma el diagnóstico de embolia pulmonar. Amos permanece varios días en el hospital con heparina y es dado de alta con anticoagulantes orales. La embolia pulmonar no se repite.

Por cierto, en caso de que se pregunte por qué Amos desarrolló una embolia pulmonar, debe saber que tenía un fuerte historial familiar de tromboflebitis venosa profunda, y un cuidadoso estudio hematológico descubrió que tenía una deficiencia hereditaria de proteína S, un inhibidor normal de la cascada de coagulación. Ahora, ¡intente encontrar eso en otros libros de ECG!

13

Ursula U. fue atendida recién en su hospital local por una pielonefritis (infección de las vías urinarias que afecta al riñón) y fue dada de alta con el antibiótico trimetoprima-sulfametoxazol. Busca un seguimiento de rutina con usted. Es bastante nueva en la ciudad y en su consulta. Su infección parece estar respondiendo bien al antibiótico, pero usted nota que su presión arterial es un poco elevada, 145/95. Ella le dice que está tomando medicamento para la presión arterial, lisinopril, un inhibidor de la enzima convertidora de la angiotensina, pero que no ha acudido al médico desde que se le recetó el medicamento. Algo hace clic en su cabeza, y obtiene un ECG. Aquí están los trazos de sólo su extremidad aumentada. ¿Qué ve?

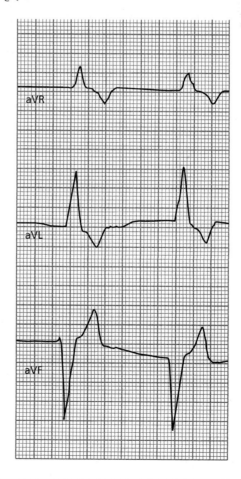

Esto parece bastante extraño. Pero analice esto poco a poco: los complejos QRS son claramente muy amplios, y no hay ondas P visibles. Aunque los complejos QRS y las ondas T son distintos, ciertamente parecen fusionarse en una sola configuración (note en particular la derivación aVR). ¿Podría tratarse de una especie de ritmo idioventricular (véase la página 164)? Tal vez, pero el contexto clínico aboga por otra interpretación. Tanto el trimetoprima-metoxazol como el lisinopril pueden causar una hiperpotasemia que suele ser leve, pero cuando se combinan, pueden provocar elevaciones graves del potasio sérico, incluso potencialmente mortales. Y eso es lo que está viendo aquí: manifestaciones de hiperpotasemia en el ECG.

Debido al riesgo de fibrilación ventricular en este contexto, usted envía a Ursula al servicio de urgencias, donde se le da un tratamiento agresivo para la hiperpotasemia, se le retira la medicación y se la controla en la unidad de cuidados cardiacos hasta que su ECG vuelve a ser normal. Finalmente, se le da el alta con otro antibiótico y otra clase de medicación para la presión arterial. Le va muy bien y declara que usted es el mejor clínico que ha conocido y que le recomendará a todos sus nuevos amigos.

8 Unificando todo

En este capítulo aprenderá:

1 Un método sencillo para incorporar todo lo que ha aprendido en un análisis paso a paso de cualquier ECG

2 Que todo lo bueno se acaba y nosotros, renuentes y afectuosamente, ¡nos despedimos!

Y eso es realmente todo lo que hay que hacer.

Bueno, quizá no todo. Lo que necesitamos ahora es una forma de organizar toda esta información, un enfoque metódico sencillo que pueda aplicarse a todos y cada uno de los ECG. Es importante abordar cada ECG de forma ordenada, sobre todo cuando se es nuevo en esto, para no perderse nada importante. A medida que se leen más y más electrocardiogramas, lo que en un inicio puede parecer forzado y mecánico dará grandes beneficios y pronto parecerá algo natural.

Dos advertencias:

1. *Conozca a su paciente.* Es cierto que los ECG pueden leerse con bastante precisión en una pequeña y lúgubre habitación trasera en completo aislamiento, pero el poder de esta increíble herramienta sólo emerge realmente cuando se integra en una evaluación clínica total de su paciente.

2. *Lea los ECG.* Luego, lea más. Léalos donde pueda encontrarlos —en libros, en papeles, en las historias clínicas de los pacientes, en las paredes de los baños— y, por favor, lea otros libros; éste puede ser el único libro de ECG que necesite, pero no debería ser el único que *quiera* leer. Hay muchos libros de texto excelentes, cada uno con algo especial que ofrecer.

Hay tantos enfoques para leer ECG como cardiólogos. Al final, cada uno llega a un método que funciona mejor para él o ella. El siguiente método de 9 pasos probablemente no sea mejor ni peor que muchos otros.

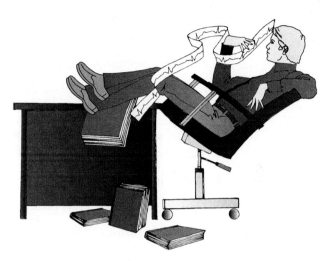

El método de 9 pasos para leer ECG

Antes de empezar, revise que la marca de normalización del papel de ECG tiene una altura de 10 mm, de modo que 10 mm = 1 mV. Asegúrese también de que la velocidad del papel es correcta.

1. *Frecuencia cardiaca*: determine la frecuencia cardiaca.

2. *Intervalos*: mida la longitud de los intervalos PR y QT y la anchura de los complejos QRS.

3. *Eje*: ¿el eje de las ondas P, los complejos QRS y las ondas T es normal, o existe una desviación del eje?

4. *Ritmo*: haga siempre las cuatro preguntas:

   * ¿Hay ondas P *normales* presentes?

   * ¿Los complejos QRS son anchos o estrechos?

   * ¿Cuál es la relación entre las ondas P y los complejos QRS?

   * ¿El ritmo es regular o irregular?

5. *Bloqueos de conducción*:

   * Bloqueo atrioventricular (AV). Aplique los criterios del Capítulo 4.

   * Bloqueo de rama o hemibloqueo. Aplique los criterios del Capítulo 4.

6. *Preexcitación*: aplique los criterios del Capítulo 5.

7. *Agrandamiento e hipertrofia*: aplique los criterios de agrandamiento atrial e hipertrofia ventricular del Capítulo 3.

8. *Enfermedad arterial coronaria*: busque las ondas Q y los cambios del segmento ST y de la onda T descritos en el Capítulo 6. Recuerde que no todos estos cambios reflejan una enfermedad arterial coronaria; conozca sus diagnósticos diferenciales.

9. *Otras enfermedades*: ¿hay algo en el ECG que sugiera alguna de las otras afecciones cardiacas o no cardiacas comentadas en el Capítulo 7? ¿Está totalmente perdido? No dude en pedir ayuda.

Las siguientes páginas son para refrescar la memoria. En ediciones anteriores de este libro, le sugerí que recortara estas páginas y las metiera en ese pequeño libro negro de perlas médicas que todo el mundo parecía llevar consigo. Pero, ¿quién lleva ya una libreta negra? Por lo tanto, si aún no ha pensado en ello, haga una foto de estas páginas con su *smartphone* y archívelas para poder acceder a ellas fácilmente. Por otro lado, ahora que lo pienso un poco más, recorte estas páginas de todos modos; el ejercicio le hará bien tras estar sentado y mirando este libro con los ojos desorbitados durante tanto tiempo.

El último capítulo contiene algunos ejemplos de ECG con los que podrá ponerse a prueba. Algunos son fáciles, otros no tanto. Y si todavía está pensando: "¿esto es realmente todo lo que hay que hacer?". La respuesta –que le recuerda que la información sólo se convierte en conocimiento con la sabiduría y la experiencia– es: "¡Sí!".

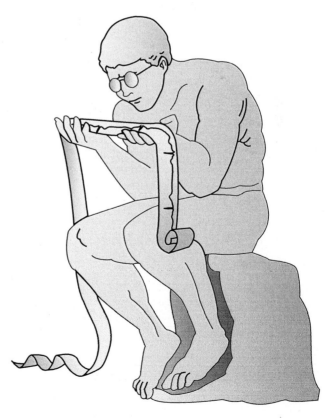

Esquemas de revisión

- **Las 12 derivaciones**
- Derivaciones anteriores: V2, V3 y V4
- Derivaciones inferiores: II, III y AVF
- Derivaciones laterales izquierdas: I, AVL, V5 y V6
- Derivaciones derechas: aVR y V1

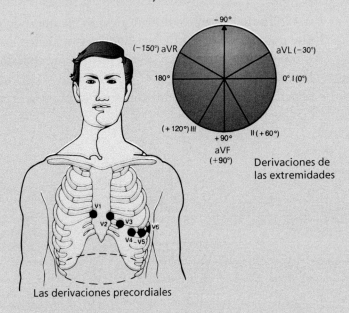

Derivaciones de las extremidades

Las derivaciones precordiales

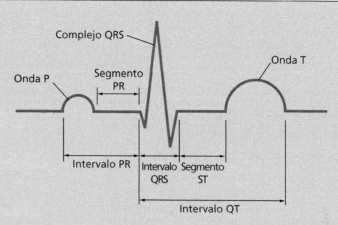

El corazón está compuesto por células marcapasos, células conductoras de electricidad y células miocárdicas. Las células *marcapasos* se despolarizan de modo espontáneo e inician cada onda de despolarización. El nódulo SA suele ser el marcapasos dominante. Las *células conductoras de la electricidad* transportan la corriente rápida y eficazmente a regiones distantes del corazón. Las *células miocárdicas* constituyen el grueso del corazón. Cuando una onda de despolarización llega a una célula miocárdica, se libera calcio dentro de la célula (acoplamiento de excitación-contracción), lo que provoca su contracción.

La *onda P* representa la despolarización atrial. Es pequeña y suele ser positiva en las derivaciones laterales e inferiores de la izquierda. A menudo es bifásica en las derivaciones III y V1. Por lo regular, es más positiva en la derivación II y más negativa en la derivación aVR.

El *complejo QRS* representa la despolarización ventricular. Suele ser predominantemente positivo en la mayoría de las derivaciones laterales e inferiores. A lo largo del precordio, las ondas R aumentan de tamaño, progresando de V1 a V5. Una pequeña onda Q inicial, que representa la despolarización septal, se ve a menudo en las derivaciones laterales e inferiores izquierdas.

La *onda T* representa la repolarización ventricular. Es la forma de onda más variable, pero suele ser positiva en las derivaciones con ondas R altas.

El *intervalo PR* representa el tiempo desde el inicio de la despolarización atrial hasta el inicio de la despolarización ventricular.

El *segmento PR* es el tiempo que transcurre desde el final de la despolarización atrial hasta el inicio de la despolarización ventricular.

El *intervalo QRS* representa la duración del complejo QRS.

El *segmento ST* representa el tiempo transcurrido desde el final de la despolarización ventricular hasta el inicio de la repolarización ventricular.

El *intervalo QT* representa el tiempo desde el inicio de la despolarización ventricular hasta el final de la repolarización ventricular.

Calculando el eje

	Derivación I	Derivación aVF
Eje normal	+	+
Desviación del eje a la izquierda	+	−
Desviación del eje a la derecha	−	+
Desviación extrema del eje a la derecha	−	−

Agrandamiento atrial

Observe la onda P en las derivaciones II y V1.
El *agrandamiento del atrio derecho* se caracteriza por lo siguiente:

1. Aumento de la amplitud de la primera porción de la onda P

2. No hay cambios en la duración de la onda P

3. Posible desviación del eje derecho de la onda P

El *agrandamiento del atrio izquierdo* se caracteriza por lo siguiente:

1. En ocasiones, el aumento de la amplitud del componente terminal de la onda P

2. De forma más consistente, el aumento de la duración de la onda P

3. No hay desviación significativa del eje

Hipertrofia ventricular

Observe los complejos QRS en todas las derivaciones.

La *hipertrofia ventricular derecha* se caracteriza por lo siguiente:

1. Desviación del eje derecho > 100°

2. Relación entre la amplitud de la onda R y la amplitud de la onda S > 1 en V1 y < 1 en V6

La *hipertrofia ventricular izquierda* se caracteriza por muchos criterios. Cuantos más estén presentes, mayor será la probabilidad de que exista hipertrofia ventricular izquierda.

Los criterios precordiales son los siguientes:

1. La amplitud de la onda R en V5 o V6 más la amplitud de la onda S en V1 o V2 supera los 35 mm.

2. La amplitud de la onda R en V5 supera los 26 mm.

3. La amplitud de la onda R en V6 supera los 18 mm.

Los criterios para la conducción de las extremidades son los siguientes:

1. La amplitud de la onda R en aVL supera los 11 mm.

2. La amplitud de la onda R en aVF supera los 20 mm.

3. La amplitud de la onda R en I supera los 13 mm.

4. La amplitud de la onda R en I *más* la amplitud de la onda S en III supera los 25 mm.

Tal vez el criterio más preciso: la amplitud de la onda R en aVL más la amplitud de la onda S en V3 supera los 20 para las mujeres y los 28 para los hombres.

La presencia de anomalías en la repolarización (depresión asimétrica del segmento ST e inversión de la onda T) indica hipertrofia clínicamente significativa, se observa con mayor frecuencia en las derivaciones con ondas R altas y puede anunciar dilatación e insuficiencia ventricular.

Los cinco tipos básicos de arritmias son los siguientes:

1. Arritmias de origen sinusal

2. Ritmos ectópicos

3. Ritmos reentrantes

4. Bloqueos de conducción

5. Síndromes de preexcitación

Siempre que esté interpretando el ritmo del corazón, haga las cuatro preguntas:

1. ¿Hay ondas P normales?

2. ¿Los complejos QRS son estrechos (< 0.12 segundos de duración) o amplios (> 0.12 segundos)?

3. ¿Cuál es la relación entre las ondas P y los complejos QRS?

4. ¿El ritmo es regular o irregular?

Las respuestas para el ritmo sinusal normal son las siguientes:

1. Sí, las ondas P están presentes.

2. Los complejos QRS son estrechos.

3. Hay una onda P por cada complejo QRS.

4. El ritmo es regular.

Por qué se producen las arritmias

Hipoxia
Isquemia e irritabilidad
Estimulación simpática
Bradicardia
Desequilibrios electrolíticos
Fármacos
Dilatación

Ritmos de origen sinusal

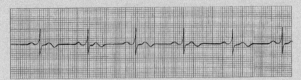

A Ritmo sinusal normal.

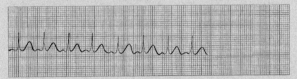

B Taquicardia sinusal.

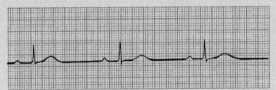

C Bradicardia sinusal.

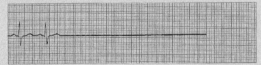

D Paro sinusal o bloqueo de salida.

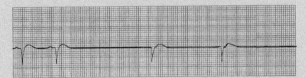

E Paro sinusal o bloqueo de salida con escape de unión.

Arritmias supraventriculares

	Características	ECG
Taquicardia reentrante del nódulo AV (TRNAV)	• Regular • Las ondas P son retrógradas si son visibles • Ritmo: 150-250 latidos por minuto • Masaje carotídeo: ralentiza o termina	
Aleteo atrial	• Regular, con dientes de sierra • 2:1, 3:1, 4:1, etc., bloqueo • Frecuencia atrial: 250-350 latidos por minuto • Frecuencia ventricular: la mitad, un tercio, un cuarto, etc., de la frecuencia atrial • Masaje carotídeo: aumenta el bloqueo	
Fibrilación atrial	• Irregular • Línea de base ondulada • Ritmo atrial: 350-500 latidos por minuto • Ritmo ventricular: variable • Masaje carotídeo: puede reducir la frecuencia ventricular	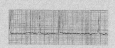
Taquicardia atrial multifocal (*TAM*)	• Irregular • Al menos tres morfologías de onda P diferentes • Frecuencia: normalmente 100-200 latidos por minuto; si es < 100 latidos por minuto, se denomina marcapasos atrial migratorio • Masaje carotídeo: sin efecto	
Taquicardia atrial paroxística (*TAP*)	• Regular • Ritmo: 100-200 latidos por minuto • Periodo de calentamiento característico en la forma automática • Masaje carotídeo: sin efecto o con una leve ralentización	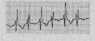

	Características	ECG
Taquicardia AV recíproca	• Regular o irregular • Puede ser muy rápido • Los complejos QRS pueden ser anchos o estrechos • Visto en WPW	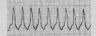

Arritmias ventriculares

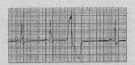

A Contracciones ventriculares prematuras (CVP).

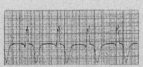

D Ritmo idioventricular acelerado.

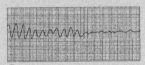

B Taquicardia ventricular.

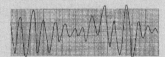

E Torsades de pointes.

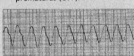

C Fibrilación ventricular.

Diagnóstico diferencial de una taquicardia de complejo ancho

1. Taquicardia ventricular

2. TSV con conducción aberrante (p. ej., con bloqueo de rama)

3. TSV en un paciente con preexcitación

4. Ritmos de marcapasos

Cómo distinguir la taquicardia ventricular de la taquicardia supraventricular con conducción aberrante

	Taquicardia ventricular	Taquicardia supraventricular con conducción aberrante
Pistas clínicas		
Historia clínica	Corazón enfermo	Corazón por lo general normal
Masaje carotídeo	No hay respuesta	Puede terminar
Onda A en cañón	Puede estar presente	No se ha visto
Pistas del ECG		
Disociación AV	Puede verse	No se ha visto
Regularidad	Ligeramente irregular	Muy regular
Ritmos de fusión	Puede verse	No se ha visto
QRS de desviación inicial	Puede diferir del complejo QRS normal	Igual que el QRS normal complejo

Bloqueos AV

El bloqueo AV se diagnostica examinando la relación de las ondas P con los complejos QRS.

1. *Primer grado*: el intervalo PR es > 0.2 segundos; todos los latidos son conducidos a través de los ventrículos.

2. *Segundo grado*: sólo algunos latidos son conducidos a través de los ventrículos.

   a. Bloqueo de Wenckebach: prolongación progresiva del intervalo PR hasta que una onda P no se conduce.

   b. Bloqueo Mobitz tipo II: conducción normal hasta que una onda P no conduce; no se produce un alargamiento progresivo del intervalo PR.

3. *Tercer grado*: no se conducen latidos hacia los ventrículos. Existe un bloqueo cardíaco completo con disociación AV en el que los atrios y los ventrículos son conducidos por marcapasos independientes.

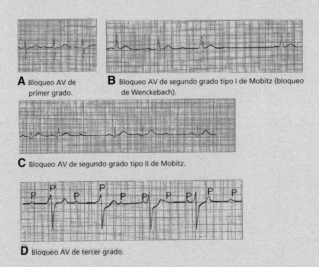

A Bloqueo AV de primer grado.

B Bloqueo AV de segundo grado tipo I de Mobitz (bloqueo de Wenckebach).

C Bloqueo AV de segundo grado tipo II de Mobitz.

D Bloqueo AV de tercer grado.

Bloqueos de rama

El bloqueo de rama se diagnostica observando la anchura y la configuración de los complejos QRS.

Criterios de bloqueo de rama derecha

1. Complejo QRS ampliado a > 0.12 segundos.

2. RSR′ en las derivaciones V1 y V2 (orejas de conejo) o una onda R alta y ancha; también hay depresión del segmento ST e inversión de la onda T.

3. Cambios recíprocos en las derivaciones V5, V6, I y aVL.

Criterios de bloqueo de rama izquierda

1. Complejo QRS ampliado a > 0.12 segundos.

2. Onda R ancha o entallada con ascenso prolongado en las derivaciones V5, V6, I y aVL con depresión del segmento ST e inversión de la onda T.

3. Cambios recíprocos en V1 y V2.

4. Puede haber desviación del eje izquierdo.

Hemibloqueos

El hemibloqueo se diagnostica buscando la desviación del eje izquierdo o derecho.

Hemibloqueo anterior izquierdo

1. Duración normal del QRS y sin cambios en el segmento ST o en la onda T.

2. Desviación del eje izquierdo > –30°.

3. No existe otra causa de desviación del eje izquierdo.

Hemibloqueo posterior izquierdo

1. Duración normal del QRS y sin cambios en el segmento ST o en la onda T.

2. Desviación del eje derecho.

3. No existe ninguna otra causa de desviación del eje derecho.

Bloqueo bifascicular

Las características de un bloqueo de rama derecha combinado con el hemibloqueo anterior izquierdo son las siguientes:

Bloqueo de rama derecha

1. QRS más ancho que 0.12 segundos

2. RSR′ en V1 y V2

Hemibloqueo anterior izquierdo

* Desviación del eje izquierdo

Las características de un bloqueo de rama derecha combinado con el hemibloqueo posterior izquierdo son las siguientes:

Bloqueo de rama derecha

- RS más amplio de 0.12 segundos
- RSR′ en V1 y V2

Hemibloqueo posterior izquierdo

- Desviación del eje derecho

Preexcitación
Criterios de Wolff-Parkinson-White

1. Intervalo PR < 0.12 segundos
2. Complejos QRS anchos
3. Onda delta observada en algunas derivaciones

Criterios para un PR corto sin onda delta

1. Intervalo PR < 0.12 segundos
2. Anchura normal del QRS
3. No hay onda delta

Las arritmias que se observan con la preexcitación son las siguientes:

1. Taquicardia AV recíproca: los complejos QRS estrechos son más frecuentes que los anchos.
2. Fibrilación atrial: puede ser muy rápida y provocar una fibrilación ventricular.

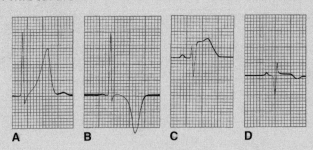

Infarto del miocardio

A   B   C   D

El diagnóstico de un infarto del miocardio se realiza mediante la historia clínica, la exploración física, las determinaciones seriadas de enzimas cardiacas y los ECG seriados. Durante un IMEST agudo, el ECG puede evolucionar en tres etapas:

1. La onda T alcanza un pico (*A*) y luego se invierte (*B*).

   Las ondas T invertidas pueden ser normales en las derivaciones V1 a V3 en los niños y pueden persistir en la edad adulta en algunos pacientes; una onda T invertida aislada en la derivación III es también una variante normal común.

2. El segmento ST se eleva (*C*).

   Distinguir la elevación del ST de la isquemia de la elevación del punto J: criterios de isquemia:

Derivaciones con elevación del ST	Hombres < 40	Hombres > 40	Mujeres de todas las edades
Derivaciones V2 o V3	>2.5 mm	>2.0 mm	>1.5 mm
Todas las demás derivaciones	>1 mm	>1 mm	>1 mm

   La elevación del ST debe estar presente en al menos dos derivaciones contiguas

3. Aparecen las ondas Q (*D*).

   Las ondas Q isquémicas casi nunca están aisladas en una sola derivación.

Criterios para las ondas Q significativas

1. La onda Q debe tener una duración superior a 0.04 segundos.

2. La profundidad de la onda Q debe ser al menos un tercio de la altura de la onda R en el mismo complejo QRS.

3. ¡Las ondas Q en aVR no cuentan!

Criterios para los infartos sin onda Q

1. Inversión de la onda T

2. Depresión del segmento ST que persiste durante más de 48 horas en el entorno adecuado

Localización del infarto

- Infarto inferior: derivaciones II, III y aVF
  - A menudo se debe a la oclusión de la arteria coronaria derecha o de su rama descendente.
  - Cambios recíprocos en las derivaciones anteriores y laterales izquierdas. La inversión de la onda T en aVL es el cambio recíproco más común y puede aparecer antes que la elevación del ST y la inversión de la onda T en las derivaciones inferiores.
- Infarto lateral: derivaciones I, aVL, V5 y V6
  - A menudo causada por la oclusión de la arteria circunfleja izquierda
  - Cambios recíprocos en las derivaciones inferiores
- Infarto anterior: cualquiera de las derivaciones precordiales (V1 a V6)
  - A menudo causado por la oclusión de la arteria descendente anterior izquierda
  - Cambios recíprocos en las derivaciones inferiores
  - Cambios especiales en las ondas T
    - Ondas T de Winter: en un paciente con dolor torácico, la depresión del ST ascendente que desemboca en una onda T alta y simétrica puede ser el primer signo de un infarto anterior.
    - Ondas Wellens: las ondas T bifásicas en V2 o V3 (a veces en V4) pueden predecir una inminente oclusión proximal de la arteria descendente anterior izquierda y un infarto anterior.

- Infarto posterior: cambios recíprocos en la derivación V1 (depresión del segmento ST, onda R alta que suele ser mayor que la onda S en magnitud)
  - A menudo causada por la oclusión de la arteria coronaria derecha.
  - Generalmente se ve en conjunto con infartos inferiores.
  - Use las derivaciones de la pared torácica posterior para confirmarlo.
- Infarto del ventrículo derecho: elevación del ST en la derivación V1, a menudo depresión del ST en V2
  - Prácticamente siempre en conjunto con el infarto inferior. Sospeche un infarto del ventrículo derecho si la elevación del ST en la derivación III es de mayor magnitud que la de la derivación II.
  - Confirme con las derivaciones de la pared torácica derecha.

Síntoma o síndrome	Cambios en el segmento ST	Enzimas cardiacas
Angina estable[a] sin infarto	Depresión ST	Normal[a]
Angina inestable[a] sin infarto	Depresión ST	Normal[a]
IMEST	Elevación del ST	Elevado
No-IMEST	Depresión ST	Elevado
Miocardiopatía de takotsubo	Elevación del ST	Elevado[b]
Angina de Prinzmetal	Elevación del ST	Normal

[a]La angina estable y la inestable se distinguen por la historia clínica.
[b]Los pacientes suelen tener que someterse a un cateterismo cardiaco para distinguirlo del infarto.
Nota: la aparición de un nuevo bloqueo de rama izquierda puede significar un infarto y debe tratarse con la misma urgencia que un IMEST.

El segmento ST

Causas de la *elevación* del segmento ST:

1. Un IMEST en evolución
2. Angina de Prinzmetal
3. Elevación del punto J/repolarización temprana
4. Miocardiopatía de takotsubo
5. Pericarditis aguda
6. Miocarditis aguda
7. Embolia pulmonar
8. Patrón de Brugada
9. Hipotermia
10. Aneurisma ventricular
11. Catástrofes del SNC
12. Poscardioversión
13. Bloqueo de rama izquierda (poco frecuente)
14. Hipertrofia ventricular izquierda (poco frecuente)
15. Ritmos de marcapasos

Causas de *depresión* del segmento ST:

1. Angina sin infarto
2. Sin IMEST
3. Durante las taquicardias supraventriculares
4. Por lo regular se ve con bloqueos de rama
5. Hipopotasemia

La *depresión* del ST es también un indicador de una prueba de esfuerzo positiva.

Varios cambios en el ECG

Alteraciones electrolíticas

- *Hiperpotasemia*: el gran imitador; evolución de las ondas T en pico, prolongación del PR y aplanamiento de la onda P, y ensanchamiento del QRS. En última instancia, los complejos QRS y las ondas T se fusionan para formar una onda sinusoidal (un eje hacia la derecha en un paciente con complejos QRS amplios sugiere una posible hiperpotasemia como causa); pueden desarrollarse bloqueos de la conducción; al final, pueden producirse asistolia y fibrilación ventricular.

- *Hipopotasemia*: depresión del ST, aplanamiento de la onda T, ondas U; puede causar taquicardias supraventriculares y ventriculares; cuando es grave puede prolongar el intervalo QT.

- *Hipocalcemia*: prolongación del intervalo QT.

- *Hipercalcemia*: acortamiento del intervalo QT.

- *Hipomagnesemia*: prolongación del intervalo QT.

Hipotermia

- Ondas de Osborn, intervalos prolongados, bradicardia sinusal, ritmo de unión lento y fibrilación atrial. Cuidado con el artefacto del temblor muscular.

Fármacos

- *Digitálicos*: los niveles terapéuticos se asocian con cambios en el segmento ST y en la onda T en derivaciones con ondas R altas; los niveles tóxicos se asocian con taquiarritmias y bloqueos de la conducción. Lo más característico es la TAP bloqueada.

- *Fármacos que pueden prolongar el intervalo QT*: sotalol, quinidina, procainamida, disopiramida, amiodarona, dofetilida, dronedarona, antidepresivos tricíclicos, macrólidos, quinolonas, fármacos psicotrópicos, incluidos los inhibidores selectivos de la recaptación de serotonina, diversos medicamentos antifúngicos, algunos antihistamínicos no sedantes y otros. El jugo de toronja inhibe el citocromo P-450 y puede provocar un aumento de los niveles séricos del fármaco y una prolongación del QT.

Causas de un intervalo QT prolongado

Hipocalcemia
Hipomagnesemia
Hipopotasemia (grave)
Trastornos congénitos
Medicamentos
Hipotermia

Causas del acortamiento del intervalo QT

Hipercalcemia
Hiperpotasemia

Otros trastornos cardiacos

- *Pericarditis*: cambios difusos del segmento ST y de la onda T; sin ondas Q; depresión del PR. Un derrame grande puede causar bajo voltaje y alternancias eléctricas.

- *Miocardiopatía hipertrófica*: hipertrofia ventricular, desviación del eje izquierdo, ondas Q profundas y estrechas lateral e inferiormente.

- *Miocarditis*: bloqueos de conducción.

- *Comunicación interatrial*: bloqueo AV de primer grado, taquiarritmias atriales, bloqueo incompleto de rama derecha y desviación del eje derecho; crochet (pequeña muesca en el QRS de las derivaciones inferiores).

Trastornos pulmonares

- *Enfermedad pulmonar obstructiva crónica*: baja tensión, desviación del eje derecho y mala progresión de la onda R. El *cor pulmonale* crónico puede producir *P pulmonale* e hipertrofia ventricular derecha con anomalías de repolarización.

- *Embolia pulmonar aguda*: hipertrofia ventricular derecha con distensión (aunque no de forma aguda), bloqueo de rama derecha y S1Q3 (T3); inversión de la onda T en las derivaciones precordiales derechas. La taquicardia sinusal y la fibrilación atrial son las arritmias más frecuentes.

Enfermedades del sistema nervioso central

- Inversión difusa de la onda T, con ondas T que suelen ser anchas y profundas; ondas U

Trastornos del sueño

- Sospecha de fibrilación atrial inexplicable

Causas de arritmias letales y muerte súbita cardiaca

- Isquemia
- Miocardiopatía hipertrófica
- Síndrome de QT largo
- Wolff-Parkinson-White
- Miocarditis viral
- Enfermedades infiltrativas del miocardio
- Enfermedad cardiaca valvular
- Abuso de drogas (sobre todo de estimulantes)
- *Commotio cordis* (traumatismo en el corazón)
- Origen anómalo de las arterias coronarias
- Síndrome de Brugada
- Miocardiopatía arritmogénica del ventrículo derecho

El corazón del atleta

- Los hallazgos normales pueden incluir bradicardia sinusal, cambios inespecíficos en el segmento ST y en la onda T, hipertrofia ventricular izquierda y derecha, bloqueo incompleto de rama derecha, bloqueo AV de primer grado o de Wenckebach y arritmias supraventriculares ocasionales, complejo QRS con muescas en la derivación V1.

- Hallazgos que requieren una evaluación adicional: inversión de la onda T más allá de la derivación V2 en atletas blancos y más allá de V4 en atletas afroamericanos o caribeños; inversión de la onda T en las derivaciones laterales; depresión del segmento ST en cualquier derivación; hallazgos consistentes con trastornos cardiacos congénitos.

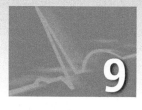

9 ¿Cómo llegar al Carnegie Hall?*

Los siguientes ECG le permitirán probar sus nuevas habilidades. Utilice el método descrito en el capítulo anterior. No pase nada por alto. Tome su tiempo. ¿Preparado? Allá vamos.

ECG 1:

Una bailarina de ballet de 24 años con palpitaciones, disnea y ansiedad.

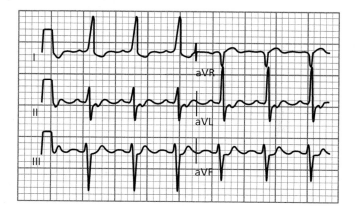

---

*¡Práctica, práctica, práctica! Un chiste muy viejo y cansado, lo siento de verdad.

• Respuesta al ECG 1: taquicardia sinusal. Observe también la presencia de desviación del eje izquierdo.

ECG 2:

Un paciente de 70 años con antecedentes de enfermedad arterial coronaria.

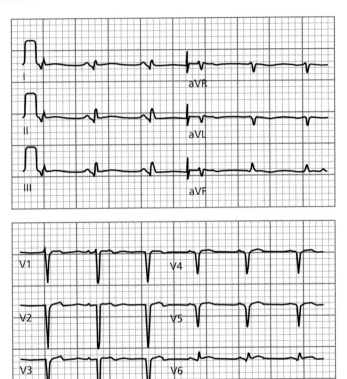

• Respuesta al ECG 2: el ritmo es de taquicardia sinusal. Las ondas Q anteriores profundas y las ondas Q laterales menos prominentes, pero significativas, indican un infarto de miocardio anterolateral.

ECG 3:

Paciente de 68 años con antecedentes de hipertensión que se presenta para una evaluación preoperatoria.

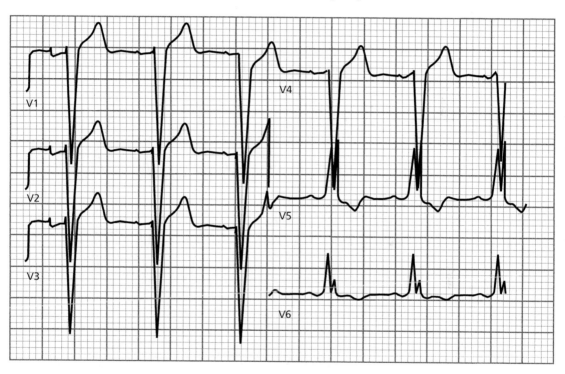

• Respuesta al ECG 3: los complejos QRS son amplios y distorsionados. En las derivaciones V5 y V6, los complejos QRS están divididos, y hay depresión del segmento ST e inversión de la onda T. Este paciente tiene un bloqueo de rama izquierda. Las configuraciones de oreja de conejo en los complejos QRS de las derivaciones V5 y V6 son inusuales para el bloqueo de rama izquierda.

ECG 4:

Un paciente de 58 años, nuevo en su consulta, trae este ECG reciente, que usted revisa incluso antes de su visita a la consulta.

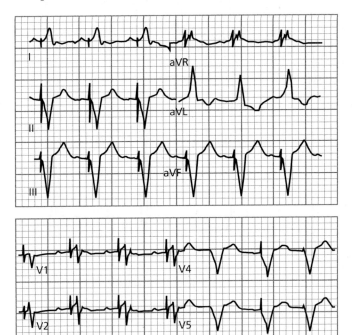

- Respuesta al ECG 4: los complejos QRS amplios y anormales pueden atraer de inmediato su atención, pero fíjese en los picos de marcapasos que preceden a cada uno de ellos. Los picos están precedidos por una onda P (mire las derivaciones II, III, aVF, V1 y V2). Este marcapasos se dispara siempre que detecta una onda P, asegurando la contracción ventricular.

ECG 5:

Paciente de 66 años con antecedentes de dolor torácico ocasional, hiperlipidemia y diabetes. Hace 1 semana tuvo un episodio prolongado de dolor torácico asociado con náusea y diaforesis, pero no buscó atención médica.

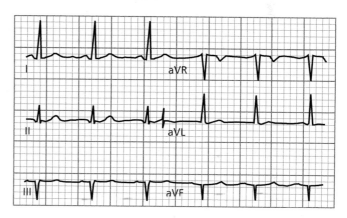

• Respuesta al ECG 5: hay ondas Q profundas en las derivaciones III y aVF. Este trazo muestra un infarto inferior.

ECG 6:

Un nadador de competición de 31 años cuya escuela exige un ECG antes de que comience la nueva temporada.

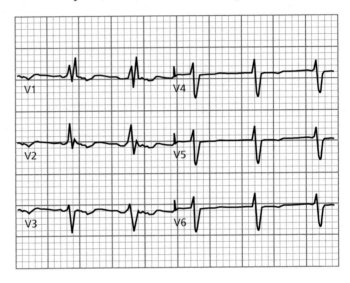

- Respuesta al ECG 6: los complejos QRS están ensanchados, con bonitas orejas de conejo en la derivación V1. Este paciente tiene un bloqueo de rama derecha.

ECG 7:

Paciente de 41 años que desarrolló taquicardia hace 1 hora luego de probar la cocaína por primera vez.

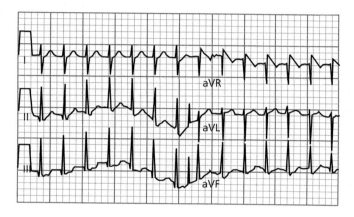

• Respuesta al ECG 7: la frecuencia es muy rápida y regular, y los complejos QRS son estrechos. Las ondas P retrógradas pueden verse en la derivación III si se observa con atención. Este paciente tiene una taquicardia por reentrada del nódulo AV.

ECG 8:

Un corredor de maratón de 60 años que presenta episodios intermitentes de hipotensión y taquicardia que duran entre 1 y 2 horas. Tiene uno ahora al entrar en su consulta.

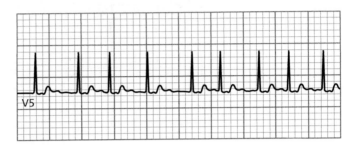

• Respuesta al ECG 8: el ritmo es irregular y los complejos QRS son estrechos. Este paciente está en fibrilación atrial.

ECG 9:

Un paciente sano de 39 años sin síntomas y sin antecedentes cardiacos.

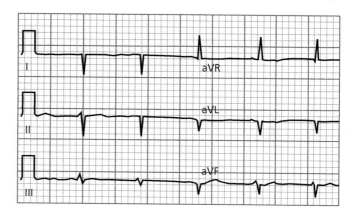

- Respuesta al ECG 9: ¿está confundido por lo que parece ser una desviación extrema del eje derecho? En realidad, en este caso, los electrodos del ECG se invirtieron por accidente: los electrodos del brazo derecho y del brazo izquierdo se colocaron en los brazos equivocados. Cuando vea una onda R alta en la derivación aVR y una onda S profunda en la derivación I, compruebe sus electrodos.

ECG 10:

Esta paciente de edad indeterminada (parece tener unos 60 o 70 años) fue reanimada con éxito de un episodio de parada cardiaca súbita en su domicilio. Este ECG se obtiene en el servicio de urgencias.

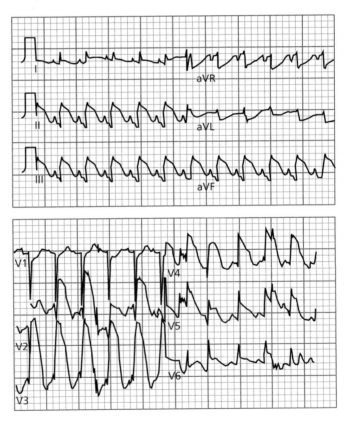

- Respuesta al ECG 10: por todas partes se ve una dramática elevación del segmento ST. Este ECG muestra un infarto en evolución que afecta a todo el corazón.

ECG 11:

Un paciente de 50 años con palpitaciones que han persistido durante un par de horas.

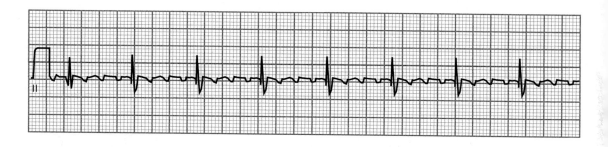

* Respuesta al ECG 11: está viendo el clásico patrón en diente de sierra del aleteo atrial.

ECG 12:

Un paciente de 47 años con una larga historia de hipertensión mal controlada.

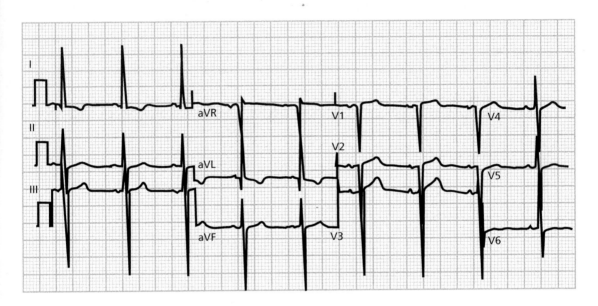

• Respuesta al ECG 12: hipertrofia ventricular izquierda que satisface muchos criterios.

ECG 13:

Un paciente de 19 años que tuvo un episodio de palpitaciones rápidas la semana pasada. Ahora se siente bien.

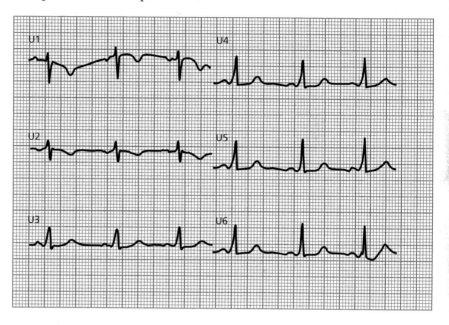

- Respuesta al ECG 13: síndrome de Wolff-Parkinson-White con ondas delta y un intervalo PR corto.

ECG 14:

Este trazo se tomó por la noche durante un estudio del sueño por sospecha de apnea del sueño.

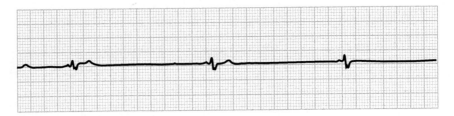

- Respuesta al ECG 14: bradicardia extrema resultante de la hipoxemia en un paciente con apnea del sueño.

ECG 15:

Paciente de 81 años que experimentó un episodio de síncope ayer, pero no buscó atención médica. Ha experimentado palpitaciones y mareos durante los últimos días.

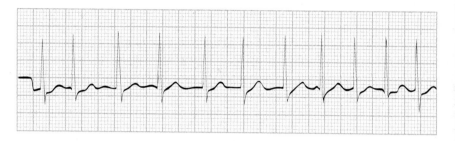

- Respuesta al ECG 15: fibrilación atrial con respuesta ventricular rápida. No se ve la línea de base de la fibrilación, pero el ritmo es claramente irregular.

ECG 16:

Este trazo se obtuvo en un paciente de la UCI que se puso repentinamente hipotenso.

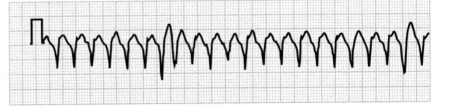

• Respuesta al ECG 16: taquicardia ventricular.

ECG 17:

Este trazo fue el primero que se obtuvo en un adulto mayor traído en ambulancia tras un episodio de síncope en su domicilio.

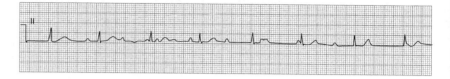

- Respuesta al ECG 17: ¿cómo se relacionan las ondas P y los complejos QRS? No se relacionan: se trata de un bloqueo cardiaco de tercer grado.

ECG 18:

Paciente de 68 años que refiere mareos desde hace 24 horas.

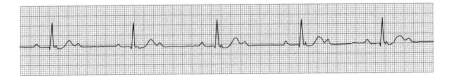

• Respuesta al ECG 18: de nuevo, observe la relación de las ondas P con los complejos QRS. Hay dos ondas P por cada complejo QRS; esto es un bloqueo AV 2:1.

ECG 19:

Paciente de 54 años que acude al servicio de urgencias con dificultad respiratoria y dolor de cuello.

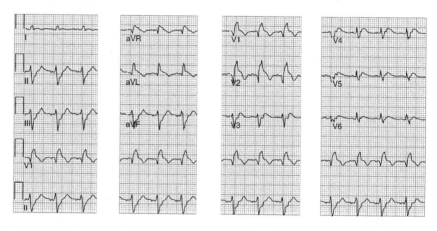

• Respuesta al ECG 19: el ritmo es sinusal normal. El hallazgo clave es la elevación del segmento ST en V1, V2 y aVR con cambios recíprocos en las derivaciones inferiores y aVL: este paciente tiene un IMEST.

ECG 20:

Un paciente de 23 años que ha notado que su pulso es irregular últimamente. Por lo demás, no presenta síntomas.

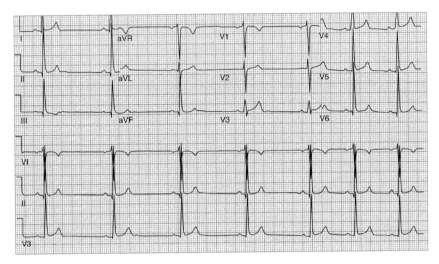

• Respuesta al ECG 20: ¿cuál es el ritmo que se ve? Es irregular, con una onda P por cada complejo QRS. Se trata de un ECG normal, y lo que está viendo es una arritmia sinusal.

ECG 21:

Paciente de 30 años con dolor torácico agudo y pleurítico y ligera disnea. Le cuenta que la semana anterior tuvo tos y fiebre.

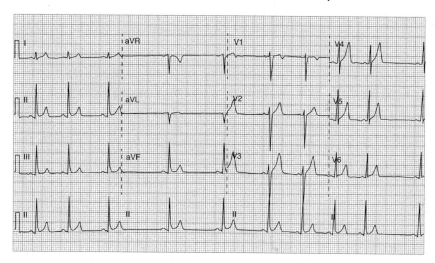

- Respuesta al ECG 21: el hallazgo más importante aquí es la elevación difusa del segmento ST sin la inclinación hacia arriba que se suele ver con un IMEST. Este paciente tuvo una pericarditis aguda.

ECG 22:

Un paciente de 21 años de edad que ha presentado un episodio de taquicardia y síncope esta mañana. Ahora se encuentra mejor, pero sus amigos le han instado a acudir al servicio de urgencias.

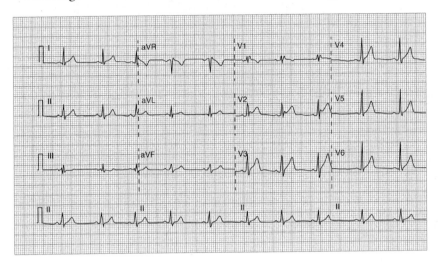

- Respuesta al ECG 22: terminemos con éste. ¿Ha visto el patrón de rama derecha con una onda T invertida en la derivación VI y la elevación del segmento ST más prominente en la derivación V2? Este paciente tiene el síndrome de Brugada.

Índice alfabético de materias